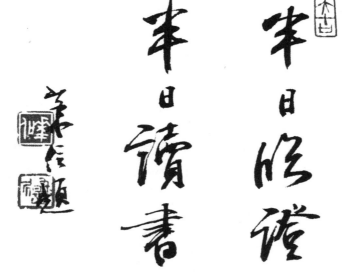

半日临证 半日读书

潘华信先生题词

中医临证 中医读写

吴柏森题

二集

邢 斌 著

全国百佳图书出版单位
中国中医药出版社
·北京·

图书在版编目（CIP）数据

半日临证半日读书二集 / 邢斌著 . —北京：中国
中医药出版社，2021.1（2023.3重印）
ISBN 978-7-5132-6425-9

Ⅰ . ①半… Ⅱ . ①邢… Ⅲ . ①中医学—文集
Ⅳ . ① R2-53

中国版本图书馆 CIP 数据核字（2020）第 177173 号

中国中医药出版社出版

北京经济技术开发区科创十三街 31 号院二区 8 号楼
邮政编码 100176
传真 010-64405721
保定市西城胶印有限公司印刷
各地新华书店经销

开本 880×1230 1/32 印张 11.75 字数 284 千字
2021 年 1 月第 1 版 2023 年 3 月第 2 次印刷
书号 ISBN 978 - 7 - 5132 - 6425 - 9

定价 59.00 元
网址 www.cptcm.com

服 务 热 线 010-64405510
购 书 热 线 010-89535836
维 权 打 假 010-64405753

微信服务号 zgzyycbs
微商城网址 https://kdt.im/LIdUGr
官 方 微 博 http://e.weibo.com/cptcm
天猫旗舰店网址 https://zgzyycbs.tmall.com

如有印装质量问题请与本社出版部联系（010-64405510）

自 序

转眼之间，辞去公职已经九年了，我从一个青年人，变成了一个"油腻"的中年人。说来好笑，刚开始那阵儿，有位体制内的长辈问我近况，本应该说："你辞职后感觉怎么样啊？"却说成了："你退休后感觉怎么样啊？"话甫一出口，都意识到口误了，相视而笑。

可能是因为环顾四周，退休的多，主动辞职的少吧。"你退休后觉得怎么样"的话说习惯了，说到我这里不免"因循守旧"了。

不过仔细想想，我跟中医药大学退休教师的生活确实蛮像。

退休之初，不都得规划一下自己的老年生活吗？看看自己未来的自由生活里，能干点啥有意义的事儿。我不是也如此吗？以后大把属于自己的时间了，自然得规划规划。只不过我的规划就是要做点什么研究、看点什么书而已，绝不是周游世界的计划。

当然退休教师的生活常态，主要还是看看门诊，看看书，带带孙辈——这或许出自我的臆测——不过我的"退休生活"确实如此，除了"进与病谋，退与心谋"，还有一部分时间用来陪伴两个女儿（当然家人对她们的付出远多于我）。

这样的"退休生活"真的蛮好。"半日临证半日读书"的理想变为了现实，最初的兴奋，已经化为日常的喜悦。平平淡淡、自由自在的生活里，我对《伤寒论》康平本进行了深入研究，出版了《伤寒论求真（上）》；对针灸的探索有了很多新观点、新方法，效果喜人，我会慢慢写出来公布于世；若干病种看得比较多，若干方剂用得比较多，有了一些新的认识和新的经验，有的已写了文章或编了书籍；还在进行中医临床思维的研究。我觉得自己不是一个刻苦努力的人，只是由着性子，做自己喜欢做的事而已。所以，虽然每一年都能有所进步，但步子还不够快。

这里呈现给大家的是《半日临证半日读书》的二集，是我"退休"后这九年的部分作业。我希望我能更努力一些，特别在针灸与中医临床思维方面，前进得更快一点。也希望日积月累，《半日临证半日读书》能继续出三集、四集……直到脑子不灵光了为止。

邢　斌

2020 年 8 月 21 日写于已然居

目 录

人　物

方 药

针 灸

杂 文

临 证

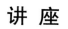

讲 座

我对《伤寒论》的研究与运用的几点新见

今天的讲座将讨论这样几个问题。第一是关于《伤寒论》的读法；第二是《伤寒论》与张仲景的关系；第三会涉及《伤寒论》方的运用。

一、《伤寒论》的读法

1. 思考题

首先请大家思考这样 4 条条文，也就是现在发给大家的材料，读完之后谈一谈对它的感觉。在座的可能有的已经是医生了，有的是在校的学生，还有的是中医的爱好者……不管是哪一种，哪怕你是中医爱好者，没有学过医，都可以读一下，感觉一下这些条文当中有没有什么问题。这 4 条条文是：

宋本《伤寒论》（以下简称宋本）159 条：伤寒，服汤药，下利不止，心下痞鞕，服泻心汤已，复以他药下之，利不止。医以理中与之，利益甚。理中者，理中焦，此利在下焦，赤石脂禹余粮汤主之。复不止者，当利其小便。赤石脂禹余粮汤。方二十二。

赤石脂一斤（碎） 太一禹余粮一斤（碎）

上二味，以水六升，煮取二升，去滓，分温三服。

宋本 168 条：伤寒，若吐若下后，七八日不解，热结在里，表里俱热，时时恶风，大渴，舌上干燥而烦，欲饮水数升者，白虎加人参汤主之。方三十。

知母六两　　石膏一斤（碎）　甘草二两（炙）　人参二两　粳米六合

上五味，以水一斗，煮米熟汤成，去滓，温服一升，日三服。此方立夏后立秋前乃可服，立秋后不可服；正月二月三月尚凛冷，亦不可与服之，与之则呕利而腹痛；诸亡血虚家亦不可与，得之则腹痛。利者但可温之，当愈。

宋本 194 条：阳明病，不能食，攻其热必哕。所以然者，胃中虚冷故也。以其人本虚，攻其热必哕。

宋本 237 条：阳明证，其人喜忘者，必有蓄血。所以然者，本有久瘀血，故令喜忘……宜抵当汤下之。方二十四。

（以下抵当汤方，略）

我们先讨论第一条，大家读完了之后说说看，第一条你读下来什么感觉。有谁愿意说一下？

学生 A：我觉得"医以理中与之"很奇怪。

邢斌老师（以下简称老师）："医以理中与之"很奇怪？奇怪在哪里呢？

学生 A：我觉得它不像理中汤证。

老师：你从什么地方看出来它不像理中汤证呢？那你觉得它是什么汤证？

学生 A：理中汤证应该是中焦虚寒，我觉得不像。

老师：不像中焦虚寒，那你认为它像什么呢？这条文大家觉得有没有什么古怪的地方？

学生 B：老师，我觉得这条条文前面很明显就是一个泻心汤证，可能是半夏泻心汤证，可为什么医者会"复以他药下之"？我不太理解。而这种"利不止"，也有可能会是理中汤证的"利不止"，所以会去用理中汤。但因为这里是在下焦而不是在中焦，所以方不对证，应该用赤石脂禹余粮汤固涩下焦。这里的"利不止"，有点洞泄的意思。

老师：然后呢？

学生 B：其实我也不知道这条条文怪在哪里。

老师：哈哈，这条条文怪在哪里呢？大家听我说一下。首先这位患者是吃了汤药之后下利不止，心下痞鞭。然后医生给他吃了泻心汤。之后，又给他用其他的药攻下，结果大便又不止。对吧？！这个时候又换了医生，给他用理中汤，结果下利更厉害。条文说，理中是理中焦，而现在毛病在下焦，所以应该是"赤石脂禹余粮汤主之""复不止者，当利其小便"。

这里边其实有好几个问题。第一，你们觉不觉得这个患者挺倒霉的？翻来覆去地给他治疗。第二个是给他吃理中汤，吃了之后"利益甚"，于是条文斩钉截铁地说是因为"理中者，理中焦，此利在下焦"，把他的病位说得很清楚，应该用"赤石脂禹余粮汤主之"。可大家再看看，后面那句"复不止者，当利其小便"的语气和前面是不是矛盾的啊？刚才还斩钉截铁地说这个毛病应该是"赤石脂禹余粮汤主之"，紧接着又说假如还不好的话，要利小便，这个语气是不是有问题啊？

学生 C：这个利小便，它是中焦的问题还是下焦的问题，或者是上焦的问题？还有最开始是上焦的问题，还是中焦的问题？

老师：因为条文说得非常简单，就是"下利不止，心下痞鞭"，光根据这两个症状是不是一定就要服泻心汤啊？肯定不是，所以可以不去管它，因为条文讲得很简单，只能认为他或许是对的。关键是看后面整个的叙述，实际上是有问题的，从语感、逻辑的顺畅来说，这条条文是有问题的。

如果我们手上有康平本《伤寒论》（以下简称康平本）的话，对照一下就可以发现，"理中者，理中焦，此利在下焦"这几个字在康平本中只是一个注，而在宋本中这个注就变成了正文。第二句"复不止者，当利其小便"，康平本也是个注，而宋本变成了正文。如果把这两个注都去掉的话，一下子读起来就很顺畅、清楚了，对吧？！这就是我要说的宋本159条存在的两个问题。

还有一个问题，就是你们觉得这条条文实际上是怎么回事？它就是一个医案！对不对？这里面的患者是很具体的，前面经过一些误治，最后又经过一种治疗，这肯定是一个医案，而不是那种一般规律性的条文，比方说"太阳之为病……"159条就是一个具体的医案。一般来说，一个具体的医案，最后结果怎么样应该是很清楚的。实际上你看康平本到"赤石脂禹余粮汤主之"就结束了，也就是吃了赤石脂禹余粮汤就好了。而现在却变成了"复不止者，当利其小便"，到底好没好啊？不知道。所以这是第三个问题。

这样综合起来看，宋本159条条文就有三个问题，而如果对照康平本的话，就发现其中有两句话原来只是个注，把两个注去掉其实就没问题了。对不对？这是第一条条文。

第二条条文你们觉得有什么问题没有？大家可以大胆地挑战一下宋本。有谁愿意来挑战一下吗？

学生D：这条条文讲了白虎加人参汤，然后又讲了如果天气热的话应该是可以用的，如果天气冷的话就不太能用。最后还讲了一个禁忌："诸亡血虚家，亦不可与。"我觉得没什么不对。

老师：你是说原文是对的？而恰恰这里就是不对的呀！张仲

景的水平怎么那么差，会说这样的话呢？这个方子只能"立夏后立秋前乃可服"，其他的月份都不能吃，那如果患者正月、二月、三月得了温病或者是伤寒里面的阳明病、温病里面的气分证，怎么办呢？就没药可治了吗？显然，这句话完全就是一个水平比较低的医生所说的。实际上，这个在康平本里面也是个注，根本就不应该有的。这是这条条文的一个问题。

这条条文还有一个问题，就是第一行里面的"热结在里"之后又说"表里俱热"，这就重复了。其实"热结在里"这四个字在康平本里也是一个注，不应该有的，否则这个人写文章的水平就太差了，对不对？这是宋本168条当中的两个问题。

再看宋本194条。现在你们应该能看出问题来了吧？是什么呢？就是太啰嗦了。先说："阳明病，不能食，攻其热必哕。所以然者，胃中虚冷故也。"后面又说："以其人本虚，攻其热必哕。"是不是太啰嗦了？而且古人写文章也不会这样写的，前面说了"攻其热必哕"，后面一模一样的话又重复一遍，实际上是不可能的。实际上在康平本里，"所以然者，胃中虚冷故也"是一个注，这个注是一个嵌注，就是竖写的一句原文，下面嵌在里面的一个注；另外一个"以其人本虚，攻其热必哕"是一个旁注，写在旁边的。这两个其实都是后人的注，而在宋本当中，这两个注都混到正文当中去了。有人可能会说，这个好像并不影响阅读啊。这条不影响阅读，不代表条条都不影响。你在阅读其他条文时，就要考虑到有这样的问题存在，对不对？

宋本237条，这下大家应该知道怎么回事了吧？"阳明证，其人喜忘者，必有蓄血"，后面的"所以然者，本有久瘀血，故令喜忘"跟前面那句话的意思是不是一模一样的？显然也是一句废话。本来是"必有蓄血"，换成了"有久瘀血"，也就是蓄血嘛。"其人喜忘"，后面又说"故令喜忘"，古人写文章哪有这样写的，所以这句话也是个注。

学生E：王冰注《黄帝内经》的内容也很好啊？

老师：这是两码事。这里我们讨论的不是王冰注的水平高低，而是说这个注混到正文当中了，影响了你的阅读，甚至会让你完全读不懂原文。

我再举几例。

宋本173条：伤寒，胸中有热，胃中有邪气，腹中痛，欲呕吐者，黄连汤主之。方三十五。

黄连三两　甘草三两（炙）　干姜三两　桂枝三两（去皮）　人参二两　半夏半升（洗）　大枣十二枚（擘）

上七味，以水一斗，煮取六升，去滓，温服，昼三夜二。疑非仲景方。

大家看一下，上面是说明它的症状和所开的方子，下面是它的用法。而最后5个字"疑非仲景方"，肯定就有问题。如果这本书是张仲景写的话，后面是不可能出现这5个字的，对不对？这也是一个注，一看就知道了。

宋本40条：伤寒表不解，心下有水气，干呕发热而咳，或渴，或利，或噎，或小便不利，少腹满，或喘者，小青龙汤主之。方十。

麻黄（去节）　芍药　细辛　干姜　甘草（炙）　桂枝（去皮）各三两　五味子半升　半夏半升（洗）

上八味，以水一斗，先煮麻黄，减二升，去上沫，内诸药，煮取三升，去滓，温服一升。若渴，去半夏，加栝楼根三两；若微利，去麻黄，加荛花，如一鸡子，熬令赤色；若噎者，去麻黄，加附子一枚，炮；若小便不利，少腹满者，去麻黄，加茯苓四两；若喘，去麻黄，加杏仁半升，去皮尖。且莞花不治利，麻黄主喘，今此语反之，疑非仲景意。臣亿等谨按：小青龙汤大要治水。又按《本草》，莞花下十二水，若水去，利则止也。又按《千金》，形肿者应内麻黄，乃内杏仁者，以麻黄发其阳故也。以此证之，岂非仲景意也。

宋本 40 条是小青龙汤证，前面是小青龙汤证的具体表现，后面是小青龙汤的用法，接下来是加减法。其中说到"若微利，去麻黄，加莞花，如一鸡子，熬令赤色"，后面有"若喘，去麻黄，加杏仁半升去皮尖"，接下来说"且莞花不治利，麻黄主喘，今此语反之，疑非仲景意"，看得出这是一个注释说明，注者认为前面所说有问题。而"臣亿等谨按"，这是宋臣林亿这些人他们在校正《伤寒论》时候加进去的，这个写得就很清楚，是不会混进去的。但是前面一段话是一个注，混在正文当中了。

宋本 313 条：少阴病，咽中痛，半夏散及汤主之。方十二。

半夏（洗） 桂枝（去皮） 甘草（炙）

上三味等分，各别捣筛已，合治之，白饮和服方寸匕，日三服。若不能散服者，以水一升，煎七沸，内散两方寸匕；更煮三沸，下火，令小冷，少少咽之。半夏有毒，不当散服。

这是半夏散及汤，前面是条文，后面是用法。这张方子用到了半夏。半夏散，具体做法是把药物捣成粉，"合治之，白饮和服方寸匕，日三服""若不能散服者"，就用汤来煎煮。而后面又说"半夏有毒，不当散服"，显然这也是个注了，前面已经有半夏散了，而且怎么用也说了，后面却又说"半夏有毒，不当散服"，怎么可能呢？显然这是后人的注，对不对？

以上我们举了 7 个例子。那么反映出什么问题来呢？

就是《伤寒论》的通行本，也就是我们现在读的宋本，还有成无己的本子，其中存在问题。这些问题是客观存在的，哪怕我们不借助任何东西，哪怕我们没有康平本，也是应该可以发现的，但事实上是我们没有读出来，没有发现问题。为什么呢？是因为我们没有这个意识，没有去思考这个问题。我们只要能深入思考，其实也完全有可能会发现这些问题的。

从这 7 例我们进而推论，难道《伤寒论》当中只有这 7 个条文存在问题吗？肯定不止！由此我们也应该完全能够想到，《伤寒论》为什么那么难读啊？为什么存在那么多疑难的条文啊？正是因为有这样类似的问题大量存在。

2. 第一个结论

由此，我们得出的第一个结论就是："求真文、明真义"太重要了，或者说文献学研究太重要了！这个"求真文、明真义"的提法是段逸山教授在他的一本书中讲的，这本书叫《中医古籍校读法》，他认为校读的关键是"求真文、明真义"。

我 2012 年写了一本书叫《半日临证半日读书》，里面有一篇文章叫《心灵的沟通——怎样读古代医家的著述》，其中我提出了三点：一个叫求原意，一个叫求真意，一个叫求其用。这是医家的读书法。什么叫求原意？因为古代人写的书在我们现代人看起来是乱七八糟的，同一个意思他一会儿写在前面，一会儿写在后面，需要现代的读者把它归纳出来，找出他的原意是什么。这是求原意。第二个叫求真意。真意和原意是不是一回事？实际上不是一回事。他是这么讲的，但真正的意思并不一定就是他所说的。比方说补中益气汤中有个升麻，按照李东垣的说法是升清阳的，但是裴沛然老专门写过一篇文章叫《升麻功用质疑》。他认为升麻不是升阳的作用，而是降浊。我举这个例子是告诉大家，裴老认为升麻的原意是升阳，但据他研究的真意是降浊。当然裴老的这个观点我并不认同的，这是另外一回事，我们不去管它，我举这个例子就只为了说明"求真意"这个问题。第三个是求其用。我们医生读古书的目的就是为了在临床中运用。所以读古书要求原意、求真意、求其用。

然而我当时没有考虑到阅读古籍的基础，就是首先要对它进行文献学研究。如果我们有一个相对准确的文本，对它文字的意思能有正确的理解，在此基础上，才有可能求原义、求真义。所以我认为完整的应该是：对文本，要求真文，明真义；对医理，要求原意，求其用。

也就是说，《伤寒论》应该怎样读？首先是要把它当成一本普通的古书来读。《老子》怎么读，《论语》怎么读，《伤寒论》就应该怎么读。其次才是把它当成一本医书来读。

没有可靠的第一步，第二步就是瞎读！可以说，中国历代《伤寒论》的专家绝大多数都是瞎读。为什么呢？因为他们读的这个文本就是错的，所以都是在胡说八道。

至于临床运用那是另外一回事，这个可以有很大的自由发挥空间。这个方子你可以按照它的原文去用，也可以脱离它的原文去用，对吧？！

3. 版本简介

说到这里，就要对《伤寒论》的版本做一点简单的介绍。《伤寒论》的传本当中，一个是通行本，或者说是定型化的传本，那就是宋本和成无己的《注解伤寒论》。

宋本是北宋校正医书局成立后，林亿等人于治平二年（1065）校定的《伤寒论》十卷本。这个本子后来很长时间里实际上大多数人都是看不到的，近乎失传了，直到20世纪80年代之后，刘渡舟教授、钱超尘教授接受了国家交给的任务，进行中医的古籍整理，他们主编了《伤寒论校注》。那个时候他们做了大面积的普查，发现在中国宋本现存的一共没几本。然后他们就以挖掘出来的宋本为底本，进行了校勘工作。所以，由刘渡舟教授他们主编的《伤寒论校注》才是真正的宋本，而之前出版的一些《伤寒论》尽管号称是宋本，其实都不是真正的宋本。

再要说的是《伤寒论》的其他传本。这些传本相对于通行本来说是更早的，包括《金匮玉函经》、唐本（就是在《千金翼方》当中的《伤寒论》）、淳化本（就是在《太平圣惠方》当中的《伤寒论》）、敦煌残卷本，还有就是在日本的康治本和康平本。

今天我要给大家介绍的是康平本。这个康平本是手抄本，是日本后冷泉天皇康平三年（1060）侍医丹波雅忠抄写的，这个年份比北宋治平二年（1065）还要早5年，也就是说它比宋本要早。后来在1346年，又由医家和气朝臣嗣成重加抄录，所以这个本子又叫"和气本"。再后来，日本的著名汉方医家大塚敬节在1936年买旧书的时候，从川越利根川尚方氏的遗藏中发现了康平本，之后他又发现了另外几个康平本。1937年，大塚敬节在做了校勘之后印出，这就是康平本的发现。后来大塚敬节先生把康平本送给了我国的名医叶橘泉先生，叶先生则于1947年把康平本在中国印出。

这个本子有两大特点，非常的重要。第一个就是它的书写，它是抄本，是竖着写的，有的条文一行15个字；有的条文是14个字，等于低一格；有的条文是13个字，等于低两个格。现在的研究者分别把它们称为原文、准原文和追文。为什么它有的是15个字，有的是14个字，有的是13个字呢？可能是因为这些条文的来源不一样。就像我们现在去读《伤寒论》，也会发现其中有些条文和另一些条文的语气也好，内容也好，感觉是不一样的，而在其他的传本中是没有这样区别的。这是第一个特点。

第二个就是条文当中有嵌注、有旁注，而且数量非常多。前面我们举的 4 条条文里面就有这样的例子。而在其他传本当中，这些注全部都变成了正文。所以你说这个本子宝贵不宝贵啊？

比较以上的传本，除了淳化本之外，其他的本子其实都是大同小异的，应该是出自一个系统，但只有康平本最接近古貌，也就是说康平本应该是更早的一个本子。

4. 古书是怎样形成的

为什么说康平本最接近古貌呢？这就是我要说的第二个问题——古书是怎么形成的？

首先要介绍一本书，就是宁镇疆先生写的《〈老子〉"早期传本"结构及其流变研究》。这本书对我启发非常大，对我读《伤寒论》非常有帮助。我总结了一下，它有这样五个观点：

首先，他指出古书的形成是一个动态的、长时段的演变过程，其实早在 20 世纪上半叶，在著名学者余嘉锡、傅斯年他们的著作中就有这样的观点。这里所说的古书指的是汉魏以前的书，就是先秦、秦、汉、三国那个时代的书。那时的书，不像我们现代人写书，很多都可以是一个人写的，比方说你写了 5 年，把一本书写出来了。而汉魏古书的形成是一个动态的、长时段的演变过程，甚至可能经历了几百年才形成一本书。这样的观点非常了不起。尽管现在因为有大量的出土文物资料来佐证，这种观念已经成为共识，但是在他们那个时候还缺少出土文物资料的情况下，已经能有这样的真知灼见，确实很了不起。

举个例子。1973 年长沙马王堆出土了帛书《老子》甲、乙本。这两本帛书，分别成书于秦汉之际和西汉初年，都是抄写在帛上面的。1993 年在湖北郭店又出土了一批竹简，叫郭店竹简，其中也有《老子》，这个《老子》是写在竹简上面的。根据考古学界的看法，郭店竹简《老子》成书的年代大概是在公元前 4 世纪中期到公元前 3 世纪初，而一般认为老子是春秋末年时人，那么郭店竹简《老子》成书距老子就有 100 年左右。如果我们把竹简本、帛书本和通行本《老子》放在一起比较，其差别就可以看出来了。竹简本《老子》的文字量只有通行本的三分之一，不仅里面的内容有差异，而且里面的章序，也就是章节顺序和现在通行本的 81 章也不一样。这说明什么呢？说明古书的形成不是一个人写的，而是慢慢地不断流传的，就好比是一个学派，老子是祖师爷，他可能就跟弟子讲了 10 句话，他的弟子记住了，甚至都没写下来，而他的弟子在跟弟子的弟子传授时又加进去了一些话。然后再这样不断地流传就变成了现在这样一个模样。

这个过程，可以用一个术语——附益来表达。"附益"在余嘉锡的《古书通例·辨附益第四》里面专门讨论过。余先生有一个观点，就是古人没有著作权概念，他们写书都是不署名字的，并且后面的人加进去内容，在当时都不认为这是一件什么了不起的事情，所以"后师所作，即附先师以行"，即附益。不像现在，老子是老子的书，张三是张三的书，老子学生的东西不能直接加进去，张三学生的东西也不能直接加进去。古书"附益"是很正常的，"附益"的内容可以是"后师"的东西，也可以是对其他书的采借，因为当时的人没有著作权的概念，不存在剽窃的问题。所以古书中"后师"的发挥，特别是注文混入的情况是很多的。

刚才说的《老子》就是这样的，那么《伤寒论》中的康平本是不是也正好反映出这个问题来呢？康平本有原文、准原文和追文，其中准原文、追文就是"后师"所作，它的内容就包括了对其他书的采借，或者是"后师"的发挥、师生的问答。另外，康平本中触目皆是的嵌注、旁注，在其他传本中也都变成了正文，而这也正是"附益"的一种重要的形式，就是注文最后变成了正文。所以我们透过康平本，就可以清晰地看到，《伤寒论》作为一本古书是如何动态发展而成为现在通行本的样子。这是一个典型的例子。宁镇疆先生没有研究中医，他恐怕也没想到我们中医里面就有这样一本书，能完全说明他的这个观点是正确的。

第三就是《老子》这本书是语录体，它和诸子著述式的散文是不一样的，所以它的成书也和诸子散文不一样。那它的成书走的是一条什么路呢？这就是由松散材料的汇编逐渐变成相对结构严谨的书。比方说，郭店竹简《老子》的章序就跟现在的通行本很不一样。为什么呢？因为郭店竹简《老子》比较原始，它就是这样记录下来的，后来的人觉得这样不太好，要给它重新再归归类，这几段都是讲道的，那几条都是讲德的，讲道的放在一起，讲德的放在一起，另外那几条是讲什么的，那也归在一起，这样慢慢地就变成一本结构相对严谨的书了。《论语》也是语录体，对吧？《伤寒论》其实也有点类似，因为它是条文式的，有的条文甚至就是一则医案，如前面讲的"赤石脂禹余粮汤"那一条就是一则医案，那它插在整本书的哪里比较好呢？这个医案你说怎么插进去？它可以插在这里，也可以插在那里，这跟《老子》有相似性。但是《伤寒论》还有不一样的地方，它有"三阴三阳"，"三阴三阳"的观念肯定还是有一种理论的框架在吧，所以它又有从总体上来认识问题的这个因素在里面，这又是与《老子》不一样的地方，我认为是两种因素兼而有之。

第四点就是，古书在流传当中不断有篡改，有附益，有调整，何以这样的本子能够流传下来呢？宁先生认为，学派的口传心授是一个原因，其中"业师"的选择是关键。他说："当'业师'迅速接受了新本子（实际上这个新本子可能就是他自己规定的），并且在学派间教授传习的时候，由于'家法'或'师承'的关系，这个新的本子就会拥有相当的权威性，并因此以很快的速度传播开来。"

我这里做点引申。就是这个"业师"实际上是相对他的学生来讲的。这个"业师"还有他的"业师"，或者说代代有"业师"，那就是说古书流传中的篡改、附益、调整，在每一代当中都有发生。因为那时没有著作权意识，所以这个很正常。

那么你们想想，如果隔开"祖师"好几代，这个时候他的"业师"跟他的"祖师"之间的思想，到底还有几多相似呢？很可能有相似的地方，也可能有不一样的东西，但是在他徒弟的心目中当然是他老师的权威性大，而不是祖师爷，这就像"天高皇帝远""县官不如现管"一样的道理。所以，不管"后师"的观点和"祖师"的观点是否一致，哪怕是相反的，由于"后师"在他那个时间段里的权威性，因此他的言论进入古书的文本就是轻而易举的。古书也就是这样层层累积起来的。

你们看《伤寒论》的通行本当中就有不少师徒问答形式的条文，而这些条文在康平本当中全是追文。这表明什么呢？表明《伤寒论》的形成也和古书形成是一样的规律，没有违反古书通例，它也是在师徒间传授的，然后老师的一些理解、观点，通过教授的过程就一点点进入了《伤寒论》的文本中去了，就算这些观点和原文的观点是不一致的，但也丝毫不妨碍它们进入《伤寒论》的文本。

发给你们的材料当中，后面是不是有宋本29条和30条？宋本29条讲了甘草干姜汤、芍药甘草汤、调胃承气汤、四逆汤这样几个方证，而宋本30条你看是不是师徒的问答，是对前面一条的解释，下面还有我的一个注解：

宋本第30条，山田正珍《伤寒论集成》引刘栋言曰："上条之注文，后人之言也。"又引中西惟忠言："此疑非仲景之言也。或后人追论之言，谬入本文也。大抵以问答者皆然，不可从矣。"他自己亦认为："凡论中设问答而言之者，皆叔和所附托，非仲景氏之言。何以知之？以其言繁衍丛脞，而与本论所说大相乖戾也尔。"

丹波元坚《伤寒论述义》引尤在泾语："中间语意，殊无伦次，此岂后人之文耶？"又引舒驰远语："此条说出许多无益之语，何所用之，吾不能曲为之解也。"并说两氏"并本于柯氏之删也"。

陆渊雷《伤寒论今释》亦认为此条不可从。

此条在康平本为追文，确为后人记叙。

我现在正在写一本关于《伤寒论》的书，叫《伤寒论求真》，已经写了170多条，每一条下面都有我的看法。宋本第30条下面的注解就是我写的。你们看我引用了山田正珍的《伤寒论集成》、丹波元坚的《伤寒论述义》和陆渊雷的《伤寒论今释》。其实我整本书引用最多的就是山田正珍、陆渊雷的这两本书，还有丹波元坚的父亲丹波元简的《伤寒论辑义》。山田正珍对刘栋、中西惟忠的话也经常引用，陆渊雷对日本医家的东西更是经常引用。

这些日本医家非常厉害，他们已经看出《伤寒论》里面不少的问题。像这一条，还不是最典型的，有一些中国的医家也指出了其中的问题。实际上这一条就是"后师"对他学生的一个讲授，在解释这个问题，但是他解释得太糟糕了。这样的条文根本就没必要去看。

第五，宁先生指出，在今人对古人著作的诠释当中，经常可以看到寻求"一致性"解释的倾向。"我们总是习惯归纳"，他写得很有文采，"要在纷繁芜杂的表述中寻求作者'一贯'的思想；乐于综合，想在林林总总的观念中'整合'出作者的'根本'性思想……在不明章句结构演变情况下所做的思想阐释，其实越'圆通’往往越不‘通’。最高明的解释，实际上反而离题万里”。

实际上他的观点和我前面所说的是一样的，也就等于是说以前中国人研究《老子》都是瞎说，明明原文是有问题的，你一定要把它解释得非常完美，那就出问题了，所以说最高明的解释实际上反而离题万里。原因何在？关键就在于不明白"古书通例"，不知道古书的形成是怎么回事，他是在用我们现代人写书的这种体会去想，这当然是不对的。《伤寒论》也一样，一千多年以来的《伤寒论》研究史当中充斥着牵强附会的东西，所以大家明白了"古书通例"之后，我可以说一句话，就是很多研究《伤寒论》的著作从此不需要再看。

我们再举一个例子。

宋本 296 条：少阴病，吐利躁烦，四逆者死。

宋本 309 条：少阴病，吐利，手足逆冷，烦躁欲死者，吴茱萸汤主之。

这两条条文是不是差不多？"少阴病，吐利"是一样的。一个是"躁烦"，一个叫"烦躁欲死者"；"四逆者死"，"四逆"就是"手足逆冷"，对吧？几乎一模一样。但一个说是"死"，一个说是"吴茱萸汤主之"，这个该怎么解释呢？刘渡舟教授作为伤寒专家是非常厉害的，但他对这个条文的解释是有问题的，因为他不懂"古书通例"，他是从吐利与烦躁的先后、躁烦和烦躁的不同去解释这两个条文的差异。成无己、陈亦人也是从躁烦和烦躁的不同来分析这两条条文的不同。他们讲的可能都很有道理。

但是山东中医药大学的李心机教授分析研究了《伤寒论》还有《金匮玉函经》中所有的"躁烦"和"烦躁"这样的词，得出结论：这两个词其实并无不同。明明是一样的两个词，你一定要解释其不同，那只能是牵强附会。实际上怎么回事呢？"少阴病，吐利，手足逆冷，烦躁欲死者，吴茱萸汤主之"，这在康平本是原文，也就是说这句话是《伤寒论》形成过程中比较早的一个作者所说的，他是用这个方子去治的。而"少阴病，吐利躁烦，四逆者死"，在康平本是追文，是《伤寒论》形成过程中比较后面的一个作者，他遇到了这样一个情况，认为治不好；或者他治了，结果死掉了。显然，两段话完全是两个不同历史时期的人分别写的各自的经验与经历，你怎么可能去解释它呢？而且两条条文都没有讲到病证的轻重。比方说"吐利"，稍有点吐利；"烦躁"，稍有点烦躁；"四逆"，稍有点四逆，这个人还死不死呢？不一定死吧？然后"吴茱萸汤主之"，这就是宋本第 309 条。另外一个人，吐利很厉害，少阴病很厉害，躁烦四逆，最后死了，这就是宋本 296 条。而作者都没有把轻重写出来，只是描写了症状，最后写出来的条文差不多，但是结局却不一样。所以，不同时代的人，各有各的经历与经验，又遇到了病证类似但轻重不一的患者，写下了类似的文字，但是轻重没有写，结局不一样，你不知道底细，以为是一个人写的，一定要去解释它，那肯定是牵强附会的。

5. 第二个结论

由此得出第二个结论，就是"古书通例"这个规律对我们读古书实在是太重要了。

那是不是你有了康平本，明白了"古书通例"，就一定能彻底读懂《伤寒论》呢？这也是不可能的。这只是说，你有了更好的基础，有了更好的条件，有了不一样的眼光。但是如果你缺乏深入细致的思考，缺乏分析能力，还是一样读不懂，即不动脑筋的话很多条文你还是读不懂。

二、《伤寒论》和张仲景的关系

1. 几点讨论

讨论一：张仲景是《伤寒论》的作者吗？

我们知道，一般的看法张仲景就是《伤寒论》的作者。我举几本《中国医学史》教材做例子。

比如甄志亚教授主编的《中国医学史》（高等医药院校教材，上海科学技术出版社 1984 年出版）这样说：

张仲景因此立志发愤钻研医学，"勤求古训，博采众方"，刻苦攻读《素问》《九卷》（即《灵枢》）《八十一难》《阴阳大论》《胎胪药录》等古代医书，并结合当时医家及自己长期积累的医疗经验，终于写出了《伤寒杂病论》这部临证医学名著。

常存库教授主编的《中国医学史》（普通高等教育"十五"国家级规划教材、新世纪全国高等中医药院校规划教材，中国中医药出版社 2003 年出版）这样说：

"感往昔之沦丧，伤横夭之莫救"的张仲景立志发愤钻研医学。他"勤求古训，博采众方"，刻苦攻读《素问》《灵枢》《八十一难》《阴阳大论》《胎胪药录》等古代医学文献，并结合当时医家及自己长期积累的医疗经验，撰成《伤寒杂病论》。

吴鸿洲教授主编的《中国医学史》（全国普通高等教育中医药类精编教材，上海科学技术出版社 2010 年出版）这样说：

张仲景目睹这种人间惨剧，心中悲痛欲绝，决心"勤求古训，博采众方"，深入研究《素问》《九卷》《八十一难》《阴阳大论》《胎胪药录》等医药古籍，结合自己临床实践，摸索出治疗伤寒的规律。在不懈努力下，终于著成《伤寒杂病论》这部临证医学名著。

　　三本《中国医学史》教材的表述基本上可以说大同小异，说写出、撰成、著成，都是一样的意思。问题是张仲景真的就是《伤寒论》的作者吗？实际上这个问题很简单，张仲景肯定不是《伤寒论》作者！因为他自己就是这么说的。《伤寒论》原序中有一段我们都是耳熟能详的：

　　余宗族素多，尚余二百，建安纪年以来，犹未十稔，其死亡者三分有二，伤寒十居其七。感往昔之沦丧，伤横夭之莫救，乃勤求古训，博采众方，撰用《素问》《九卷》《八十一难》《阴阳大论》《胎胪药录》并《平脉辨证》，为《伤寒杂病论》合十六卷。虽未能尽愈诸病，庶可以见病知源。若能寻余所集，思过半矣。

　　《伤寒杂病论》是"勤求古训，博采众方"编集出来的。如果我们看康平本的话就能发现，"撰用《素问》《九卷》《八十一难》《阴阳大论》《胎胪药录》并《平脉辨证》"这句话，是一个嵌注。这个嵌注，也有故事可以说，但因为时间关系，今天就不展开讲，我这里只简单提一下。

　　所以就从原序来看，张仲景并不是《伤寒论》的作者，他只是一个编集者。这是要说明的第一个问题。

　　讨论二：张仲景在编集《伤寒杂病论》之前，或更早，在其宗族遭遇伤寒之前，其医术如何？

　　这个问题从来没有人去讨论，实际上完全能够说清楚。

　　我们看一下皇甫谧的《针灸甲乙经·序》，记述了张仲景的一个事迹，这个很多人应该都知道吧？因为他的事迹流传下来的很少，所以这个事迹很有名。

　　原文是这么说的：

　　仲景见王仲宣，时年二十余。谓曰：君有病，四十当眉落，眉落半年而死，令服五石汤可免。仲宣嫌其言忤，受汤勿服。居三日，见仲宣，谓曰：服汤否？仲宣曰：已服。仲景曰：色候固非服汤之诊，君何轻命也！仲宣犹不信。后二十年果眉落，后一百八十七日而死，终如其言。

张仲景见的王仲宣，就是王粲，建安七子之一，很著名的文学家。当时他20岁，这个"余"字，钱超尘教授考证实际上就是20岁的意思。张仲景对王仲宣说，你有病，"四十当眉落，眉落半年而死，令服五石汤可免"。可王仲宣不相信他的话，也没吃这个药。后来他再看到张仲景时还谎说吃了，张仲景看出他实际上没吃。王仲宣还是不相信张仲景的话，20年后果然眉落，"后一百八十七日而死"。

与这相类似的记载，在其他的书里面也有。我发给大家看的材料中也有，只是稍微有一些不一样，就是说王仲宣是17岁见到张仲景，30年后当落眉。

张仲景生于哪一年，死于哪一年？在正史当中都没有记载，所以我们不知道他具体的生卒年。好在王粲是有传的，《三国志》里面就有王粲的传。他是建安二十二年（217）春死的，时年41岁。这样的话我们就可以倒推，哪怕是以另外两个记载的30年也可以。王粲是建安二十二年死的，那往前倒推20年，就是建安二年（197）。张仲景的家族是建安十年（205）不到死了那么多人，也就是说张仲景见王仲宣的事情是发生在他的宗族遇到伤寒死了那么多人之前，是不是？那他当时的医术就已经相当的高明了，对不对？他一看就知道王仲宣生什么病了，并预测到将来怎么样。所以第二个问题的答案就是张仲景的医术是比较高明的。

那么问题又来了，张仲景的医术是什么样的医术呢？他的医术跟谁很像呢？答案是：他的医术跟扁鹊很像。有这样几条证据：

首先，《史记·扁鹊仓公列传》记载，扁鹊擅长切脉、望色、针砭之法；《脉经》卷五共有 5 篇文章，其中 4 篇文章分别是《扁鹊阴阳脉法》《扁鹊脉法》《扁鹊华佗察声色要诀》《扁鹊诊诸反逆死脉要诀》，也说明扁鹊擅长切脉、望色。还有一篇就是《张仲景论脉》，说明张仲景也擅长脉诊。《脉经》卷三都是讲脉的，其下面有的时候会有一个标注，有的说是新撰的，有的说是取自《四时经》，有的说是取自《素问》，有的说取自《针经》，有的则说取自张仲景，即把张仲景和《四时经》《素问》《针经》并列，说明张仲景也是讲脉的。而且刚才讲的张仲景的那个事迹也是望色，和扁鹊的擅长类似。

再看一个证据。实际上王叔和很有可能就是张仲景的弟子，因为我们知道张仲景的弟子中有一个叫卫汛。卫汛曾经提到王熙，说王熙怎么样怎么样，而王熙就是王叔和。在古代，如果是平辈的话，或者是比自己低一辈的话，一般都是直呼其名；如果是上一辈的人则要称呼其字。而且，如果是低自己一辈的人，一般也不太会去引用他的话。这就说明王叔和跟卫汛是同辈的人，很可能还是比较熟悉的朋友。而且王叔和跟张仲景也肯定是很有关系的，否则他怎么会去整理张仲景的东西呢？如果把这几个事情联系起来看，就说明王叔和很可能，甚至就是张仲景的弟子。即使不是，至少也是跟张仲景的弟子比较熟悉，那么很有可能就是一个流派的。换句话说，张仲景也是一位脉学家。综合以上所说的，我们再来看张仲景，是不是和扁鹊很像啊？

再说几个证据，一个就是《伤寒论》自序一开始就夸赞扁鹊，说"余每览越人入虢之诊，望齐侯之色，未尝不慨然叹其才秀也"，说明扁鹊是张仲景的偶像。

再一个就是，卫汛所写的几本书当中，现在仅存一本《颅囟经》，其实这个也只是一种推测。而在《备急千金要方》里面还保留了卫汛的佚文，这些佚文一上来也是说扁鹊怎么怎么，说明他们都是比较推崇扁鹊的。

由此我推测，张仲景他原有的医术是扁鹊这一派的。可问题是这一派的东西在伤寒面前却败下阵来，所以张仲景"勤求古训，博采众方"，搜集到了《伤寒论》的"原始文本"，当然这个"原始文本"肯定不叫《伤寒论》，这些"原始文本"的东西对伤寒颇有效验，因此，张仲景就在"原始文本"的基础上，根据他的旧学，这些旧学传自，或者按照他的说法就是撰用《素问》《九卷》《八十一难》《阴阳大论》《胎胪药录》，还有《平脉辨证》，再加上他本人的理解和经验，最后编在一起就成了《伤寒杂病论》。由此可见，我们为什么读不懂《伤寒论》，很大的原因就是在于张仲景自己加进去了那么多东西，要怪就怪张仲景。

讨论三：张仲景既然本就医术高明，何以在伤寒面前败下阵来？

这说明学医非常的难，绝没有捷径可走，要一点一滴地学习、积累，企图一下子就把一个原理搞懂了，所有的病都会看了，绝对不是这样。疾病有普遍规律，也有特殊规律，普遍规律代替不了特殊规律。真正高明的医家一定是一个杂家，张仲景就是一个例子。他以前所学的已经很高明了，他能够望色，能够切脉，这是他高明的地方，但是不代表他就能治好天底下所有的病，他对伤寒这类病，就没有经验，老师也没有教他，他自己又没有掌握规律，所以他完全有可能就是看不好这个病。怎么办呢？无非一个就是再学，一个就是自己摸索。张仲景挺幸运的，就是他收集到了好的资料再学习。如果没有这样的资料怎么办呢？那就只能再摸索，有可能摸索得出，也有可能一辈子也摸索不出来。

2. 第三个结论

前面讲了，张仲景之前就存在《伤寒论》的"原始文本"，当然这个文本肯定不叫《伤寒论》，它的形成同样是经历了长时段的动态过程，也就是说其原文，包括康平本的原文并不是彻彻底底地由一个人写的，它也是有一个过程的，就算你把准原文、追文等都剔除掉，其原文中也是存在问题的。

刚才我们也讲了，张仲景原先就医术高明，但在伤寒方面缺乏经验，学习了"原始文本"后，在伤寒方面取得了很好的效果，遂与其旧医术融合，编集整理出了《伤寒论》。他编集有功，但是融入旧学却导致后人学习《伤寒论》发生了很大困难。之后的王叔和也一样，王叔和有功，但也有过。

那么《伤寒论》的作者到底是谁啊？不知道。它的形成是一个过程，它的作者其实有很多。张仲景和王叔和肯定是后期的、很后面的作者当中的一个。

三、《伤寒论》方如何运用

说起来其实很简单，就是两点。第一个是依样画葫芦，直接去用。关键就是你要克服这样一种心态——不敢用，怕没效果，心里害怕，觉得这个方子会有用吗？过去我接触到的老师在临床当中很少有用《伤寒论》方的，实习的时候也没看到老师用《伤寒论》的方，或者是因为《伤寒论》的方，有的才两味药、三味药、四味药、五味药，他们觉得这样用下去会有效果吗？其实，我们要克服这种没有底气、"不敢照搬"的心理。这就是说，要按原文去用，按原主治去用。

第二个是拓展新用途，思考着去用。《伤寒论》原先就说了治这几个病，那么后世的医家其实已经有了很大的拓展。我们在今天的临床当中所遇到的病跟古代医家也不一样。我们所遇到的是现在的病，你知道它是什么病，而古代人并不知道它是什么病，或者只知道它的症状。我们要去推演原文当中的病证或症状，去想现在它可能是什么病，这和古代人看病的思维方式肯定是不一样的。你要去拓展它的新用途，要思考着去用，这是需要多体会，多探索的。当然也不是说《伤寒论》就包打天下，还有很多病证你再怎么用《伤寒论》的方子也没效果，还要去发展新的方，这是另外一回事。所以从《伤寒论》方如何运用的角度来说，主要就是这两条。下面我举4个例子，来说明这两种运用思路。

例1：

桂枝甘草汤证，在宋本第64条：

发汗过多，其人叉手自冒心，心下悸，欲得按者，桂枝甘草汤主之。方二十七。

桂枝四两（去皮）　甘草二两（炙）

上二味，以水三升，煮取一升，去滓，顿服。

很简单，就两味药，桂枝和甘草。康平本跟宋本文字是一样的，但是它在康平本里是追文，尽管是追文，也还是有临床价值的。因为虽然它是后期作者的东西，但是它描写的也是这样一个具体的病，并且有一个具体的方，所以还是有它的临床价值的。我们来看一下医案：

王某，女，65岁。2010年1月11日初诊。

主诉：心慌半个月。

病史：近半个月来每天均有心慌、出汗、乏力、手抖，持续半小时左右，要用两手交叉贴紧胸口按压方舒。有时胃脘痛，用热水袋贴紧胃脘部好转。今查心电图：左室高电压，ST-T改变。素有高血压、脑梗死、眩晕病史，服降压药后血压控制尚可，服中药后眩晕已明显缓解。舌质淡红，脉细。

处方：桂枝 15g，炙甘草 15g，7 剂。

效果：服上方 4 剂，上症大减，昨今两天均未再发。舌质淡红，脉细。

这是我在 2010 年遇到的一个患者。她是我的一个老患者，原先看病是因为头晕，我给她吃中药后，头晕基本上缓解了。现在来是因为心慌。大家看她的这个症状表现是不是和宋本第 64 条一样啊？实际上这一条是说出了很多汗之后心阳不振，而我的患者她本身就有心阳虚，所以自汗、心慌、乏力，然后要按压，所以我就开了两味药。前面 4 天吃完之后，症状大减。之后没有发而来复诊。这说明两味药也是可以有效果的，不用怕。

例 2：

韩某，女，41 岁。2012 年 4 月 24 日初诊。

主诉：上腹胀加重 2 个月。

病史：素有胃病史，曾服过不少中药，效果不明显。近 2 个月上腹胀明显，下午 2 点开始至晚上，上腹胀满隐痛、辘辘有声，纳可，无泛酸嗳气。伴乏力腰酸，畏寒，大便一日 1～3 次，有时溏薄；易怒，难以入眠。目前服思诺思。月经周期 23 天，经期 6 天，色鲜红，有血块。过去体胖，结婚后变瘦。舌偏胖，脉弱。

患者上腹胀，加重 2 个月。她一直有胃病，以前吃过不少中药，效果不明显。一开始是别人介绍来看病的，她也是将信将疑，因为吃过不少药，没什么效果。大家从患者上述的病史表现来看看是什么证候。

这是苓桂术甘汤证，宋本第 67 条：

伤寒，若吐、若下后，心下逆满，气上冲胸，起则头眩，脉沉紧，发汗则动经，身为振振摇者，茯苓桂枝白术甘草汤主之。方三十。

茯苓四两　桂枝三两（去皮）　白术　甘草（炙）各二两

上四味，以水六升，煮取三升，去滓，分温三服。

"伤寒，若吐、若下后，心下逆满"，这个患者的胃胀就是心下逆满。苓桂术甘汤可以治疗心下逆满，所以也就可以治疗胃胀。而与苓桂术甘汤类似的方剂五苓散的原文当中就提到治疗痞证。其实五苓散证和苓桂术甘汤证是差不多的。"气上冲胸，起则头眩"，这个患者就有头晕，所以苓桂术甘汤很合适她。

康平本的相应条文：

伤寒，若吐、若下后，心下逆满，气上冲胸，起则头眩，脉沉紧，发汗则动经，身为振振摇者，茯苓桂枝白术甘草汤主之。

茯苓桂枝甘草汤方

茯苓四两　桂枝（去皮）三两　白术　甘草（炙）各二两

上四味，以水六升，煮取三升，去滓，分温三服。

与宋本基本上是一样的。那我为什么又把它写出来呢？你们发现没有，康平本这里是有笔误的？上面是"茯苓桂枝白术甘草汤主之"，而下面却是"茯苓桂枝甘草汤方"，没有"白术"了，可再下面的方子里面又有白术了。显然这是有笔误的，因为康平本是手抄本。

再看《金匮要略·痰饮咳嗽病脉证并治第十二》里面说："其人素盛今瘦，水走肠间，沥沥有声，谓之痰饮。"这是一个饮证。"心下有痰饮，胸胁支满，目眩，苓桂术甘汤主之。""夫短气有微饮，当从小便去之，苓桂术甘汤主之，肾气丸亦主之。"这是《金匮》里面的条文，我们也可以参考。所以我开了下面的处方，还有后续的复诊。

处方：茯苓 60g，桂枝 20g，白术 20g，甘草 6g，14 剂。

2012 年 5 月 8 日二诊：药后上腹胀大减，现只有晚上才有腹胀感觉。精神已振，大便如前。服中药后即停思诺思，本来要 2～3 小时方能入眠，现在 1 小时就能入眠。舌淡红，脉弱。

处方：守 4 月 24 日方，加肉桂 3g，灵芝 15g，7 剂。

2012 年 5 月 15 日三诊：初服上方胃有不适，去肉桂后，胃无不适，过 2 天后又加入肉桂，胃仍无不适。上腹胀的感觉比上周又有所好转，辘辘之声已除，大便基本正常，但仍畏寒。舌淡红，脉弱。

处方：守 5 月 8 日方。加附子 6g，干姜 6g，党参 15g，人参粉 5g（早上空腹吞服），7 剂。

2012 年 5 月 22 日四诊：上腹胀满隐痛已除，眠安（能睡 7 小时），大便 1 天 1 次，有时溏，乏力。舌淡红，脉弱。

处方：守 5 月 15 日。改附子 9g，干姜 9g，党参 30g，7 剂。

2012 年 5 月 29 日五诊：上周因吃枇杷十几只，引起胃脘隐痛，至今下午仍有胃脘隐痛，持续到晚饭后。舌淡红，脉弱。

处方：桂枝 9g，白芍 20g，炙甘草 9g，生姜 3 片，红枣 6 枚，蜂蜜 1 匙，九香虫 9g，7 剂。

2012 年 6 月 5 日六诊：胃脘隐痛除，眠安。舌淡红，脉弱。

处方：守 4 月 24 日方。加附子 9g，人参粉 3g（早上空腹吞服），7 剂。

2012 年 6 月 12 日七诊：诸症均安。过去夏天不怕热，很少出汗，现在较以前汗有所增加。舌淡红，脉弱。

处方：守 4 月 24 日方。加附子 20g（与生姜 3 片一起先煎 20 分钟），人参粉 3g（早上空腹吞服），7 剂。

患者过去也曾较长时间服用中药，但疗效不明显。所示服用药物均为大方，药物众多。所以患者初诊时说，这次虽来看病，但并不抱很大信心。没想到，服用一张只有4味药的处方，效果却非常好。五诊时因饮食不慎，出现了胃脘隐痛，改用小建中汤加九香虫，病情又很快得到了控制。七诊时反映的出汗增多，实际上表明的是整体身体素质的改善。

我就给她开了4味药——苓桂术甘汤。一开始她说你给我开的药只有4味啊，以前的医生都至少十几味、二十几味。我说你吃了看看再说。复诊时说上腹胀大减，时间缩短了，程度减轻了，精神也好了，不吃思诺思睡眠也好转了。

后来复诊因为有畏寒，所以加了附子、干姜、党参，等于说附子理中汤也加了进去。

再后来的复诊，因为吃了十几个枇杷，引起了胃痛，这次给她开的是小建中汤加九香虫，也就7味药。吃了之后，胃脘隐痛也好了。继续吃苓桂术甘汤加附子，以后就好了。而且她说现在6月份，过去夏天是不怕热的，很少出汗，现在出汗增加了，实际上就是气血足了，出汗增加说明整个身体的素质是改善了。

例3：

我们先看宋本12条桂枝汤证方后的注：

服已须臾，啜热稀粥一升余，以助药力，温覆令一时许，遍身漐漐微似有汗者益佳。不可令如水流离，病必不除。若一服汗出病瘥，停后服，不必尽剂。若不汗，更服依前法。又不汗，后服小促其间，半日许令三服尽。若病重者，一日一夜服，周时观之。服一剂尽，病症犹在者，更作服。若汗不出，乃服至二三剂。禁生冷、黏滑、肉面、五辛、酒酪、臭恶等物。

这段条文是说，吃了桂枝汤之后，要"啜热稀粥"，就是要喝一点热稀粥，这是第一。第二要"温覆令一时许"，就是要盖被子，让全身都能稍微出点汗最好，但是又不可以出大汗，否则病反而不好。如果吃了之后出汗了，病好了，后面就不必再吃了；如果不出汗，就得继续吃。这是将息法，是一种用法，很多人都不重视，实际上是有道理的。

宋本 54 条：

病人脏无他病，时发热、自汗出而不愈者，此卫气不和也。先其时发汗则愈，宜桂枝汤。

虽然这条在康平本是追文，但它还是有临床价值的。我们把桂枝汤服药后的将息法概括起来，主要有三点：一个是"啜热稀粥"，一个是"温覆"，还有一个就是"先其时发汗"。这一条提出的就是"先其时发汗"。那么什么叫"先其时发汗"呢？意思就是，在患者"发热、自汗出"之前给他发汗。

发热是有可能有规律的，有各种热型，而且可能伴有出汗。条文里的患者"时发热、自汗出而不愈"，根据后文说的"先其时发汗"，我们可以推测这位患者的发热一定是定时的，否则无法在此之前发汗。

现在我要拓展一下，我不仅仅将此条文用于发热类疾病，我想把它用于汗证。因为汗证的患者太多了，而且我们知道桂枝汤在后世本来就普遍用于自汗。那么问题来了，我们很少听说自汗有定时发生的。当然，事实上确实有医案报道，是有定时的自汗，但这种情况极少。我从事临床工作十几年，从来没有遇到过。比较常见的自汗，都是"动辄自汗"，严重者不动也自汗，一般跟时间没有关系。在这种情况下，"先其时发汗"就变得不可能，或者说极少有其运用的场景。

因此，请大家开动脑筋想一想，还有什么汗证是有规律性的？

答案是盗汗。盗汗是有规律的，就是在睡觉时出汗。我们是能够做到"先其时发汗"的，只要在患者睡觉前吃药就可以了。因此，我们就把桂枝汤的应用拓展了。从原文的"时发热、自汗出而不愈"，到后世常用的自汗，现在我们还可以用桂枝汤治疗盗汗，当然我们在将息法上要注意"先其时发汗"。

戚某，男，8岁。

平素容易出汗，刚睡着时出汗尤明显，两度用桂枝加龙骨牡蛎汤合玉屏风散治疗无效，用五倍子粉敷神阙穴亦无效。2009年4月26日改方：柴胡12g，黄芩9g，党参8g，制半夏9g，生姜3片，红枣6个，甘草3g，桂枝9g，白芍9g，生龙骨、生牡蛎各30g，服14剂仍无效。乃对上方稍做调整：柴胡9g，党参9g，制半夏9g，生姜3片，红枣6个，甘草3g，桂枝12g，白芍12g，生龙骨、生牡蛎各30g，浮小麦30g，五味子9g，并嘱晚上睡前服本方，片刻后再吃热稀粥一碗，温覆令微微出汗，然后再准备入睡。服药期间要关闭门窗避风。

几天后患者家长电话来告：因复诊当天，还剩4月26日方1剂，故当天仍用原方，所不同者是按新医嘱服药将息，没想到当晚刚睡着时出汗竟然消失了。次日方服新方，观察了几天，同样如此。故特电话告知，欣喜之情溢于言表。乃改用常规服药法，其汗亦再未发生。服用本方加减方两周后，患者白天的自汗也明显减轻了。

这则医案令人瞩目的是，方药完全一样，但改变了服药时间和将息法后，效果截然不同。

这个小孩本来是看哮喘，哮喘急性发作好了之后，我给他调理，其中一个重点就是他的出汗问题，出汗的特征是刚睡着的时候出汗。我给他吃桂枝加龙骨牡蛎汤合玉屏风散，没效果；用五倍子粉敷神阙穴，没效果；后来改了 4 月 26 日的方，还是没效果；结果又改了一个新的方子，并改变服药方法。然而没想到的是，患者仍服用家里剩的 1 剂老方子药，只是改变了原有的服药时间与将息法，效果却完全不一样。这很有意思，我们接下去就要搞研究了。当时我有一个学生，叫张艳，我们一起做了一个研究，名字就叫"桂枝汤'先其时''啜热稀粥''温覆'发汗治疗睡眠相关性汗证"。"睡眠相关性汗证"这个名字，是我杜撰的。为什么呢？因为如果你用传统的说法如盗汗，有的就不符合。我们知道，盗汗就是睡觉时出汗，醒过来就不出汗，这叫盗汗。但有的人他是睡醒过来了开始出汗，即睡醒过来几秒钟之后一下子出汗，这个就不能叫盗汗。所以，当时我想就叫"睡眠相关性汗证"吧。这个名字，可以把这类出汗异常都概括进去。有的是入睡后不久开始出汗，出一阵就不出了；有的是快醒之前出汗，醒了之后就不出汗了；有的是醒过来几秒出汗，出一会儿就不出了。这 3 种都跟睡眠相关，所以我就杜撰了这样一个名字。

我和张艳医师，还有后来邀请的 3 位医生，一起来做这个观察。我们一共观察了 23 个患者，结果临床控制 12 例，显效 2 例，好转 1 例，无效 8 例，总有效率 60.9%。大家注意这个 60.9%，是不辨证的，就是说不管他是什么表现，只要符合"睡眠相关性汗证"，不管是阴虚、阳虚，都用此方，就看这张方的效果。其实没效果的人，可能是因为他虽然是"睡眠相关性汗证"，但其实并不符合桂枝汤证，不是这种类型的，所以没效。

（这时有学生提问）

学生 F：有可能是患者没按医嘱做。

老师：没有按医嘱做的我们都剔除了。我们所观察的都是必须严格按照我们的纳入标准。

学生 G：老师有个问题，比如说你开了 5 剂桂枝汤，你是让患者天天都这么喝，还是就 1 剂这么喝？

老师：前面 12 条桂枝汤将息法里不是讲了嘛，假定你服药后好了，后面就按一般的方法吃。比方说今天你给他"啜热稀粥""温覆"发汗，他好了，明天你就按照一般的吃法，不需要再按照前面这个方法了。如果没好，没出汗，病没好，明天继续照此法吃。

例 4：

陈某，女，64 岁。2010 年 7 月 22 日初诊。

患者以眩晕为主诉来就诊。

病史：患者 10 年前曾患眩晕，一度平复，今年又发作 2 次，最近一次是 6 月初，发作时头晕，视物旋转，恶心呕吐，经治疗后好转。但现在平时仍有头晕，主要为起床时一段时间感到头晕恶心，有时午睡后也如此。另外，晚上睡醒及午睡后出汗（注：不是盗汗，是醒后出汗）。口腻，眠差，早醒，早上有痰。脾气可，纳可，便调。舌苔薄白腻，脉涩。

处方：制半夏 30g，茯苓 30g，陈皮 9g，苍术 30g，川朴 9g，白蒺藜 30g，天麻 30g，钩藤 30g（后下），泽泻 30g，葛根 90g，桂枝 9g，白芍 9g，甘草 3g，生姜 3 片，红枣 6 个。7 剂。

2010 年 7 月 29 日二诊：服药 3 剂，头晕即除，口腻、睡眠好转。但醒来仍出汗。舌苔薄腻，脉细涩。

处方一：制半夏 30g，茯苓 30g，陈皮 9g，苍术 30g，川朴 9g，白蒺藜 30g，天麻 30g，钩藤 30g（后下），泽泻 30g，葛根

90g。7 剂。

处方二：桂枝 9g，白芍 9g，甘草 3g，生姜 3 片，红枣 6 个。7 剂。嘱晚上睡前服药，啜热稀粥，温覆取汗。

2010 年 8 月 5 日患者来告：药后诸症均除。桂枝汤依法晚上服用 2 剂，醒来出汗即除；又服 1 剂，尚余 4 剂。

这个医案也有意思。这是我的一个患者，她是因为头晕来看病的。在叙述病情当中，她讲到了这样一个出汗的情况，就是晚上睡醒和午睡后出汗，所以你不能把它叫盗汗。那么我给她吃了我常用治疗头晕的方子，效果很好。吃了 3 天头晕好了。因为她有出汗的情况，这个方子里面也用了桂枝汤。但头晕好了，出汗并没好。怎么办呢？我就这样，给她开了两张方子。治头晕的方子白天吃，桂枝汤晚上睡前吃，啜热稀粥，温覆取汗。结果桂枝汤依法晚上吃 2 帖，出汗也好了；又吃了 1 帖，后来还剩 4 帖，她没吃。这就是按照"先其时""温覆""啜热稀粥"的方法，对吧？这个医案很能说明问题。一样的药，只不过是把它分开服了，效果就很不一样。

当时我们就搞了这样一个研究，跟大家介绍一下。

其实《伤寒论》可以说的东西还有很多，但是因为时间关系，就不多说了。

最后总结一下我这几年用的《伤寒论》方。像麻黄汤治发热，麻黄附子细辛汤治发热、鼻炎，小青龙汤治咳嗽、哮喘，大青龙汤治发热、皮肤病、高血压，麻杏甘石汤治发热，葛根汤治发热、颈椎病、不出汗引起的杂症，葛根芩连汤治腹泻，桂枝汤治感冒、汗证、鼻炎，桂枝甘草汤治心悸，桂枝加附子汤治汗证，桂枝加葛根汤治颈椎病，桂枝加桂汤治奔豚气，桂枝新加汤治痹证，小建中汤治胃脘痛，苓桂术甘汤和五苓散治发热、胃痞、奔豚气、自汗、尿频、小便失禁、口唇干裂、胸痹、心悸、背痛、背冷、嗳气、眩晕等，这里插一句，五苓散和苓桂术甘汤这两个方我用得特别多，效果也非常好。其他，还有小柴胡汤治发热、眩晕、恶心、胃脘痛、心悸，柴胡桂枝汤治发热，柴胡桂枝干姜汤治郁证、腹痛、眩晕、腹泻，柴胡加龙骨牡蛎汤治不寐、眩晕，大柴胡汤治胆囊炎，半夏泻心汤及甘草泻心汤、生姜泻心汤治疗胃痞、口腔溃疡，旋覆代赭汤治嗳气，抵当汤治肺性脑病，芍药甘草汤治腿抽筋、面肌痉挛，朴姜夏草人参汤治胃痞，栀子豉汤治烦躁、食管炎，炙甘草汤治心律失常，白虎汤及白虎加人参汤、竹叶石膏汤治发热、汗证。乌梅丸我也用得非常多，上寒下热各种病证都能用。

所以经方确实是非常好，可以治很多的病证。有一些是发挥了，比方说像乌梅丸，它原来是治疗久利，治疗蛔厥，但是我现在用得非常广，显然已经脱离《伤寒论》原文了。有机会以后再讲。

这里不妨得出第四个结论：就是要相信《伤寒论》的临床价值，在临床上要敢于运用《伤寒论》方。当然这是一个方面，后世还有很多有价值的东西，也需要我们一一学习，要做一个杂家。当然，更重要的是要相信但不要迷信中医，要有科学精神，要独立思考。

另外，就是即便你把所有的经典都学好了，也不代表你就能把所有的病都治好，肯定还是不够的。因为古人看到的是他们那个时代的病，而我们看到的是我们这个时代的病，所以我们还需要立足于临床，去思考，去发展！如果每个医生都能有一点小突破，我们中医就有可能大发展！

我就讲到这里，谢谢大家！

附记：

2014 年 4 月 16 日我在上海应象中医学堂做了本次讲座。这次讲座做了摄像、录音，后由"中医家"团队进行了文字整理。在此要感谢应象中医学堂与"中医家"的诸位工作人员！最近我又对本文做了一些修订。

2020 年 3 月 8 日

水壅津亏证与五苓散

一、开场白

今天我要跟大家分享的题目是"水壅津亏证与五苓散"。

大家有没有听说过"水壅津亏证"这个名词？这个名词应该是我杜撰的，如果网上搜一下的话，搜到的可能会比较少，而且多数也是跟我有关系的。第二个关键词是五苓散，五苓散这张方子只要学过方剂学，学过《伤寒论》《金匮要略》的应该都知道，但是在现实当中会用五苓散的人其实不多。因为人们往往只是把五苓散用在水肿、胸水、腹水这些病证当中。但是在我们普通的中医门诊当中，有水肿、胸水、腹水的患者其实是不多的。所以如果你只是把它局限在这些病证的应用上，那五苓散的用处就会比较小。我从1994年读大学以来，跟了很多老师抄方，但是很少看到有老师用五苓散，恐怕也就是这个道理。而我自己也是很长一段时间都不会用五苓散，一直到最近几年我才学会了使用这张方子。所以，一张好的方子从不会用到会用，可以说是发生了一个革命性的变化。当你不会用的时候，这个适用的患者在你面前你也不知道应该怎么处理；而当你会用的时候，你就会发现适用的病证。就是因为你会用这张方子了，一些过去所谓的疑难病证就有治疗的方法了。

二、引入案例

今天我会和大家讲很多的案例，有的是已经发表过的，而大多数是没有发表过的。第一个案例是已经发表过的，在《中医思想者·第二辑》里面。我们先从这个案例讲起。

刘某，男，51 岁。2011 年 10 月 25 日初诊。

主诉：背痛加重 10 月余。

病史：患者为公交车司机，平时经常背痛，不以为然。今年 1 月开始背痛加重，每晚发生，伴背冷、寒战，睡到床上开电热毯方舒，夏天亦怕冷，但尚不至于用电热毯，1 周前又开始用电热毯。除背痛外，全身也怕冷，且诸关节游走疼痛。神疲乏力，一到晚上就想睡，睡到早上 4 点半时左胸、中脘闷而不适，但无疼痛，有想伸懒腰的感觉，起床后过一刻钟消失。头晕，平均两天发作一次，甚则视物旋转，伴头项强。曾有血尿，西医诊断为前列腺炎，现小便不畅，中有停顿。顽固性便秘已 10 年，自诉与工作性质有关，最初因为开车不得不憋大便，后变为便秘，现大便 1 个月解 1～2 次，偏干，发黑。过去还有口臭，检查发现 Hp 阳性，用三联疗法已除。口不干。2011 年 1 月 28 日冠脉 CT：左前降支中段表浅型心肌桥形成。胃镜：胃窦炎。曾服中药 3 个月无效，其间用过 9g 生大黄几周，便秘未见改善。面色晦滞，唇紫，舌淡红、边有齿印，苔中黄白腻，脉沉迟细无力。

注意：前医曾用附子 9g，生大黄 9g 一段时间，无效。

这样一个患者，大家思考一下。他的主诉非常多，想到他怕冷就会用附子，这是一般人可能都会想到的。他大便不通非常严重，一般医生就会给他开生大黄，但是他吃了一段时间没有效果。

我的处方：桂枝 30g，猪苓 50g，茯苓 50g，泽泻 60g，生白术

60g，羌活 15g，独活 15g，荆芥 9g，防风 9g。7 剂。

我给他开的方子是五苓散加味，用了一些祛风的药，效果非常好。吃了 1 帖药，第 2 天怕冷就明显减轻了。当时他穿了两件羊毛衫，现在脱掉了，晚上也不用电热毯了，背痛减轻了，关节痛也好了，早上 4 点多不舒服也好了，头晕也好了，这些症状都明显缓解了。

二诊在初诊方的基础上稍微做了些调整。到第 3 次来看病的时候，也就过了两个星期，他的精神状态好了，背痛基本消除了，怕冷、关节疼痛都没有了，头晕也很少发生了，有些时候中上腹有胀痛，小便有停顿。大便也好转了，现在一个星期 1 次。舌苔也比之前好转了，脉也明显有力了。继续治疗，以后基本上按三诊方加减。他是 10 月 25 日开始看病的，到了 11 月 15 日，也就是 20 天的时候，他大便是 3 天 1 次。到了 11 月 24 日的时候，大便每天都有了，症状也基本上都好了。后来有一段时间他有短气、膝盖酸软的情况，改用六味地黄丸加淫羊藿、蛤蚧，这些后来也好了。

三、案例思考

这样一个案例，大家想一想，如果按照一些喜欢用附子的医生的思路，假定 9g 没有用的话，就可能用到 30g，30g 没有用的话就可能用到 60g，60g 没有用就可能用到 90g，甚至用到 300g，500g。大家在临床当中或者跟老师学习当中，有没有看到老师用附子的剂量很大？（学生：有。）最多看到老师用附子用几克？（学生：60g。）我编写过一本书，在 2006 年出版的，叫《危症难病倚附子》，这本书收集了几十位现代名医应用附子的经验。确实用附子剂量大的医生有很多，我本人用附子也曾经用过 200 多克。以我自己为例，同时期我还给另外一位慢性腹泻患者治疗，也用附子，从

9g 加到 90g，但是没有效果。我不想贬低别人，其实我自己也是这个样子的。但是后来我给这位患者加了麻黄 15g，减小了附子的剂量，这个慢性腹泻的患者反而好了。这是怎么回事呢？我顺便说说这位患者的情况。她是肚子一冷就会腹泻，其他患者也会有这种情况，好像并不稀奇，但是这个患者真的比较稀奇，她所谓的一冷就腹泻，是很厉害的，比如说一进入我们现在这个教室就会拉肚子，因为我们的地面是水泥的，即使不开冷空调，可能也会拉肚子，现在开着冷空调就更不用说了。地面是水泥的，或者是有瓷砖的地方，她就会觉得肚子冷。所以进到厨房间，她就会觉得肚子冷，就会拉肚子。夏天的话，她穿短袖，但同时还要加羽绒背心，随身还要带一个棉坐垫。对这个患者，一般的想法当然要温阳了，可为什么附子加了那么多剂量还是没有效果呢？最后我发现她的脉非常地沉，就是伏脉。所以后来我就用了麻黄，给它透出来。没想到用了麻黄之后，她腹泻的情况就明显缓解了。

可见，像这位患者的情况，如果我们识证的话，就能够开出一张对证的方子；如果我们不识证的话，就是摆在你面前，你也不认识它。问题出在哪里呢？我认为就是出在不识证上面，我们知道得太少，掌握得太少。

火神派在 10 年前非常地流行，非常吸引人，可以说红极一时，很多人都说好。为什么呢？因为我们中医界不读书的人实在是太多了，对于不读书的人来说，能多一个方法，当然是好的。多了一个方法确实是好的，但也只是多了一个方法而已，只不过是进步了一点而已，还有好多好多方法需要学习，我们中医就要做一个杂家。如果你学了一点东西就觉得是终极了，那就是故步自封，一叶障目了。有些人以为我也是火神派，为什么呢？因为我当时编了一本书，就是刚才说的《危症难病倚附子》，实际上这本书是我在读大学的时候，也就是 2000 年、2001 年期间就在编了，那个时候人们还不知道火神派，只不过因为那个时候我太年轻了，没有人愿意帮我出版，所以一直到 2006 年，正好火神派流行的时候，才把这本书出版了。我在这本书的后记中就说，我实际上是一个杂家。其实做中医就应该做一个杂家，你是在构建一个大厦，需要把各种各样的方法放在对应的位置上，各种各样的方法都是有效的，只不过是适用于不同的人而已。

回到我们的案例。这个患者是用五苓散获效的，为什么要用五苓散？待会儿就会知道。我这里要说的是，我们除了读书之外还要思考，读书的时候要思考，不读书的时候也要思考，因为有的东西不是书上的，或者说书里也没有。比如说，五苓散在《伤寒论》当中最重要的几个症状是微热、消渴、小便不利。但现实当中是怎样的呢？患者往往是口不干，这个书本中就没有。所以除了在读书当中思考之外，还要在临床当中思考，这一点也是很重要的，这样你才能进步，中医才能进步，否则永远只能是学习古代的东西。

刚才讲的识证，一个是要识我们平时、一般的，就是跟病机有关的证，比如说心阴虚证、心火旺证；另外还要学习方证，如五苓散证、桂枝汤证、麻黄汤证等，识证也包括识方证。水饮是一个病机的证，如果从这个角度来说，水饮可能等于水肿、胸水、腹水，但是若从五苓散证的角度来看，水饮就不一定等于水肿、胸水、腹水了。所以五苓散这个方子，不能简单地把它理解成只是一个利水的方子，不能把它简单地理解为只是一个治疗水肿、胸水、腹水的方子。事实上，后面我要讲的这些例子，如发热、背冷等，其中有些是《伤寒论》《金匮要略》条文里本来就有的症状，而有一些则是《伤寒论》《金匮要略》条文里没有提到过的。比方说小便失禁，如果你把五苓散理解为一个利水的方子，患者已经小便失禁了，你还会给他吃五苓散吗？还有夜尿多，已经夜尿多了，还要利水吗？还有嘴唇干裂，已经嘴唇干裂了，还要用五苓散吗？事实上不是这么回事。我待会儿讲这些医案会讲到的。

四、五苓散证条文解读

首先我们来复习一下原文，就是从源头上去看一看《伤寒论》《金匮要略》里面五苓散证的条文是怎么样的，然后再做一些归纳，之后再介绍我的经验。

（一）

宋本第 71 条：太阳病，发汗后，大汗出，胃中干，烦躁不得眠，欲得饮水者，少少与饮之，令胃气和则愈。若脉浮，小便不利，微热，消渴者，五苓散主之。方三十四。即猪苓散是。

猪苓十八铢（去皮） 泽泻一两六铢 白术十八铢 茯苓十八铢 桂枝半两（去皮）

上五味，捣为散，以白饮和服方寸匕，日三服。多饮暖水，汗出愈，如法将息。

五苓散方后说要"多饮暖水，汗出愈，如法将息"。那就是说，太阳病应该是要发汗的。但是出汗太多了，津液受损了，所以"胃中干，烦躁不得眠，欲得饮水"。这种情况下，要一点一点地喝水，胃气和则愈，否则胃气就会出现问题，对身体恢复是不利的。虽然是发汗了，但发汗不得法，表证未解，仍然存在，就会脉浮，还有发热。另外一方面，因为发汗太多，人的津液受到了损伤，所以小便就不利，津液受损了会出现消渴等情况。同时还有一种情况，就是把人体的津液代谢也影响了。这是怎么回事呢？大家可以这样去理解，感冒会对人体产生多方面的影响，我们每次感冒的症状都不一定一样，有的时候是影响了鼻子，有的时候是影响了喉咙，有的时候则是胃肠型的感冒，因为这些是比较多见的，所以我们都习以为常，觉得天经地义。其实，也有的人感冒会影响到津液代谢，虽然比较少见，但是临床中确实有，我后面会举一个例子。也曾有一个患者跟我说，他感冒的时候小便会不舒服，这就是外邪影响了人的津液代谢。实际上，五苓散证的病机可能有这样几种情况：第一个是表证未解，第二个是津液受到损伤，第三个是因为表邪的关系影响到人体的津液代谢。一个五苓散证有可能三种病机同时并存。

（二）

宋本第 72 条：发汗已，脉浮数，烦渴者，五苓散主之。三十五。用前第三十四方。

从五苓散的症状学来说，宋本 72 条只是提供了一个"脉浮数"。前面一条是脉浮，这一条是脉浮数，提供了一个新的脉象，除此之外，它没有提供给我们更多的信息。

（三）

宋本第 73 条：伤寒，汗出而渴者，五苓散主之；不渴者，茯苓甘草汤主之。方三十六。

茯苓二两　桂枝二两（去皮）　甘草一两（炙）　生姜三两（切）

上四味，以水四升，煮取二升，去滓，分温三服。

宋本的第 73 条是五苓散和茯苓甘草汤的鉴别，它是《伤寒论》当中的一个疑难条文。条文很简单，我们只能以方测证，从五苓散和茯苓甘草汤的组成来进行推断。因为从症状来说，两者只有渴和不渴的差别，所以现代的注家都是以方测证。他们一般是这么认为的，不管是五苓散证还是茯苓甘草汤证，都是人体的津液代谢失常，只不过是五苓散证更厉害，津不上承，所以导致渴；比较轻的是还没有引起津不上承，所以不渴。这是五苓散证和茯苓甘草汤证的差别。大家想一想这样的讲法对不对？我认为应该是不对的。为什么呢？因为如果是这样的话，那就意味着两者没有本质的差别，而只是量的差别。如果仅仅是量的差别，那么就很简单，一个重一个轻，把轻一点的方子剂量加重，或者把重的方子剂量减少就可以了，因为它们没有本质的区别，这是第一点。第二点，大家想一想，五苓散实际上是一个散剂，服方寸匕，只有一点点药；而茯苓甘草汤虽然仅4味药，但因为是煎剂，所以其实量大。那怎么可能反而五苓散证的病重，茯苓甘草汤证的病轻呢？这就是一个问题。所以我认为，这样的解释是不正确的。

从临床实际的角度来看，就是我前面说的，实际上五苓散证往往都是口不干的。从我接触到的患者来看，绝大多数都是口不干的。大家都学过中医诊断学，其中就讲了要问口干不干。口干的病机可能是阴虚，可能是有内热，也可能是津不上承。那么我想问大家，当你问一个患者嘴巴干不干，如果患者说我嘴巴不干，接下来你还会不会继续问下去？如果觉得还需要继续问下去的，请举起手来看一看。

（有学生举手）

老师：你说说看。

学生A：继续问喝水多不多。

老师：他说口不干，然后你问他一天喝多少水，是吗？

学生A：是。

老师：那么他说，我一天要喝8杯水，你认为怎么样？

学生A：这样就是喝水比较多的。

老师：一天喝8杯水不是正常的吗？

学生A：不正常，不需要喝这么多水。

老师：那他说，我一天喝5杯水，你觉得正常吗？你还会继续问下去吗？

学生 A：会问，喝热的吗？

老师：喝热的凉的那是另外一回事了，我们就从喝水量的角度来问。

学生 A：每杯水的大概容量，杯子的大小，以及喝水的感觉。（停顿了）

老师：请坐，谢谢！这位同学说得很好，很细致，考虑问题比较深入全面，但还不够。我没有去翻中医诊断学的书去核实，但印象中说到口不干，好像就认为是正常的。但实际上并不一定正常。大家想一想，假定有一个患者，他认为自己是正常的，嘴巴干了就喝水，嘴巴不干就不喝水。你问他嘴巴干不干，因为他认为他是正常的，所以肯定跟你说他嘴巴不干。另外有一个患者，他嘴巴不干，一整天都不喝水，你问他嘴巴干不干，他也回答说不干。可见你得到的信息是一模一样的，都是嘴巴不干，但实际情况显然是完全不一样的。你要想到，作为一名医生，你掌握的知识，和一个患者所掌握的知识是不一样的。你想要获得什么样的信息，和患者怎么样来回答，这之间是不匹配的。他只看到他自己，不知道别人的情况，因为自己天天如此，习以为常，所以觉得自己是正常的。大概在 10 年前，我偶然在问诊过程中了解到，有的患者说他嘴巴不干，一整天都不喝水。这就引起了我的重视，我就知道了，原来还有这样的人。这是书本上没有的，这是患者给你的一个学习的机会。从此以后，临床遇到这种情况我就会再进一步问下去。

进一步问下去你就要设计问题，因为你得到的还有可能是假象。就像刚才这位同学说到的，你一天喝多少水啊，他说我一天喝8 杯水，另外一个人也说我一天喝 8 杯水。我们姑且把一天喝 8 杯水算是正常的，那他们的症状一样不一样？还是有可能不一样的。

因为有的人是"我女儿要我一天喝 8 杯水",于是他就天天喝 8 杯水;另外一个人可能是自然而然的,嘴巴干了就喝,不干就不喝,结果一天也喝 8 杯水。他们一样不一样呢? 显然是不一样的。一个人可能嘴巴并不干,但是大家都说每天要喝 8 杯水,他听从了,也这样做了,并且养成了习惯。你就需要把这种情况排除掉。

因此,你还要进一步去细问,你喝 8 杯水到底是因为嘴巴干才喝的,还是听人家说了才喝的。当然,喝水的杯子有多大,前面这位同学已经提到,这也是要问清楚的,我就不多讲了。

假定患者能很清楚地回答你,这是最好了。但是我也遇到过这种情况,就是有的患者比较糊涂,文化层次不高,他搞不清楚你在讲什么,回答得也有点稀里糊涂的。这样你就必须要进一步设计问题向他问清楚。你可以设计一些场景,比方说这样问:你今天来我这里看病,假定你在家里喝过水,到这里也已经几个小时了,身边没有水喝,你现在嘴巴干不干? 我是举一个例子啊。通过这些场景再去问,逐步逐步把真相搞清楚。

我们做医生的就像做侦探一样,问诊则是体现一个医生的诊疗思路。我们平时看医案和跟老师抄方是不一样的:医案是平面的,是经过整理的,比如说嘴巴干不干,医案只要把结果写出来就好了,不会把怎么问的过程写出来,而跟老师抄方就能看到这些问诊的细节,就能了解到一个医生的思路,这一点也是很重要的。

(四)

宋本第 74 条:中风发热,六七日不解而烦,有表里证,渴欲饮水,水入则吐者,名曰水逆,五苓散主之。三十七。用前第三十四方。

这条在康平本当中,"有表里证"这 4 个字是注,"名曰水逆"这 4 个字也是注,而在宋本里面都变成了原文,还好这两个注不影响阅读。这里五苓散的症状学当中增加了一个"水入则吐",或者说"呕吐"。

（五）

宋本第141条：病在阳，应以汗解之，反以冷水潠之。若灌之，其热被劫不得去，弥更益烦，肉上粟起，意欲饮水，反不渴者，服文蛤散；若不差者，与五苓散。寒实结胸，无热证者，与三物小陷胸汤。用前第六方。白散亦可服。七。一云与三物小白散。

这一条也是疑难条文，里面有好几个疑难点，包括三物小陷胸汤、白散和三物小白散。还有文蛤散，到底什么是文蛤散？我们不去管它，因为和五苓散不搭边，我们就讲前面一段。"病在阳"，患者还是有表证，应该用汗法来治疗，但是"反以冷水潠之"，热被冷的水压制住了，"不得去"，更加烦躁，身上起鸡皮疙瘩。这里面就遇到一个疑难问题了，即"意欲饮水，反不渴者"，这8个字不知道大家看得懂看不懂，反正我是看不懂的，什么叫"意欲饮水，反不渴"？难道也是别人跟他说要喝8杯水？我写了一本新书，叫《伤寒论求真》，书里就实事求是地说这句话我没看懂。事实上它也有可能是错的。后面原文说："若不差者，与五苓散。"这个症状到底是什么意思？不知道。搞不明白，其实就没有给我们提供新的症状信息。

（六）

宋本第156条：本以下之，故心下痞。与泻心汤，痞不解。其人渴而口燥烦，小便不利者，五苓散主之。十九。一方云：忍之一日乃愈。用前第七证方。

"本以下之，故心下痞"，这个心下痞是因为下法导致的，应该用泻心汤。表面上看好像用泻心汤，但是"痞不解，其人渴而口燥烦，小便不利者，五苓散主之"，实际上是说痞证同时有渴而口躁烦、小便不利，这样一个方证是五苓散证，这就为我们增添了一个新的症状，就是"痞"。

（七）

宋本第 244 条：太阳病，寸缓关浮尺弱，其人发热汗出，复恶寒，不呕，但心下痞者，此以医下之也。如其不下者，病人不恶寒而渴者，此转属阳明也。小便数者，大便必鞕，不更衣十日，无所苦也。渴欲饮水，少少与之，但以法救之。渴者，宜五苓散。方三十。

这条在康平本当中是一条准原文。"寸缓关浮尺弱"，实际上"寸""关""尺"3 个字在康平本中都是注，后面的"此转属阳明也"在康平本中也是注。把这些剔除掉，那就是这个人患太阳病，脉是缓浮弱的；"发热汗出，复恶寒，不呕，但心下痞者，此以医下之也"，说明这个人实际上是太阳中风，桂枝汤证，所以脉象是缓浮弱，有发热、汗出、恶寒，但是医生误下了，导致了心下痞。后面一段是说，如果没有用误下的方法，这个人后来会演变成"不恶寒而渴"。接下来就是"小便数者，大便必鞕，不更衣十日无所苦也……渴者，宜五苓散"，这个渴实际上不是阳明病。有了"此转属阳明也"这几个字，那就是另外的理解了，那就是阳明病了。根据康平本把这几个字剔除掉，连起来就是"不恶寒而渴""小便数""大便鞕"，这个是五苓散证。这个人是不是就是那个公交车司机啊？小便数也属于小便不利。大便硬，不更衣十日，这也是五苓散证的一个症状。照一般的理解，大便硬应该是津液不足，肠道津液少了，但实际上他是五苓散证。所以我们联系到前面这个公交车司机，他便秘那么厉害，但 9g 大黄没有效果，我忘记了前面的医生有没有给他开润肠的药。我给他开的药里面，如果说有通便作用的，最多也就是生白术，后来则有个当归。但是你想一想，当归和白术，通便效果肯定是不如大黄的。9g大黄吃下去还是没变化，而我的这些药吃下去就有变化了，说明其本质不是因为用了润肠药，而是因为他表现出既有津液代谢失常的症状，同时又表现出来好像某些地方津液少，也就是说这种津液代谢失常实际上是一种津液分布不均匀的情况。现在回到我今天讲座的题目，叫"水壅津亏"，也就是说，一些地方好像水饮多了，而另外一些地方好像津液少了，分布不均匀，实际上本质是一样的，都是津液代谢失常。

（八）

宋本第386条：霍乱，头痛发热，身疼痛，热多欲饮水者，五苓散主之；寒多不用水者，理中丸主之。二。

"霍乱"这两个字在康平本当中是"吐利"，也就是："吐利，头痛发热，身疼痛，热多欲饮水者，五苓散主之；寒多不用水者，理中丸主之。"所以，"吐利"也是五苓散的一个症状。在这里你们看一个是"热多欲饮水者"，一个是"寒多不用水者"。一般理解，五苓散应该也是一个温性的方子，但这里却是"热多欲饮水者"，所以有的时候并不是我们过去这样所理解的。我们在临床上就会发现，有的患者不是这样的，他虽然也是觉得热，但照样可以用五苓散。有的时候，对方子的运用也好，对患者病机的理解也好，不能简单地从他怕冷怕热去理解，你从这条条文也可以看出来。今后你在临床中可以去试验一下到底是怎么回事。

（九）

《金匮要略·痰饮咳嗽病脉证并治第十二》：假令瘦人脐下有悸，吐涎沫而癫眩，此水也，五苓散主之。

《金匮要略》在这里又补充了两个症状，一个是"悸"，一个是"吐涎沫而癫眩"，这都是五苓散证的症状。

五、康平本与古书通例

这里顺便讲一讲康平本。康平本是《伤寒论》的一个版本。我们以前学《伤寒论》，都只是把它当成一本医书来看，这其实是一个很大的问题。我们应该首先要把它当成一本普通的古书来读，也就是说《论语》应该怎么读，《伤寒论》就要怎么读；《老子》应该怎么读，《伤寒论》就要怎么读。这是第一步。其次才把它当成一本医书来读。这点非常重要。

古书的形成可不像我们现代人所想象的那样，自始至终是一个人写的，恰恰相反，古书是动态的、长时段形成的，是一个学派的东西。比如《老子》就是一个学派的书，只不过这本书里没有老子弟子的名字。老子本人可能就讲了1000个字，老子的弟子在传授的过程中把他自己的想法加了进去，或者把注解传了下去，这就叫"附益"。弟子的弟子，又有所"附益"，结果字数越来越多。另一方面，是在流传过程中，文本结构也在发生变化。老子的弟子，或弟子的弟子，会根据他的认识，对章节进行调整。

明白了这个道理你就会知道，《伤寒论》不可能是一个人写的，所以不要去追求《伤寒论》的一致性。应该意识到，《伤寒论》是慢慢形成的，时间跨度可能几百年，甚至更多，所以《伤寒论》里才会有矛盾的地方。刚才说的"附益"，就是造成很多地方读不懂的原因之一。

康平本是《伤寒论》一个非常重要的版本，因为它非常好地体现了古书是怎么形成的。这几年我写了一本新书叫《伤寒论求真》（按：此书上册已于2017年10月由中国中医药出版社出版），其副标题就叫"基于康平本的全新探解"，就是把康平本作为《伤寒论》很重要的一个本子来重新探讨《伤寒论》。诸位如果感兴趣可以读一读。

六、五苓散证和亚型

现在我们小结一下，从《伤寒论》《金匮要略》的原文看，五苓散证患者的主要表现可以有发热，可以是"微热"，也可以是"头痛、发热、身疼痛"；有消渴，就是嘴巴干，有的是"烦渴"，有的是"汗出而渴"，有的是"渴欲饮水，水入则吐"，有的是"意欲饮水，反不渴"（这个我不理解，不去管它），还有的是"渴而口燥烦"；有"痞"；有"小便不利"，有的是"小便数"；还有"大便鞕"；有"吐利"；还有"悸"；还有"癫眩"；脉象有浮，有数。

综合起来可以发现，五苓散证的病机其实就是我们前边总结的，有三种情况：有表证，有津液亏，有水饮（就是津液代谢失常），这是原文当中提示给我们的，而最关键的就是津液代谢失常。

原文当中所提示给我们的这个患者，正好是发汗过多，又表未解，又有津液亏，又有水饮，三种情况都有。但是在门诊当中我们就不一定能遇到这样的患者，所以关键是津液代谢失常，表现出的是水饮。但是这个患者津液代谢失常的同时可能又会表现出一个津液亏的情况，并且很可能这个津液亏反而是一个突出的表现，这时就会把我们的思维搞乱，会妨碍我们用五苓散，因为你看到的是一个非常明显的津液亏，你心里就不敢用五苓散。现在我把这种情况叫作"水壅津亏"，本质上还是水壅，还是津液代谢失常，明白其本质，你就敢用五苓散了！

最后，我顺便再讲一个亚型的观念。这个观念我没有去查中国知网，没有去查文献，不知道有没有别人提过。我觉得这是我提出来的，可能是在10年前提出来的。我们以前学辨证学或者其他有关的书中会讲到怎么去辨证，比方说主症要符合两条，次症要符合两条，加起来要四条，这样就可以辨为某证。其实这个是不对的！比方说这个人拉肚子可以吃五苓散，便秘也可以吃五苓散，嘴巴干可以吃五苓散，嘴巴不干也可以吃五苓散，那主症、次症到底是什么呢？而且有的时候是分不出主症和次症的。又比如五苓散证可能有上面说的这几个症状，那这些症状，你说哪个是主症，哪个是次症呢？所以这样的思路是不对的。其实，这样的思路来自西医。比如类风湿关节炎，我印象中是美国某学会制定的某标准，列有多少个症状或实验室指标、影像学表现，符合其中几个，就可以诊断为类风湿关节炎。但我们这样照搬是不对的，按这样的思路来辨证是不对的。所以我要提出亚型的观念，比如一个人大便干，又有舌滑等，这就是一个五苓散证；而另一个人相反是便溏，又有什么什么，也可以是五苓散证。从这样的角度去认识，才能理解方证，一个方证下面有很多的亚型。

七、五苓散类方

这里还想说一下五苓散的类方，这些都是苓桂剂，比如茯苓甘草汤、苓桂草枣汤、苓桂术甘汤等。茯苓甘草汤治心下悸，苓桂草枣汤治脐下悸欲作奔豚，苓桂术甘汤所治的气上冲胸也类似于奔豚。

说这个的目的是什么呢？就是这几个方子怎么鉴别，相类似的还有半夏泻心汤、生姜泻心汤、甘草泻心汤怎么鉴别。按照我的理解，都一样。为什么这么说？第一你看这些症状是不是都一样？第二你看这些药是不是都差不多？那么有人要问了，你说都一样，那张仲景为什么还要列这几张方子？问题恰恰就在于我前面说的，你要明白"古书通例"，要知道古书是怎么形成的。

《伤寒论》不是张仲景一个人写的，是几百年流传下来不断增加进去的。打个比方，我创立了一张方子，结果我的徒弟，他有的时候习惯于在这里面加一味药，那不就变成另外一张方子了吗？我的徒弟的徒弟，他有的时候又不完全遵照老师的说法，又给加了一味药。后来他的师弟跟另外的老师也学过一些东西，又给它减了一味药。这样的话，流传下来不就有几张方子了吗？你们去仔细看几张泻心汤到底有什么区别。这三张泻心汤的差别极小极小，而且症状差别也是极小极小的。当然，如果按我的想法，《方剂学》就不能出这样的考题了。《伤寒论》考试也许也有这样的考题，其实都是有问题的。这就是我的理解，你们觉得我讲得有道理吗？

八、案例探讨

接下来再介绍一下我临床用五苓散的一些案例。

案 1

李某，男，5 岁。2013 年 12 月 7 日初诊。

家长代诉：发热 3 天。

病史：发热已 3 天，最高 38℃。无恶寒，稍恶热，乏力纳呆，有恶心感，大便偏溏。昨天开始口渴，一直向家长讨水喝，小便频、短、黄。无鼻塞流涕、咽痛咳嗽。舌淡红，脉滑。

处方：猪苓 12g，茯苓 12g，泽泻 15g，白术 12g，肉桂 4g（后下），制半夏 12g，生姜 3 片，2 剂。嘱服药后喝一杯热水，注意保暖，让身体微微出汗。

患儿下午服药后，身上微微出汗，出现鼻涕，偶有喷嚏，不再口渴，小便恢复正常，体温一直保持在 37.7℃左右。晚上服第二顿药，并喝热水，身上一直微微出汗，夜间热退，早起诸症消失，唯水泻一次。

讲解：

　　这个案例是一个 5 岁的小朋友，发热 38℃，没有怕冷，稍微有点怕热，乏力，纳呆，有恶心感，大便偏溏。这里面有个突出的症状，就是口渴，一直向家长讨水喝，另外就是小便频、短、黄，这是比较明显的，和发热前有不一样的地方。然后我给他开了五苓散加半夏、生姜，让他喝下去之后喝一杯热水，注意保暖，让身体微微出汗。这是五苓散方后注的将息法，从这个将息法你就可以看出五苓散是解表的，多饮暖水，汗出而愈嘛。这个小朋友喝了这个药之后，身上微微出汗；另外出现鼻涕、偶有喷嚏这样一个情况，这是表邪出来了；不再口渴了，小便恢复正常了，这表明津液代谢恢复了正常。体温 37.7℃，稍微下来一点。到晚上继续喝，半夜热就退了。第 2 天起来症状消失了，但是水泻 1 次。

　　大家注意，五苓散这张方子和有些方子用起来是不一样的。有些方子用下来是轻描淡写，没有一点副作用的，就像人们常说的，中药吃不好也吃不坏。但是五苓散这张方子就不一样，它有效，但也可能会给患者一些不好的印象，比方说吃了它可能会有水泻。我遇到过好几个患者，吃下去会拉肚子。你会说这张方子怎么会拉肚子呢？哎，它就会！虽然这个比例不算太高，但也要事先和患者说一下，有时候拉肚子也不一定是坏事，让他有一个思想准备，不然患者不理解，反而要怪你。

　　服五苓散还会出现什么问题呢？伤津！就是在利水逐饮的过程当中会伤津，这会从舌象表现出来，比方说舌干燥，或者苔少了，舌头变红了。因为我们现在开方子往往是 7 帖一开，这个人来的时候他是舌滑、舌苔厚腻，下个星期他好转了，你还是给他开五苓散。没想到再下个星期来，他这个舌头就不一样了。也许他吃了 3 帖药就好了，可我们现在开方大都是 7 帖的呀。

可见，五苓散不是一张吃不好也吃不坏的方子，而是一张作用很强大的方子，所以它才会出现这些问题，这是我要给大家提醒的。这些都是经验之谈，你可能要经过诊治很多患者后才知道。

案 2

吴某，男，41 岁。2015 年 4 月 18 日初诊。

主诉：后背发凉 2 年余。

病史：后背发凉已 2 年余，伴自汗，稍有乏力，过去大便溏薄，艾灸治疗后已正常。有脚气，口干与喝水情况正常。纳可，眠安。舌胖有齿印，脉弱。

处方：猪苓 15g，茯苓 15g，白术 12g，泽泻 18g，肉桂 6g（后下）。7 剂。

5 月 9 日，患者告知服药 2 剂后背发凉即消失。

讲解：

这个案例，患者后背发冷已经有两年了，像 4 月份这个天气他也是背凉的，夏天也是背凉的。五苓散原方，吃了 2 帖药，他就好了。这是温阳化饮的效果。

案 3

黄某，女，57 岁。2013 年 12 月 11 日初诊。

主诉：背冷 2 个多月。

病史：2 个多月来自觉背冷，伴有畏寒、胸闷、纳呆、失眠、盗汗。白天感乏力，自觉"不想干活"。晨起虽口干但不欲饮，其余时间口不干，且饮水量很少。小便每天仅 2 次，色黄。口中黏腻。大便每天 1 ～ 2 次，成形。带下多、色白带黄。平素爱操心。面色晦滞，舌淡，苔薄白腻，脉沉弦。

处方：猪苓 30g，茯苓 30g，泽泻 30g，白术 30g，肉桂 10g（后下），半夏 30g。7 剂。

2013 年 12 月 15 日二诊：患者因着急返乡，故提前复诊。诉服药 1 剂，后背冷即除，胃纳已开，口腻已除，带下大减。目前仍失眠，乏力，"不想干活"，胸闷有纠结感。面色稍好转，舌淡，苔薄白略腻，脉沉弦。

处方：守原方。加瓜蒌皮 9g，薤白 9g，丝瓜络 30g，橘络 9g。10 剂。

服完两次的方药后，其子来诉：诸症消失。

讲解：

这个案例是背冷伴多种兼症。这个人有背冷，而且怕冷、胸闷、纳呆、失眠、盗汗，白天乏力不想干活。早上起来嘴巴干，也不想喝水，其他时间都是嘴巴不干的，所以她喝水是很少的。因为喝水很少，所以小便也很少，一天只小便 2 次。嘴巴黏腻，白带多，脸色也不好，舌苔薄白腻。这也是一个五苓散证，加了半夏。

这个患者是我在印象中医门诊部的一个同事的妈妈，因为要急着回去，故提早来复诊。她说就吃了 1 帖药，背冷就好了，纳呆、口腻除，带下大减。另外还有一些症状，故又加了瓜蒌、薤白、丝瓜络、橘络。后来她儿子说这些症状也都好了。

案 4

李某，女，33 岁。2014 年 1 月 10 日初诊。

主诉：胃中气冲不适 10 天。

病史：近 10 天自觉胃里一股气上冲，三四分钟后冲到喉咙，冲出乃舒，否则要呕吐。口不渴，极少要喝水，小便 1 天 3 次，后背无不适，白带正常。每年夏天患脚癣。舌苔薄白腻，舌边有齿印，脉弦细。

处方：猪苓 30g，茯苓 30g，白术 30g，泽泻 30g，肉桂 9g（后下）。7 剂。

2014 年 3 月 20 日因目疾来诊，告知服上方四五剂后，胃中气冲即除。

讲解：

这个案例是奔豚气。记得我以前曾问过一位老医生，你遇到过奔豚气吗？他说从来没遇到过。而我那个时候就遇到过两例，到现在我遇到过的可能有七八例，印象里还是蛮多的。像这个患者就说她胃里面有一股气冲上来，冲出喉咙，冲出来就舒服了，否则就要呕吐。她也是嘴巴不干，很少喝水，所以小便次数也很少，夏天要患脚癣。也是用五苓散原方。过了两个月她来看眼睛，说吃了四五帖药后这个症状就好了。

案 5

仇某，男，59 岁。2016 年 4 月 28 日初诊。

主诉：胸闷心慌半年余。

病史：半年来夜间胸闷心慌，影响睡眠。西医诊断为冠状动脉心肌桥。后又出现胃脘不适，胃脘畏寒，要用热水袋焐，背冷出汗，乏力，特别是两腿无力。口不干，喝水少，二便正常。面色晦滞，舌边有齿印，脉弱。

处方：茯苓 18g，猪苓 18g，白术 15g，泽泻 20g，肉桂 6g（后下）。7 剂。

2016 年 5 月 5 日二诊：服上方 2 剂后，胃脘畏寒即除，胸闷心慌减轻。舌边有齿印，脉弱。

处方：守初诊方，加党参 15g，7 剂。

药后胸闷心慌消失。

讲解：

这个案例是胸闷心悸，西医诊断是冠状动脉心肌桥。后来又胃不舒服，胃里面怕冷，要用热水袋焐。背也冷，出汗。没力气，特别是两条腿没力。他也是口不干，喝水少。也是用五苓散，结果胃怕冷就好了，胸闷心慌也减轻了。继续吃药，加一味党参，也好了。

案 6

李某，女，55 岁。2013 年 5 月 17 日初诊。

主诉：胸口、胃脘、后背不适 1 个多月。

病史：1 个月前开始感到胸骨疼痛伴背痛、背冷。2 周前吃了生梨和橙子后开始胃脘不适，似有物堵，时有刺痛，嘈杂嗳气，胸口有压迫感，放射至背部不适。晨起症状较轻，下午开始加重，平躺休息、夜间睡眠时可缓解。近 1 周诸症进一步加重，开始影响睡眠。伴见口黏腻无味，口干不欲饮，头昏乏力，嗜睡心烦，颈项板滞，晨起手麻，矢气多，大便偏溏。曾自服吗丁啉、斯达舒，症状未缓解。4 天前去龙华医院内科就诊，予中药治疗（柴胡 6g，郁金 15g，枳壳 15g，瓜蒌皮 15g，香橼 15g，川楝子 15g，苏梗 15g，丹参 15g，煅瓦楞 30g，炙黄芪 15g，白术 12g，茯苓 12g，白芍 12g，炙甘草 6g），并预约了 5 月 20 日胃镜检查。服药前 2 天症状似略缓解，第 3 天开始症状反加重。昨晚因胃脘不适及胸口疼痛难忍去东方医院急诊，查心电图：窦性心动过缓（54 次 / 分），ST-T 异常。肝肾功能正常，心肌酶谱正常。给予苦碟子及制酸药静滴后，当时症状稍缓解，但半夜症状加剧，自觉胃脘扪及鸡蛋大小肿块，疼痛，嘈杂，彻夜不眠。50 岁时绝经。口不干，喝水量少。

舌质偏淡，苔薄白腻，脉弦。

处方：猪苓 30g，茯苓 30g，白术 30g，泽泻 50g，肉桂 12g（后下）。7 剂。

并针刺双手八穴，提插捻转约 1 分钟后，胃脘不适、胸闷、背痛等症稍有好转。留针 30 分钟期间，提插捻转 2 次。拔针后患者诉上症好转。

服药 2 剂，诸症均明显缓解，仍有嘈杂。服药 4 剂，嘈杂亦缓解。

5 月 20 日胃镜检查示：慢性萎缩性胃炎。

讲解：

这个案例是胸口、胃脘、后背不适。患者是我一个学生的婆婆，胸骨疼痛，背痛，背冷。后来吃了生梨、橙子，胃也不舒服了，影响了睡眠。嘴巴黏没胃口，嘴巴干不欲饮，头昏乏力，嗜睡心烦，颈椎也不舒服。吃了些西药没效果。后来去龙华医院看，开了一张方子，柴胡、郁金、枳壳、瓜蒌皮、香橼、川楝子、苏梗、丹参、煅瓦楞、黄芪、白术、茯苓、白芍、甘草。大家觉得这张方子开得好不好？药不多，十四味药，还可以，现在能开 14 味药也蛮好的。（学生们笑）我认为这张方子开得好。为什么呢？丝丝入扣呀！这个患者不是说了嘛，这些症状肯定有气滞嘛，肯定有脾虚嘛，肯定有血瘀，肯定要宽胸，要疏肝，要解郁，要理气，要健脾，要活血，开的蛮好嘛。从一般的辨证论治角度来说，如果我是老师的话，至少给他打 90 分，开得没有错啊！那为什么吃下去没效果呢？关键还在于我前面说的，不识证，不识方证，他不知道另外一种思维方式，就是方剂辨证的思维方式，所以吃下去没有什么效。

我读大学那个时候，没有网络，全靠自己看书。那个时候，可能是 1996 年，黄煌教授的《中医十大类方》刚刚出版，我就看了。我还很喜欢看刘渡舟刘老的书，觉得方证相对论好。还有《名老中医之路》里面那么多老中医，我就比较喜欢那些讲方证的人。直观上，我就觉得这种方法是对的。后来，记得是 1999 年，我大学五年级，我们辅导员叫我讲一讲这些东西，我就讲了自己当时思考的一些东西。我认为中医看病有两条路，第一条路就是我们普通的辨证论治，第二条就是方剂辨证，这两条路要同时并重。不是说哪一条更好，哪一条不好，而是要两条并重。但是当你有方剂辨证可辨的时候，肯定首选方剂辨证。这一点我在大学五年级的时候就考虑清楚了，到今天，快 20 年过去了，我依然还是这样做的，我认为这条路是对的。

方剂辨证是怎么样的路啊？我把它比喻为乘飞机。因为无论你是用哪种辨证方式，最后都要给这个患者开方子。一般的辨证论治是要望、闻、问、切，要综合起来判断，确立治法，然后要考虑选哪个方子，或者自拟一张方子，然后再考虑剂量，这当中有任何一个环节出错，都会影响效果，甚至会没效果。而方剂辨证是开飞机直接到达目的地，就是你一开始就要考虑患者是哪一个方证，这里面就蕴含了你对这张方子的理解，包括对这张方子的剂量、剂型、用法、将息法的体会。比方说桂枝汤，你就要考虑它的用法、将息法，这些都是包括在方剂辨证里面的，所以一开始这些东西你都要统统想到。最后确定患者是用这个方子。其实前人已经给了你好多经验，你当然走的是一条捷径，是开飞机直达目的地。当然，两条路你都要会走，最后其实是殊途同归的。

前医的这张方子吃下去没效果，问题在哪里呢？第一个是不知道方剂辨证，第二个是对方子的理解还不够。因为他脑子里没有这些方子，所以他才想不到用这张方子，对不对？所以只能是说从辨证的角度，也许我会给他打 90 分。但是论治，因为辨证论治的最终结果其实和方剂辨证是一样的，就是要有效，所以论治可能只能打 0 分了。最终没效果，当然也不能给 60 分。

这个患者我给她开了五苓散，同时还给她针灸，针灸之后立竿见影，症状马上就缓解了。但是不可能天天针啊，肯定还要吃药。吃了 2 帖药，症状明显缓解了。

案 7

顾某，女，58 岁。2014 年 1 月 9 日初诊。

主诉：中脘胀满 2 年。

病史：每于进食后感中脘胀满，偶伴泛酸，不伴嗳气，纳呆，进食枸杞易胀气。2013 年 3 月 28 日胃镜检查示：浅表性胃炎伴萎缩。此外，便秘几十年，一直要用开塞露，大便不干结、不粘马桶，有时较溏仍解不出，平时矢气极少，已很长时间未矢气。口不干，喝水很少。性急心烦。手不冷，无脚气，白带正常，血糖偏高。舌苔薄白腻，有舌缨线，脉偏数细。

处方：猪苓 24g，茯苓 24g，泽泻 30g，白术 24g，肉桂 9g（后下）。7 剂。

2014 年 1 月 23 日二诊：服药 2 剂后中脘胀满即除，纳开，矢气增多，每天 2～3 次，但仍便秘。舌如前，脉偏细。

处方：守初诊方，加陈皮 9g，7 剂。

2014 年 3 月 6 日三诊：胃不适已除，仍有便秘。舌苔薄白腻，有舌缨线，脉偏细。

处方：守初诊方。加半夏 15g，青皮 9g，蒲公英 30g，7 剂。

药后大便日行而正常。

讲解：

这个案例是胃痞。前面讲过了，胃痞也是五苓散证中的一个症状。这个患者也有便秘的症状，便秘了几十年，要用开塞露的。有的时候较溏、不干，但仍然解不出。还有她放屁是很少的，这也是个重要的症状。

放屁这个症状要问，也是我从患者这里学来的。大概是八九年前，一患者有很严重的胸闷。他一开始是在一个全国名老中医那里看的，没有缓解，后来找我看。其实很简单的药，一两个星期之后，胸闷就缓解了。然后他告诉我一个症状，他说，邢医生，我现在终于放屁了。他的这句话让我很惊讶。为什么呢？因为我没想到还有人不放屁的（学生们笑）。从此之后，我临证时一般都要问患者放不放屁了。

所以说，医生能从患者那里学到很多东西。前面我说过一个嘴巴干的问题，这里还有一个放屁的问题。这个患者也是胃痞，用五苓散。胃胀好了之后，放屁也多了，后来便秘也好了。我想啊，她这个便秘肯定不是吃蒲公英吃好的，因为30g蒲公英效果并不怎么样的呀，如果大家有临床经验的话应该知道，我觉得肯定还是五苓散在起主导作用。所以我很后悔，不应给她加蒲公英的，这样就比较清楚了，加了个蒲公英就说不清楚了。

案 8

浦某，男，7 岁。2013 年 11 月 10 日初诊。

母亲代诉：小便失禁 1 个月。

病史：最近 1 个多月，妈妈发现患儿回家后裤子上都有尿液，询问孩子后了解到他小便有些憋不住，要尿在裤子上。患儿平素饮水不多，口不渴，一年内手足蜕皮几次。舌滑，脉平。

处方：猪苓 12g，茯苓 12g，白术 12g，肉桂 5g（后下），泽泻 15g。7 剂。

2013 年 11 月 17 日二诊：服药后已近 4 天无小便失禁现象。舌不滑，苔根略腻，脉平。

处方：守原方，加党参 6g，7 剂。

2013 年 12 月 4 日，患儿父亲来就诊。告知患儿经治后，上症未再发作。

讲解：

这个小朋友是小便失禁。小朋友也有喝水不多，嘴巴不干。再根据手足蜕皮，舌滑这样一个情况，给他吃了五苓散，结果症状也好了。

案 9

孟某，女，54 岁。2013 年 3 月 14 日初诊。

主诉：夜间尿频尿急 10 余年。

病史：10 余年来，夜尿达 10 次以上，尿量少而急，但睡眠尚可。白天小便正常，5～6 次。平时口不干，很少想到要喝水，夜间常感咽喉黏、有痰，并有口苦。大便一天几次，溏薄，平时矢气很少。平素易怒，近 2 年发现左下肢较右下肢肿大，背部不冷。有宫颈癌病史。面色晦滞，舌紫，脉弦。

处方：柴胡 15g，黄芩 9g，半夏 9g，党参 15g，生姜 3 片，红枣 6 枚，甘草 6g，桂枝 9g，茯苓 20g，猪苓 20g，泽泻 30g，白术 12g，白芍 15g，防风 15g，枳实 9g，乌药 15g，7 剂。

2013 年 3 月 21 日二诊：药后矢气增多，大便每天 2 次，已成形。舌紫，脉弦。

处方：守初诊方。加淮小麦 90g，益智仁 9g，7 剂。

2013 年 3 月 28 日三诊：药后夜尿减为每晚 5 ～ 6 次，夜间口苦、口黏等症大减。大便每天 2 次，成形。舌脉如前。

处方：守初诊方，加陈皮 12g，7 剂。

2013 年 4 月 11 日四诊：药后夜尿减为每晚 4 ～ 5 次，尿较前长（即尿量增多），口苦、口黏大减，面色好转，矢气增加。并且开始有口干的感觉了，想喝水了，现在 1 天要喝半热水瓶水。舌偏紫，脉弦。

处方：守初诊方，加陈皮 12g，木香 12g，7 剂。

2013 年 4 月 18 日五诊：药后夜尿已减为每晚 2 次，排尿通畅。面色又有好转，喝水量进一步增加。舌淡红，脉弦。

处方：守初诊方，加青皮 9g，7 剂。

2013 年 4 月 25 日六诊：夜尿每晚 2 次。口苦已除，稍感口黏。最近大便每天 2 次，较溏。舌脉如前。

处方：柴胡 15g，黄芩 9g，半夏 9g，党参 15g，干姜 9g，红枣 6 枚，甘草 6g，桂枝 9g，茯苓 20g，猪苓 20g，泽泻 30g，白术 12g，白芍 15g，防风 15g，枳实 9g，乌药 15g，乌梅 15g，7 剂。

2013 年 5 月 2 日七诊：大便每天 2 次，较前成形。舌淡红，脉弦。

处方：守 4 月 25 日方。改乌梅 24g，猪苓 15g，茯苓 15g，泽泻 20g，7 剂。

讲解：

这是一个夜尿多的医案。这个患者夜尿多很厉害，一天晚上要小便 10 次以上，白天小便是正常的。她也是放屁少，大便一天几次不成形。我给她用了小柴胡汤合五苓散合四逆散，还合了一个痛泻要方，慢慢症状就明显缓解了。后来晚上小便只有 2 次了，而且小便通畅了。原来她小便其实是不通畅，小便短，所以才小便次数多，这是关键。所以用了通利的药，实际上相当于通因通用。

案 10

戴某，女，38 岁。2016 年 5 月 26 日初诊。

主诉：便秘多年。

病史：多年来大便数日一行，溏而黏，非常费力。形体肥胖，平素口不干，喝水少，有时整天不喝水也不难受。出汗少，即使夏天也少汗。既怕热，又怕冷。多次突然昏倒。有肾结石病史。舌胖、边有齿印，脉弱。

处方：茯苓 20g，猪苓 20g，白术 20g，泽泻 20g，肉桂 6g（后下），7 剂。

2016 年 6 月 2 日二诊：服上方 1 剂，大便即正常，一天 1～3 次，通畅。舌边有齿印，脉弱。

处方：守初诊方，加党参 15g，7 剂。

讲解：

这是一个便秘的案例。这个便秘呢，不是干结，而是黏、溏，解起来同样非常费力。患者也是整天不喝水也不难受的。这是两个辨证关键，所以用了五苓散。这个患者的效果也是非常好的，她说吃了 1 帖药，大便就正常了。

案 11

邵某，女，67 岁。2014 年 10 月 23 日初诊。

主诉：腹泻 3 个多月。

病史：3 个多月以来，大便一日 3 次以上，溏，无腹痛，曾服中药治疗无效。纳呆，自汗。放屁前小腹胀满，放屁后舒服，有时肠鸣辘辘。口不干，喝水少。夜寐可，无脚气，无背痛。舌苔薄白，有舌缨线，脉弱。

处方：茯苓 20g，猪苓 20g，泽泻 20g，白术 20g，肉桂 6g（后下），苍术 9g，厚朴 9g，陈皮 9g，小茴香 3g，乌药 9g，生谷芽 30g，生麦芽 30g，鸡内金 9g，神曲 9g。7 剂。

2014 年 10 月 30 日二诊：服上药 2 剂，大便即正常，肠鸣除。但近两天小便时会解出点滴不成形之大便。舌淡红，脉弱。

处方：守初诊方，加赤石脂 30g，7 剂。

1 个月后，患者友人来就诊，告知服药后邵某之腹泻已痊愈。

讲解：

前面讲便秘，现在反过来是一个拉肚子的人。这位患者之前也吃了中药，但没效果。其实看起来也比较简单，关键是要识证。用了五苓散、平胃散，也就是胃苓汤，吃了两天大便就正常了。所以识证的话，有些东西就会变得很简单。

案 12

邬某，女，70 岁。2013 年 10 月 25 日初诊。

主诉：嘴唇干裂 2 周。

病史：嘴唇干裂疼痛已 2 周。伴口干苦，头晕，失眠，心烦，口腔溃疡反复发作，胃纳欠佳，大便尚可。舌淡红而胖，苔薄白略腻，有小裂纹，脉细。

处方：柴胡 6g，黄芩 6g，半夏 12g，天花粉 24g，芦根 30g，党参 18g，枣仁 80g，柏子仁 40g，夜交藤 60g，菖蒲 40g，远志 10g，7 剂。

2013 年 11 月 1 日二诊：嘴唇干裂，口干苦，眠差，畏热。舌淡红而胖，苔薄白略腻，有小裂纹，脉细。

处方：生地黄 18g，熟地黄 18g，山茱萸 18g，山药 18g，茯苓 100g，牡丹皮 10g，枸杞 30g，枣仁 100g，柏子仁 40g，夜交藤 60g，芦根 30g，知母 10g，黄柏 10g，茅根 30g，炙鳖甲 30g，炙龟板 30g，7 剂。

2013 年 11 月 8 日三诊：病如前。再次询问病史，得知患者虽嘴唇干裂、口干，但不喜饮，小便次数少且短，便溏。舌脉如前。

处方：猪苓 24g，茯苓 24g，泽泻 24g，白术 24g，肉桂 10g（后下），枣仁 100g，7 剂。

2013 年 11 月 15 日四诊：上方只服用了 3 剂，就感到口干减轻，小便短少亦好转，最近痰黏难咯。余同前，舌脉如前。

处方：守 11 月 8 日方。加生谷芽 40g，麦芽 40g，鸡内金 10g，玄参 60g，7 剂。

2013 年 11 月 22 日五诊：服完 11 月 8 日方，接着服 11 月 15 日方（尚余 4 剂），口干、唇裂大减，小便短少亦好转，痰较前易咯。舌脉如前。

处方：守 11 月 15 日方。去谷芽、麦芽、鸡内金，改玄参 80g，枣仁 120g，5 剂。

药后口干、唇裂消失，但仍失眠，继续调治，后失眠亦明显改善（略）。

讲解：

这位患者的嘴唇干裂，我一开始诊治也走了弯路。因为她嘴巴干，嘴巴苦，头晕，当时考虑小柴胡汤，结果没好。后来因为她又怕热，给她用六味地黄，结果还没好。再仔细问她呢，知道她虽然嘴唇干裂，但是不喜饮，小便次数少而短，便溏。这次我抓住这些问题，用了五苓散，说实话当时我是提心吊胆的。因为我看她嘴唇干裂得那么厉害，吃五苓散可不要让她更厉害了！结果没想到，她吃了 3 帖就觉得有好转了，继续用药之后就明显好转了。这是 2013 年看的案例。

案 13

王某，女，28 岁。2016 年 6 月 3 日初诊。

主诉：嘴唇干裂、蜕皮 20 余年。

病史：自诉从小时候起，即嘴唇干裂、蜕皮，即便夏天也如此，冬天尤甚。唇干，但口不干，周末在家喝水少，工作日在单位喝水较多，每天大约 2000mL，喝水多少与嘴唇干裂、蜕皮无关。平时怕冷，经常后背痛，但后背不凉，有时脚跟痛。夜寐多梦，如果晚睡会发生鬼压床；如果晚上受凉的话会胳膊抽筋，手心发痒。便秘，但有时又便溏。月经周期 28 天，来月经的前 2～3 天阴道少量出血，色暗；中间 3～4 天量中，色鲜红；最后 2～3 天也是点滴出血，色暗。月经期血块少，有痛经，腰凉而酸胀，喜暖。前几个月有经间期出血，最近没有。末次月经 5 月 27 日。平时带下偏多。有黑眼圈，唇紫，爪甲色偏淡。舌胖、色偏紫、边有齿印，苔薄白腻。

处方：猪苓 20g，茯苓 20g，白术 20g，泽泻 20g，肉桂 6g（后下）。7 剂。

2016 年 6 月 24 日二诊：药后嘴唇干裂、蜕皮好转，停药后近几天又有反复。用原方加鹿角霜 30g，艾叶 5g，7 剂。

2016 年 8 月 18 日患者因其他疾病来诊，患者嘴唇看上去只是稍干而已，不干裂，无蜕皮，自觉明显好转。

讲解：

这个案例和前面那个 2013 年的案例类似，这次我的胆子就大了。这位患者二十几岁，但病也病了二十几年。她也是夏天嘴唇干裂、蜕皮，冬天就更厉害了。也是喝水少，只是在单位里面喝水多，平时在家里面就想不到要喝水。怕冷，后背痛，还有脸色不好，二十几岁黑眼圈就很厉害。我就给她用五苓散，结果下次来看病症状就好转了。她隔了一段时间，又吃了7帖，到8月18日，一看就发现嘴唇明显好转了。而且她说以前夏天一样也是嘴唇干裂的，这次看上去就和正常人差不多了。这些都是水壅津亏。

案 14

王某，男，10岁。2016年2月6日初诊。

主诉：手指缝内发皮疹5年。

病史：两手手指缝内发小水疱，基底色红，不痒。大便三五天1次，干结。纳佳，但易腹胀，喜吃油炸食品、荤菜。眠可，但遇到紧张事则失眠。口不干，喝水少。手偏冷。舌苔剥（前、右侧），舌前有点刺。

处方：茯苓12g，猪苓12g，泽泻12g，白术12g，肉桂3g（后下），柴胡6g，白芍9g，枳壳6g，甘草3g，7剂。

2016年2月16日二诊：手指缝的皮疹明显减少了，只有左手三四指缝间有，其余的都消失了。手暖和了，大便1～3天1次。舌淡红，尖偏红，剥苔已经长出来了，脉偏弱。

处方：守上方，加陈皮2g，7剂。

讲解：

这是个湿疹案例，这个小朋友手指缝里面有湿疹，而且舌有剥苔。所以剥苔不一定都是阴虚，都要养阴。这也是水壅津亏。就是他有水饮的地方，也有看上去津亏的地方，这就是水壅津亏，这一点很重要。他吃了五苓散之后，剥苔反而长出来了。

案 15

李某，女，34 岁。2014 年 6 月 6 日初诊。

主诉：每年夏季手上发湿疹 23 年。

病史：记忆中读预备班时，开始每年入夏手上即发小水疱、瘙痒，西医诊断为湿疹。目前尚未入夏，故湿疹尚未发。并诉经常背痛，怕风，自汗，尿频，气上不来，易怒眠差，口干喜饮，每天喝水 2.5～3L。面色不华，舌有瘀点，脉弱。

处方：茯苓 20g，猪苓 20g，白术 20g，泽泻 24g，桂枝 9g，肉桂 3g（后下）。7 剂。

2014 年 6 月 13 日二诊：背痛、自汗减轻，面色好转，仍夜寐不佳。舌苔薄白，稍腻，脉弱。

处方：守初诊方，去肉桂，加鹿角霜 30g，7 剂。

2014 年 6 月 20 日三诊：湿疹未发。舌苔薄白，脉弱。

处方：守 6 月 13 日方。改桂枝 12g，加苍术 12g，7 剂。

2014 年 7 月 4 日四诊：这两周服药有间断，上周因故未能来复诊。最近有 1 天出现手臂、手背痒，但未见皮疹。服上方后，皮肤痒即消退，至今未见皮疹发出。近日心情欠佳，爱生气，自觉身上有一股气。舌苔薄白，脉弱。

处方：守初诊方。加柴胡 9g，赤芍 9g，枳实 9g，甘草 3g，7 剂。

患者 2015 年 1 月 23 日因其他疾病来诊，告知 2014 年夏天湿疹未发。

讲解：

这也是个湿疹案例。患者是每个夏天发湿疹，吃了五苓散之后，当年夏天就不发了。

案 16

孙某，男，59 岁。2013 年 12 月 11 日初诊。

主诉：半夜燥热汗出身冷 2 月余。

病史：近 2 个多月来，每晚睡至半夜 1 点左右自觉口干，然后燥热汗出，汗出后全身冰凉，伴头昏，并自觉痰从右胸上升到喉咙，然后吐出，痰量多而易吐。如此情况每晚自 1 点后发生 3～4 次。白天则畏寒乏力想睡，颈、腰酸痛。平时白天不感到口渴，喝水量很少，痰也很少。小便每天 2～3 次，量少色黄。大便 1～3 天 1 次，成形。平素性急易怒，有时口苦，纳呆。脚很臭，夏天手上经常长小水疱，不痒。舌偏淡紫，苔薄稍滑，舌根稍剥，脉沉迟（有心动过缓史，刻下心率 58 次 / 分）。

处方：猪苓 24g，茯苓 24g，白术 24g，泽泻 30g，肉桂 10g（后下），淫羊藿 20g，仙茅 9g，知母 12g，黄柏 12g，巴戟天 9g，当归 9g，柴胡 9g，黄芩 9g。7 剂。

2013 年 12 月 15 日二诊：患者因着急返乡，故提前复诊。诉服药 1 剂，半夜口干即消失，燥热汗出、汗出后全身冰凉感程度大减，且只发生 2 次，头不晕，痰亦除。颈、腰感到轻松，精力充沛（其子在旁边补充：爸爸本来不爱说话，也不爱笑，服药后有说有笑）。口苦除，胃纳增。大便近几天解过 2 次，正常。小便 1 天 4 次，色不黄。舌偏淡紫，舌根稍剥，脉沉迟（比初诊时有力）。

处方：守原方。改知母 9g，黄柏 9g；加川连 1g，鹿衔草 9g，10 剂。

服完两次的方药后，其子来诉：病情已显著好转。因在外地便未再予处方。

讲解：

这是一个怪证。患者半夜燥热出汗，然后就全身冰冷，觉得痰从右胸升到喉咙，吐出来很多的痰，每天晚上要发三四次。其他还有畏寒，乏力，也是嘴巴不干，喝水很少，小便也很少，脚很臭。他的舌头也有一点剥。用了五苓散，还有二仙汤，还有点小柴胡汤的意思。结果1帖药，当天晚上口干就消失了，有些症状就减轻了，然后就回去了，吃了药显著好转。这位患者和第三则医案的患者是夫妻。

好，今天我就讲到这里，谢谢大家！

附记：

2017年8月21日，我在上海市"中医经典与现代化——经方学习与应用"研究生暑期学校做了这次讲座。"中医家"团队进行了文字整理。因为有部分内容与本书的其他文章有重复，我又做了一些删改及修订。

2020年3月10日

方剂辨证是个异类

　　我接触方剂辨证时间较早，大概是在 1996 ～ 1997 年。当时还没有网络，中医院校教材体系里也没有方剂辨证的一席之地，我能了解到方剂辨证，并发生很大兴趣，进而研究、运用，靠的还是读书，广泛地读教材体系之外的书。印象里，应该是刘渡舟教授、黄煌教授的著述引我入门。其时江尔逊、胡希恕、陈慎吾诸先生还没有被挖掘出来，我是通过《名老中医之路》而了解到他们的。

　　我用方剂辨证也较早，还是在大学时代，我就将血府逐瘀汤按方剂辨证的思路来运用，其情形详见《我用血府逐瘀汤》一文，此文收录在我的《半日临证半日读书》（2012 年中国中医药出版社出版）一书中。将近 20 年，我临床常用方剂辨证，也常跟学生讲方剂辨证，但对方剂辨证尚未做系统梳理，这里将尝试把我的所思所得做一整理。

一、为什么会有方剂辨证

　　方剂辨证是一个与普通辨证不一样的存在。普通辨证大家都知道，不需要我赘言。方剂辨证与它不一样，思路完全不同。我认为它是一个异类。那为什么会有这么个异类存在呢？

　　简单地说，我以为是古人发现了某些脉症与某些方剂之间的对应关系。

所谓对应关系，就是某些脉症与某方（某些药物组合）之间对应，用此方治此脉症（这样的脉症，在方剂辨证中被称为方证），疗效很好。

这种对应关系是怎么被发现的呢？人们很好奇，但是无法知道。对应关系中的方剂又是怎么被创制出来的？同样无法知道。

因为古人没有将此中的来龙去脉写出来，我们只知道这样一个结果，这样一个事实。

二、或褒或贬皆源于此

对方剂辨证，有两种截然不同的态度。一种是赞叹，一种是贬低。我以为，对方剂辨证不管是赞叹抑或贬低，其实都源于这两个字——对应。

因为"对应"，因而简捷、高效，所以引来人们的赞叹。

同样因为"对应"，有些人就批评说它太低级、不讲病机，是在套方。

谁对谁错？

批评它的人，显然毫无道理，"对应"带来的简捷、高效，难道不好吗？说它不讲病机，那也是只知其一，不知其二。

而赞叹的，又往往止于赞叹而已，属皮相之见，没有意义。

照我说，方剂辨证就是一个异类。

三、它是一个异类

为什么说方剂辨证是个异类？

如果方剂辨证的这种对应关系，本来就在我们的固有理论与知识体系中，这很好理解。或者说，它是可以被普通辨证所同化的。

但关键是，它很多时候并不在我们的固有理论与知识体系中，或者说有时候是被强行安在这个体系中的，其实它在里面显得很不协调，但是我们没知没觉，没有意识到。这时候，它就是一个异类。

那么，我们固有的理论与知识体系又是什么呢？

往近了说，就是我们的教材体系，就是今人的系统总结（有些地方总结得蛮好，有些地方总结得不好）。这个体系里面没有方剂辨证的位置，所讲的是理法方药的一致。

那古代中医的原貌是什么样子的呢？恕我才疏学浅，还研究得不够，说不出来。但就有限的阅读来看，古代肯定一样有理法方药一致的体系，或者说是理法方药一致的思想。

方剂辨证对于理法方药一致的体系来说，就是一个异类。

下面我举安徽省名老中医龚士澄先生的一个案例来做说明。

郝某，女，72岁，建设街居民。1978年7月21日初诊。

患者于八九年前，曾胸痛、烦躁失眠，常感胸中如火燎，经某医院用链霉素及封闭疗法，胸痛渐除而失眠依旧。1978年农历正月下旬，左胸肋又痛，再用前法治疗十余日则不效。4月8日赴南京鼓楼医院，做多项检查证明无癌变。4月11日返回，月底胸痛稍减，唯心中热不减，又觉口舌干燥起涎，两肩背亦觉火热。阅前所服方，大剂甘凉滋阴者有之，镇怯安神者有之；大剂苦寒石膏用至120g，黄连用至15g亦有之。其热始终不退。

虽为久病，不现阴虚、阳虚之象。口唇舌质暗红，苔底白浮黄，舌前无苔欠津。脉滑软不数，体温不高。气息、语声如常人。主诉心里热，时臂热，扪之却凉，口干不饮。因心里热而神烦不寐，饮食尚可，二便通调。思年高久病，迭进寒凉，谅为虚火，权用甘温之剂以除"热"。

生黄芪15g，上党参10g，生甘草5g，当归身6g，制白术

10g，广陈皮 5g，春柴胡 5g，木茯神 12g，2 剂。

7 月 25 日复诊：内热似乎减轻，口舌稍润，能睡一二小时。自又连服 2 剂，今舌部津液略增。甘温除热法既合，守方加油桂 1.5g 研细饭丸，汤药送服，意在引火归原。2 剂。

7 月 28 日三诊：初用甘温有效，续用则不效，并反复如前。主证仍为心里热，不眠，偶然合目则多梦，口中黏腻。怪病多由痰生，改以温胆汤加味。

白茯苓 12g，法半夏 10g，广陈皮 5g，陈枳壳 6g，生甘草 3g，鲜竹茹 10g，陈胆星 10g，酸枣仁 10g，3 剂。

8 月 2 日四诊：除两肘臂时有热感外，心里热甚微，精神较前安定，无干扰时可熟睡半夜。嘱再服 2 剂。

8 月 5 日五诊：疾苦一如既往，悲忧不已。疑"脏躁""百合"之证，用甘麦大枣汤合生脉散之剂，如石投水。考血府逐瘀汤所治症目，有"心里热（身外凉，心里热，故名'灯笼病'，内有瘀血。认为虚热，愈补愈瘀；认为实火，愈凉愈凝，二三付血活热退）"及"胸痛""瞀闷""夜睡多梦""不眠""夜不安""晚发一阵热"等，此人兼而有之。其唇舌暗红，可视为瘀血外候，遂用其汤。

全当归 10g，生地黄 10g，桃仁泥 12g，川红花 10g，陈枳壳 6g，生赤芍 6g，生甘草 6g，白桔梗 5g，川芎片 5g，川牛膝 10g，春柴胡 3g，3 剂（头煎分 2 次服，日尽 1 剂）。

8 月 15 日六诊：心里热基本消除，也可安睡四五个小时。云自得病以来，从未有如今之大效。视唇舌暗红未转，臂肘微"热"。与血府逐瘀汤 2 剂，隔日服 1 剂。

9 月 4 日七诊：睡酣食美，宿疾全瘳，并可辅助家务劳动。

体会：①其病由始迄今八九年，除唇舌暗红略干外，均为自觉症状，似属情志病（精神病）范围。②用血府逐瘀汤获效，似可说明唇舌暗红为瘀血之征。③构成情志病之病机"乃气血凝滞脑气，与脏腑气不接"。此语系王清任在癫狂梦醒汤下所述，具有重要意义。④血府之血，瘀而不活，可表现发烧。"心里热"是本病之主证，尚未"凝滞脑气"，故不取梦醒汤而用血府逐瘀汤。

这则医案我大学时读到，即摘录下来，并写下按语，准备留待今后撰写方剂辨证有关文章时选用。当时我写的按语如下：

本案颇能说明问题。前医用大剂甘凉滋阴者有之，镇怯安神者有之，大剂苦寒石膏用至120g及黄连用至15g亦有之。其热始终不退。龚先生思患者年高久病，迭进寒凉，谅为虚火，权用甘温之剂以除"热"，后又引火归原；再后想到怪病多由痰生，改以温胆汤加味；最后疑"脏躁""百合"之证，用甘麦大枣汤合生脉散之剂，如石投水。此辨证论治之局限性毕露无疑。最后审方论治，其效立见。龚先生的按语写得平常。

这段按语写于2001年2月19日，当时我大学七年级。今日看来写得也还不错，但有点年轻气盛。当日的这段评论是从对辨证论治批评这个角度出发的。最近（2018年10月17日）我新写了一段按语，则从方剂辨证是个异类的角度展开：

第一，灯笼病与血府逐瘀汤之间的对应关系，是王清任发现的。但是他叙述很简单，仅仅说是"身外凉，心里热"，没有讲其他脉症。

灯笼病的辨证，即病因、病位是什么呢？与血府逐瘀汤如何对应？符合我们固有的理论和知识体系吗？

第二，具体到本案。这是一个鲜活的案例，脉症详细，治疗经过也详细。我们反过来讲，如果按照固有的理论和知识体系很简单、很容易就能得出应该用血府逐瘀汤来治疗这个结论的话，那么如此多的医生就不会走弯路了，包括龚士澄先生本人也就不会走弯路了。这正说明，灯笼病与血府逐瘀汤的对应关系，用固有体系是不太好解释的。

所以我当年说龚士澄先生的按语写得平常，因为那么好的一则医案，他没有进行反思，没有得出方剂辨证于固有的理论与知识体系是个异类的结论。

下面再举我的案例。为节省篇幅，仅做摘录。原案收录于《半日临证半日读书》。

董某，女，50岁。

2007年5月10日初诊。

主诉：失眠加重2月余。

病史：过去一直睡眠质量不佳，最近2个月更差。入睡尚可，晚上9～10点入睡，12点即醒，需很长时间方能再入睡，总共睡4～5小时。有时心情郁闷，纳可，大便偏干，口干喜温饮，口略苦，乏力，早上腰酸。有时头晕突然发作，持续几分钟，后背出汗而缓解。月经周期、经期尚正常，但血块多。眼周色素沉着，舌胖有齿印，脉细弦。

处方：柴胡9g，赤芍9g，枳壳9g，甘草6g，桃仁9g，红花9g，当归15g，生地黄12g，牛膝9g，桔梗6g，川芎9g，7剂。

2007年5月18日二诊：服第1剂药，当晚睡眠即改善，能睡到3～4点，而且睡眠质量较深，大便通畅，口干苦已减。左腰酸。舌胖有齿印，脉细弦。

……

2007年6月7日四诊：睡眠已安，眼周色素沉着已明显减退，但烘热汗出。舌淡红，脉沉。

……

这是一个非常有效的案例，可以说效如桴鼓。最有意思的是，患者在第四诊时，因为听到旁人说起煎药的方法，无意中说出自己煎中药每次都只煎一次，而不是两次。那她实际上每天都只服了半帖药。这样的小剂量，却有如此的疗效，这种对应关系真赞啊！

还原我当时的思路，自然是方剂辨证，一眼就识别出这是血府逐瘀汤证。

现在假定我们用普通辨证的思路试试看呢？应该得出这样的结果：肝郁气滞，脾肾两虚，兼有血瘀。

想一想，我们以前是这样把血府逐瘀汤强行摁在固有的理论与知识体系中的：说它是治疗血瘀证的，细分一点，则是气滞血瘀证。但本案按照固有的理论与知识体系来辨证，患者的血瘀表现，真的不那么明显啊！怎么就看出来应该用血府逐瘀汤了呢？

所以，不说它是一个异类，还能说它是什么呢？

诸位于此，可以细心体会一下。

四、对这个异类的"拯救"

人们习惯于把异类纳入固有的理论与知识体系中去，对方剂辨证也是一样。我们该如何看待这个问题？

我觉得，有的时候方剂辨证确实能顺利纳入这个体系中去；但有时候，有点牵强，左看右看，横看竖看，总觉得不那么顺当。

我们再来举例子，比如下面两个案例：第一例是虚拟的案例，这一案例是能顺利纳入的；第二例是真实的案例，并不能顺利纳入。

例1：虚拟的血府逐瘀汤证案例。这位患者，女性，35岁，急躁，易怒，失眠，月经色暗，血块多，舌紫，有瘀点，脉涩。按照普通辨证，当辨为气滞血瘀证。而在固有的理论与知识体系中，对血府逐瘀汤的理解也是如此，两者连接起来毫无障碍。

例 2：这一例也见拙作《半日临证半日读书》。一个 3 岁男孩，是我同学的小孩。他平时非常调皮捣蛋，但怕上幼儿园，到了幼儿园也不跟同龄小孩一起玩耍，常躲在一边哭泣。用血府逐瘀汤口服液，每天 1 支，几天后上幼儿园就不再成为问题了。这样的小孩，哪里有典型的血瘀表现？按照普通辨证，怎么能辨到气滞血瘀证上面去？如果一定要纳入固有的理论与知识体系中去，就会说这样的话：小儿上幼儿园爱哭，也是血瘀。这自不免滑稽，但很多医者就是这么做的，包括王清任自己。

五、胡希恕先生对方剂辨证的"拯救"——兼论怎么看待他的"尖端"说

胡希恕先生对方剂辨证有以下论述：

"中医辨证不只是辨六经和八纲而已。而更重要的是，还要通过它们再辨方药的适应证。"

"方剂的适应证，即简称之为方证。"

"方证是六经八纲辨证的继续，亦即辨证的尖端，中医治病有无疗效，其主要关键就在于方证是否辨得正确。"

"辨六经，析八纲，再辨方证，以至施行适方的治疗，此即辨证施治一整套的方法体系。"

这些论述出自《辨证施治概要》，是胡希恕先生 1978 年的学术报告，后收录在《中国百年百名中医临床家丛书·胡希恕》一书中。

胡老的弟子冯世纶教授，对于总结与传播乃师的学术经验有很大的贡献。他有两篇类似的文章，一篇是《辨方证是辨证的尖端》（收录在《燕山医话》），一篇是《方证是辨证论治的尖端》（收录在《中国百年百名中医临床家丛书·胡希恕》）。摘录其文章中的一些

论述如下：

"辨方证是辨证的尖端。"

"通过长期的临床实践，逐渐体会到，不论是脏腑辨证、经络辨证，还是八纲六经辨证，最终都要落实在方证上。也就是说，有无疗效，决定于方证对应与否。"

"……充分认识到《伤寒论》的方证辨证的重要性。"

"方证较之证型更为直接，它具有定性、定量和实践检验性质。"

按照胡老的讲法，如："方证是六经八纲辨证的继续，亦即辨证的尖端，中医治病有无疗效，其主要关键就在于方证是否辨得正确。""辨六经，析八纲，再辨方证，以至施行适方的治疗，此即辨证施治一整套的方法体系。"这表明，他把方剂辨证这个异类，纳入辨证施治中去了。他把他理解的整个辨证施治的过程写出来了，而其中辨方证是最后的一步，是继续，是非常关键的一步。所谓"尖端"，是"末端"的意思。

至于冯世纶教授的文章，对胡老的论述当然有添砖加瓦之功，但他把"辨方证是辨证的尖端"一语作为文章的标题，对一些标题党，对一些不耐心读书的人来说，可能会有误导，他们会把"尖端"理解为"最高级"。

六、我对方剂辨证的"拯救"

我对方剂辨证也有"拯救"，那就是认为方剂辨证是有病机的。事实上，方剂辨证的确有病机，只是一些人不重视而已。其始作俑者当然是"方证相对论"的发明者——日本的吉益东洞。此老不讲求病机，这给许多人造成误解，认为方剂辨证就是不讲病机的。在我国，著名的伤寒论学者、也是我非常钦佩的中医学家刘渡舟教授，曾著《使用经方的关键在于抓住主证》一文，这篇文章给人以错觉，让人们误以为用经方或者说方剂辨证的关键是抓主要症状，而不是辨别病机。我认为这篇文章写得不好，刘老的本意并不如此，但确实会使人有这样的误解。

实际上，我认为病也好，证也好，方子也罢，这些东西里面必然都是蕴含着道理的，只是我们能不能够认识得到而已。所以，方剂辨证里面必然存在着病机，这是不证自明的。关键是，我们要不要强调。当然，另一个问题是，我们能不能搞清楚这里面所蕴含的病机。

我曾经在有关"五苓散与水壅津亏证"的讲座里，批评用"主症""次症"的方式来归纳方证而谈到五苓散方证的病机。

这里再以五苓散方证为例，做一说明。

《伤寒论》里论述五苓散证的条文，往往说患者"消渴"，但在临床中我发现津液代谢失常的患者其实多数并不"消渴"，相反"口不渴"者居多，因而他们常常想不到要去喝水。这说明"口渴"与"口不渴"均可以是五苓散证的脉症。假定你用"主症""次症"这样的思维方式来看待方证，那么请问你该如何安排"口渴"与"口不渴"于这五苓散证的"座次表"呢？

实际上无论"口渴"还是"口不渴"，均为五苓散证病机的外在表现，即津液代谢失常的表现，所以五苓散证的方剂辨证，关键还是对病机的认识。

同样的道理，五苓散证的患者可以便秘，也可以腹泻。津液代谢失常是病机，而五苓散改善了或纠正了津液代谢失常，所以便秘愈，腹泻愈。

方剂辨证如果不讲病机，会造成什么后果？首先是困惑。五苓散到底治口渴，还是治口不渴？到底治便秘，还是治腹泻？令人不解。抓主症怎么抓？如果把口渴作为主症，那口不渴呢？放在什么位置？如果把便秘作为主症，腹泻又该放在什么位置？

所以，方剂辨证一定要讲病机！当然，我们能不能搞清楚这里面蕴含的病机是另一个问题。但不能是因为我们尚未研究清楚，而无视其存在，更不应放弃对它的研究。

我对方剂辨证的另一"拯救"，是认为方证病机就是机括病机。

机括病机的概念，是我在《方剂学新思维》（人民卫生出版社2009年出版）一书中提出的。当前普遍把病机理解为疾病发生、发展、变化和转归的机理。这是"以西证中"，并非中医病机的本意。根据陈玉升等学者的研究，"机"的原义是弩的发射装置，是使弓箭适时射出的重要机制，所以"机"是主导发动巨大变化的重要核心，其构造微小而精巧，而"关"则包围保护着"机"，较为外露，但并非控制决定之枢纽。

我根据陈氏以及孟庆云先生的研究提出病机的几个特点：①病机是深藏在内的。但可以通过见微知著，通过抓住苗头，发现征兆，而审察病机。②病机是发病原因中最关键的部分。③病机是治疗上的最佳时机，或是最有效的作用靶点。作用于此，可起到以小制大、执要御繁，或者说是牵一发而动全身的最大效果。

据此，对病机便有两种不太一样的认识。一种是一般的认识，为了便于表述，我称之为"归纳病机"，因为它是根据四诊，全面分析归纳而得出的；第二种认识，我称之为"机括病机"。

早在《方剂学新思维》一书里，我就指出要把握"机括病机"很难，没有一个容易操作的具体方法。"要见微知著，要抓苗头，要发现征兆，说说容易，做起来难。探究发病的原因尚不难，但进而要找到其中的关键，就不容易了。这还不算，病机还是治疗上的最佳时机，或是最有效的作用靶点，抓住了这个时机，或是针对了这个靶点，就能产生'多米诺骨牌效应'，也就是产生了一倒百倒的连锁反应。在这一点上，'机括病机'更是超越了一般的认识，它不仅是对病自身的认识，而且还是从治疗的角度对病的认识，这种认识的价值更大。因为，对病认识清楚了，并不意味着就一定能获得最好的疗效。但若能从治疗的角度，捕获最佳治疗时机和最佳作用靶点，那就意味着最佳的疗效是可以预见的。"

的确如此，"机括病机"是一个很好的概念，但是还比较空，怎么才能落到实处？仔细想想，其实所谓"机括病机"不仅是对病的认识，而且还从治疗角度对病认识，这不就是方证病机吗？！

这样理解，思路就更清晰了，"机括病机"落到了实处，我们明白了今后的研究方向。

七、方剂辨证还需要进一步研究

我对方剂辨证的"拯救"，对不对？

方剂辨证也是讲病机的，肯定是对的。

方证病机就是机括病机，也肯定是对的。

我之前还讲过：方证病机，有的时候没法用现有的术语表达。这也是对的。

这里我要更明确地表达：方证肯定是有病机的，如果能用现有体系的术语来阐明，当然好，这就更容易被大家接受，但是有时没法做到。这未必是坏事，反而可能是一个机会，是革新、发展、扩容中医理论的一个机会。当然，这很难！但我们不能视而不见，或者避而不谈。

方剂辨证还不成体系，方剂辨证还需要一点一滴地慢慢研究，需要大家共同努力！

附记：

2018 年 10 月 19 日，我在上海中医药大学附属曙光医院"传统中医诊疗思路与现代临床"学习班上做了一个讲座，题目是"方剂辨证是个异类"，阐述了我对方剂辨证的一些看法。当时未做录音，现根据提纲组织成文。

2018 年 11 月 19 日修订完稿

思　想

一种基础性的辨证方法

　　一般认为，中医学中存在着多种辨证方法，它们是在不同的历史时期形成的。这些辨证方法在内容上存在着严重的交叉重叠现象，应用范围具有一定的局限性，故应在中医基础理论指导下，结合现代科学研究的方法，对辨证体系进行更高水平的统一规范研究。[1]事实上，确有不少学者已开展了这方面的研究。与之相伴的则是对辨证论治步骤的研究，其中有代表性的是方药中先生的"五步法"（原为七步，后归纳为五步）[2]，肖德馨先生的"三段十二步模式"[3]，郭振球先生的"辨证思维七步法"以及"论治三步"[4]，而《实用中医内科学》则将辨证论治分为十个步骤[5]。依我看，若不论"论治"而仅谈"辨证"，则辨证步骤的研究包含着对多种辨证方法的统一和规范。

　　本文想通过对前辈们工作的回顾，通过对古今医家临证思维的领悟，以及本人的临床体会，提出一种基础性的辨证方法，并举出实例，供同道参考。

一、中医历史上存在多种辨证方法吗

　　朱文锋先生说："中医学在长期的医疗实践中，创立了经络辨证、六经辨证、八纲辨证、脏腑辨证、卫气营血辨证、三焦辨证以及病因辨证、气血津液辨证等多种辨证归类方法。此外，还有辨标本、顺逆，辨体型气质，以及方剂辨证、五行辨证等提法……这些辨证方法……是在不同的时代、不同的条件下形成的。"[6]有的学者认为："临床医生往往根据自己的理论修养、临床特长以及对辨证论治体系的研究程度来决定其运用某种辨证方法诊治某类疾病……这样就给临床病例的讨论、科研方案的设计、疗效成果的评价以及医疗纠纷的处理，带来了很大的困难。"[1]

我认为，上述说法不足为训。朱先生在另一篇文章中说："病因辨证、气血津液辨证……其内容虽然早已存在，但直到20世纪70年代才正式编入《中医诊断学》教材。"[7]这一说法无意中道出实情：历史上并无病因辨证、气血津液辨证，有的只是关于病因的学说、关于气血津液的学说，是现代中医学者在编写教科书时，才在"病因"后面加上"辨证"，在"气血津液"后面加上"辨证"，而成为两种辨证方法。

实际上，病因也好，气血津液也好，乃至脏腑经络，都是古人对人体生理病理的一种认识。基于这些认识，对患者的病理状态自能辨识，进而论治。或许其论述是散在的、不成系统的，但医家内心的思维方式未必是割裂的，而恰恰是现代学者条块分割，把这些内容整理成各种辨证方法，又未能融会贯通，形成一种基础性的辨证方法，以致各种辨证方法林立，故其弊不在古人，而在今人。

至于六经辨证、卫气营血辨证、三焦辨证，其本质与前述所谓的病因辨证、气血津液辨证、脏腑辨证、经络辨证并不相同。这三种辨证方法是带有辨病性质的，是古人对某些病证基于临床的一种认识和归纳。当然，前人说"六经钤百病"，六经辨证可用于杂病辨治。引申意义的六经辨证确实可以成为一种辨证方法，但教材仍是从原意上来讲授六经辨证的。

总之，一般认为中医辨证方法有8种，实际上有3种是带有辨病性质的，不具有普适性；而另 5 种所谓的辨证方法，有的在历史上也并不存在，而且其真实的运用情况也未必如现代学者所论的那样因个人喜好与经验而随意应用。下面对 5 种辨证方法之一的八纲辨证再做分析。

二、如何看待所谓的八纲辨证

一般认为所谓的八纲辨证，渊系张景岳的两纲六变说，至祝味菊则正式提出八纲的名义。实则与景岳同时代的医家多有类似论述。举例如下：

明·陶节庵《伤寒六书》云："审得阴阳表里寒热虚实其切，复审汗下吐温和解之法，治之庶无差误。"

明·方谷《医林绳墨·伤寒》云："虽后世千万语，终难违越矩度，然究其大要，无出乎表、里、虚、实、阴、阳、寒、热八者而已。"

明·张三锡《医学六要·六要说》云："古人治病大法有八：曰阴、曰阳、曰表、曰里、曰寒、曰热、曰虚、曰实，而气血痰火尽赅于中。"

明·王执中《东垣伤寒正脉》云："治病八字，虚、实、阴、阳、表、里、寒、热，八字不分，杀人反掌。"

以上诸说，大致有两个要点。一是认为"阴阳表里寒热虚实"具有高度概括性与广泛适用性，几乎把天下的病都概括了。二是强调这八个字的重要性，认为如果在诊病中把这些内容搞错了，会出大问题。

张景岳提出的两纲六变说则论述更详。他说："凡诊病施治，必须先审阴阳，乃为医道之纲领。阴阳无谬，治焉有差？医道虽繁，而可以一言蔽之者，曰阴阳而已。"（《景岳全书·传忠录·阴阳篇》）"阴阳既明，则表与里对，虚与实对，寒与热对。明此六变，明此阴阳，则天下之病固不能出此八者。"（《景岳全书·传忠录·明理》）又曰："六变者，表里寒热虚实也。是即医中之关键。明此六者，万病皆指诸掌矣。"（《景岳全书·传忠录·六变辨》）

在《十问篇》中，张景岳进一步指出："一问寒热二问汗，三问头身四问便，五问饮食六问胸，七聋八渴俱当辨，九因脉色察阴阳，十从气味章神见。见定虽然事不难，也须明哲毋招怨。上十问者，乃诊治之要领，临证之首务也。明此十问，则六变具存，而万病形情俱在吾目中矣。"

景岳与前述医家相比，其认识有相似的地方，即同样强调这八项内容的概括性与重要性；另外还特别指出，临证十问（十问其实涵盖了四诊）的目的是为了揭示或反映出六变的内容。但张景岳更高明处在于，他认为阴阳"为医道之纲领"，六变实际上是三对，而都是从属于阴阳这一纲领的。

景岳之后，清·程钟龄《医学心悟·医有彻始彻终之理》云："医道至繁，何以得其要领，而执简以御繁……至于变症百端，不过寒热虚实表里阴阳八字尽之，则变而不变矣。"《医学心悟·寒热虚实表里阴阳辨》又云："病有总要，寒热虚实表里阴阳八字而已，病情既不外此，则辨证之法亦不出此。"

近代祝味菊先生在《伤寒质难·退行期及恢复期篇》中说："杂病种类繁多，古人以为不出八纲范畴，明八纲，则万病无遁形矣。所谓八纲者，阴阳、表里、寒热、虚实是也。古昔医工，观察各种疾病之症候，就其性能之不同，归纳于八种纲要，执简御繁，以应无穷之变。夫症候者，疾病发展时所显之各种症状也；八纲者，古人管理疾病之一种定律也。在繁复之症候中，欲求一简明之系统，虽未免迹近抽象，然巧匠不废规矩，八纲之概念，实有助于后学之探讨。"

程、祝两先生之论述与前辈比当然并无新见，但正说明不同时代医家思维方式之一致！

什么思维方式？就是诊病要从关键出发，最后又要能回到这个关键，从而把握住关键。这个关键，就是大方向。从积极的一面说，就能诊断正确；从消极的一面说，至少大体就不会错，或者说不会犯大错，而且不会遗漏。

所以，"八纲"本质上是一种思维方式，而不是一种具体的辨证方法。程钟龄说"辨证之法，亦不出此"，同样是说"八纲"乃法中大法，不是具体之法。

可惜，现代《中医诊断学》教材的作者们不能与前辈医家做心灵沟通，却整理出一个八纲辨证。

三、辨证的关键性问题是什么

临证医家心灵是相通的。曾经提出辨证的关键性问题，除了前述陶节庵等医家外，还有其他不少医家。譬如《政和本草·序例上》云："夫治病有八要……一曰虚，五虚是也；二曰实，五实是也；三曰冷，脏腑受其积冷是也；四曰热，脏腑受其热是也；五曰邪，非脏腑正病也；六曰正，非外邪所中也；七曰内，病不在外也；八曰外，病不在内也。"《赤水玄珠·凡例》云："凡证不拘大小轻重，具有寒热虚实表里气血。"

这些认识，与前述医家标举的阴阳、表里、虚实、寒热八字既有相似处，也有不同者，但毫无疑问，他们都认识到辨证必须抓住关键性问题，这一点是没有分歧的。

那么，接下来的问题是，这些项目，哪些才是辨证的关键性问题呢？或尚有未被涉及的吗？

我认为，所谓辨证的关键性问题，涉及两个要点，一是概括性，二是重要性，这在前文已经谈到，这里细述。

所谓概括性，也是普适性，就是前人讲的"大要""大法""总要""万病形情俱在吾目中矣"，其要害是"执简御繁"。

所谓重要性，就是前人讲的"庶无差误""八字不分，杀人反掌""阴阳无谬，治焉有差"。其要害是：必须高度重视，审慎对待，否则祸不旋踵。

这里我想到有些现代医家在所谓"八纲辨证"基础上，加入"气血"两纲而提出"十纲辨证"（施今墨先生[8]、关幼波先生[9]、陈可冀先生[10]），或加入"升降"而成"十纲辨证"（刘越先生[11]），此外还有类似的提法这里不一一列举。我以为这些观点非是，因为"气血"与"升降"的普适性不高，达不到"执简御繁"的目的，而且也并不十分重要（后文还会再谈）。所以，今后类似的十纲、十二纲可以休矣！

那么，哪些内容具有高度的概括性和重要性呢？

毫无疑义，首先是阴阳，就是张景岳说的纲领。若按后人八纲的说法，则阴阳无疑是纲领中的纲领。阴阳的思想，是应该进入我们业中医者的思维深处的，我们的临床诊疗活动应该时刻受其影响。

再看虚实这一对。任何病，不是虚，就是实，或是虚实夹杂，因而具有高度概括性。如果虚实搞错了，就会犯《内经》说过的"虚虚实实"之弊，所以虚实之辨是极其重要的。这对矛盾在任何时间、任何地点、任何病证、任何人身上都是必然存在的，可以说是永恒的主题。

接下来是表里这一对。外感病之病位，不在表，就在里，或在半表半里，或是表里同病，故具有相当的概括性。特别是在古代中医的疾病谱中，外感病是个重头戏，《伤寒论》屡屡论及先表后里的原则，说明明辨表里是非常重要的，故把表里之辨提到很高的位置是很自然的事。只是现代中医遇到的绝大多数是内伤病而多数是里证，因此表里在临床实际的普适性已经大大降低了。

最后看寒热这一对。不是任何病，都有寒热之辨的，但寒热确实重要。一部中医学术史的热点问题，都在寒热之辨上。寒热搞错了，是十分危险的。所以，寒热之辨虽不具普适性，但其重要性是显著的。

相比之下，如气血、升降之类，既没有概括性，也不具重要性，这是显然的。所以，一些医家根据自己的偏好，提出的十纲辨证等观点，是不妥当的，乃因其不理解八纲真谛之故。

总之，在阴阳这一层面下，虚实的辨析是任何病证均涉及的而且是非常重要的，表里与寒热之辨涉及面逊之，寒热与虚实的重要性是同等的，表里之辨在外感病中是非常重要的。而其他如气血等，无论概括性还是重要性都远不能与虚实、表里、寒热相提并论，故不能成为辨证的关键。

接下来的问题是，虚实、表里、寒热，所反映的本质问题是什么？

我认为，表里是病位，这不必赘述；虚实是病因，也是病性；寒热，则比较复杂，既是病因，又是病因病位的复合，又是病性。

此话怎讲？先从病因说起。

关于病因，我认为有真实病因与推导病因两种[12]。真实病因，是指始因或诱因，是确实引起发病的原因，是发病学意义上的病因；推导病因，是通过"审证求因"而推导出来的病因，是诊断学意义上的病因，包括六淫、内生五邪、气滞、血瘀、痰饮等。上述的这些病因，用一个字概括，就是"实"。其实，"虚"也是病因，因为虚同样是通过"审证求因"而推导出来的。只是《中医基础理论》教材关于病因的章节里没有真实病因、推导病因的概念，且把两种不同类型的病因混在一起，因此也就没有可能将"虚"作为病因在此章节中介绍，从而使一般人不会把"虚"也看成是一种病因。

既然说"实"与"虚"是病因，为何之前又说是病性呢？因为"实"作为对六淫、内生五邪、气滞、血瘀、痰饮等病因的概括，是高了一个层次，因此可以与"虚"一起视为病性，即病证的性质，但要知道本质上仍是病因。总之，可以这么来表述："虚实"是病性，是高度概括的病因。"实"展开则为各种具体的病因，"虚"展开则为具体部位或物质的虚。

寒热也是病性。但有两种具体情况，一是实寒、实热，二是虚寒、虚热。前者是病因，或是六淫中的寒热，或是内生五邪中的寒热；后者则是一种状态，即阳虚、阴虚，包含了病因的虚与病位的阴与阳。

虚实是因其既有概括性和重要性而被视为病性的，而寒热之成为病性，只是因为重要性。

以上辨析或许略微偏题，我想说的是，辨证的关键性问题是把握住病位与病性（包括了病因）的大方向，具体的内容就是八纲中的表里虚实寒热。

四、辨证如何具体展开

当然，仅仅把握住大方向是不够的。因此，必须将辨证具体开展，展开的落脚点是病因与病位（这里不必提病性了，因为病性也是病因，或由病位病因构成）。

病因，不是虚，就是实，或虚实夹杂。实，是感受外邪，或内生病理产物积聚，或人体整体或局部表现出一种性质有余的不平衡状态。所以，不外乎六淫、内生五邪、气滞、血瘀、痰饮、食积、虫、毒等。虚，是人体正气的虚弱、不足，包括虚而下陷、虚而不固、大虚而脱等类型，具体还要结合病位。

病位，主要是脏腑、经络、气血津液、阴阳。脏腑，包括心、肝、脾、肺、肾等，不必一一列举。脏腑之下还可细分气血阴阳。譬如，定位于肝，还可进一步定位是肝阴的问题，还是肝血的问题，或是肝气的问题。同样，气血阴阳之下，也可进一步再分脏腑。譬如，定位于气，还可进一步定位是肝气的问题，还是肾气的问题，还是脾气的问题，或是肺气、心气的问题。

请注意，辨别病因与病位的依据是病因学说与藏象学说，而不是现代人的那套病因辨证与脏腑辨证，更不是那种由几个主症加几个副症组成的证候诊断标准。限于篇幅这里不再展开，以后当另外撰文讨论。

最后还要提醒的是，辨证当然要按病因与病位具体展开，但另一方面还要有全局观点。这个全局观点，仍是把握大方向。也就是说，整个辨证的思维过程是：从大方向出发，之后具体开展，并随时根据具体情况而调整大方向，最终又要回到大方向上。

五、病机分析

所谓病机，说简单点就是由病因与病位组成的。如果患者病情简单，辨证获取的病因、病位的结果单一，那么将病因、病位合参，得出的病机的结论自然也很简单。然而，人体是复杂的，所患病证往往不是单一的，且又处于动态发展中，所以呈现在人们面前的很可能是多病因、多病位交织状态。因此，必须对之前辨证所获得的多病因、多病位进行分析和总结，这不妨称为"病机分析"。

需要分析的内容包括病机演变、主次关系、缓急先后、轻重程度。

病机演变，主要说明病证是如何动态发展的，包含着过去、现在与将来。譬如一年轻女子，容易发怒，思虑很多，中脘疼痛，大便溏泄，神疲乏力，月经紊乱，色暗而有血块，舌紫、有瘀点，脉弦涩。经过病史的询问，获知她上述症状产生的时间点。然后可以做出这样的分析：

患者初则肝火炽盛，容易发怒；久而肝木克脾，出现中脘疼痛、大便溏泄、神疲乏力；肝火炽盛往往伴有肝气郁滞，除了爱发脾气，思虑很多，进而瘀血内停，月经紊乱、色暗而有血块。其病机演变是：初为肝火炽盛，伴有肝气郁结；进而肝木克脾，脾气虚弱；同时，肝郁气滞而血瘀。这是过去与现在；将来可能脾虚生湿，痰湿与瘀血交困；也可能肝火伤阴，肝肾阴虚，演变为气阴两虚的局面；也可能从脾气虚弱，向肾气虚、肾阳虚转变，最终阴阳两虚。发展的路径，与患者的先天素质、后天的各种生活习惯（如饮食、睡眠、运动、性格等）都有关系。当然，既然患者来求治，通过服药和改变不良的生活习惯，发展的路径就有可能被截断，因此需要医生处方和给出生活上的建议。

主次关系，就是要区分何为主，何为次。而缓急先后，讲的是短期的重要性、迫切性与治疗的先后问题。过去将标本与缓急联系在一起，是不妥当的。"急则治其标，缓则治其本"，此说片面，故后面还得加一句：如果本急，得先治本。其实本不应该把标本缓急搅在一起。一言以蔽之：先治急，后治缓。当缓急与标本一致时，是这样；不一致时，同样是这样。缓急先后才应该联系在一起。

轻重程度，就是要对病情在轻重程度上给出判断，这需要将患者病机的各个部分与同类患者，以及同龄人进行比较。譬如前述患者之病机，有肝火炽盛、肝气郁结、脾虚、血瘀四个方面，其每个方面，都需与同类患者，以及同龄人进行比较，从而得出轻重程度的结论。怎么比较呢？当然不可能真的拿患者与每一位其他同类患者、同龄人比较，实际上依靠的是医生的经验和知识。

现在再以前述虚拟的患者为例，对主次关系、缓急先后、轻重程度做一分析。主次，就是根据四诊的资料，对患者的诸病因、诸病位做分析，分清各自所占的比例。就这位患者而言，属实多虚少。肝火、肝郁、血瘀为主，脾虚所占的比例较少。缓急先后，讲的是短期重要性、迫切性与治疗的先后。假定这位患者目前念高三，现以神疲乏力为主诉来求治，因为精神不振，影响学习，则当前自然以脾虚为急，为先。至于轻重程度，需将病机的各部分与同类患者和同龄人比较。这位患者虽然以疲劳为主诉，但或许经过比较，发现她脾虚的程度并不重，说不定血瘀程度倒是蛮重的，也有可能。所以，主次关系、缓急先后、轻重程度这三方面内容看起来近似，但推敲之后发现，其实并不是一回事。

六、一种基础性的辨证方法的提出

现在，我们可以把上述内容归纳一下，而成为一种基础性的辨证方法。

为什么在辨证方法之前加上"基础性"这样一个限定词呢？因为一般学者都喜欢说自己的工作是在"统一"各种辨证方法，而我以为"统一"一说欠妥。原因其实前面已述，有一些所谓的辨证方法实际上是带有辨病性质的。也就是说，在某些病证上是较其他方法更为深入的，而且因为带有辨病性质，因而也有动态发展的性质。硬要把太阳、阳明、少阳、太阴、少阴、厥阴、卫分、气分、营分、血分等"病情发展阶段"理解为"病位"，进而"统一"到一种辨证方法中去，虽然在形式上勉强能够做到，但是已失去了六经辨证、卫气营血辨证、三焦辨证的辨病属性。此外，"统一"二字之不妥还在于它太不谦虚了，给人感觉好似一统天下，定于一尊。实际上，我们需要更多具有辨病性质的辨证方法的不断涌现，因为这才意味着中医临床研究的深入。

所以，我不用"统一"二字。我认为我的工作只是提供一种基础性的辨证方法而已。什么叫"基础性"？就是任何一个病证，都可以采用这种方法进行辨证，即具有普遍适用性，但其结果未必十分深入，亦未必十分精到。如果对不同的病证能同时运用不同的、特殊的、带有辨病色彩的辨证方法，则其结论将更为准确，其效果也将更好。

下面，将这一基础性的辨证方法完整地阐述一遍。

第一步，把握大方向：即从大方向上对患者病情进行把握。

两纲：阴阳。阴阳学说应该深入中医师的思维方式，时时运用，时时体现。

六目：表里、虚实、寒热。

按：其实，表里后面还可以加个括号，加上"内外"二字，意即首先要区分患者病情属外感病，还是内伤病。一般外感病除感冒外，都有自身的特殊传变规律，多适用于六经、卫气营血辨证（事实上六经、卫气营血辨证可能还嫌粗疏呢）。而内伤病，加上感冒，更适用这种基础性的辨证方法，但我们期待各种特殊的辨证方法的出现。

当然，外感病、内伤病的概念和区别是含糊的，这里无意做清晰的辨别，提出"内外"二字，只是着眼于适用性而已。

因前已对表里、虚实、寒热阐述甚详，这里不赘。

第二步，辨证的具体展开，即辨病因与辨病位。

病因包括：六淫、内生五邪、气滞、血瘀、痰饮、食积、虫、毒等。

病位包括：脏腑、经络、气血津液、阴阳等。

按：基础性的辨证方法可以在病因、病位上为特殊性的辨证方法预留位置，但这么做意义不大。

第三步，重新审视大方向。

按：第二步是放得开，这里是收得拢。

第四步，病机分析，明确病机演变、主次关系、缓急先后、轻重程度。

按：这些内容，既是对辨证结果的分析和总结，也与确立治疗方案密切相关。

七、实例

再举两个案例，希望为读者更好理解这一基础性的辨证方法提供帮助。

例 1

李某，女，43 岁。2011 年 9 月 18 日初诊。

主诉：头晕 1 年加重 2 个多月，伴烘热汗出 2 个多月。

病史：1 年来因为久站或多走路（自诉其实并不算走很多路）而引起头晕，伴有乏力、心慌、出汗、胸闷。近 2 个多月以来，发生频率较高，大约一周 2 次。近 2 个月月经未至，伴烘热汗出，一天发生三四次。过去月经周期一般 28 天，经期 3 ～ 4 天，色鲜红，无血块，但经前有乳房胀痛。白带多，色黄。过去性格平和，但去年压力比较大，产生一些不愉快之事，心情不佳。平素畏寒乏力，腰酸耳鸣，睡眠不佳，不欲饮水。过去饭后腹胀，便秘，近来吃素已缓解。母亲有糖尿病史。脸色晦滞，有黄褐斑；舌偏淡暗，有齿印，有瘀点，舌根有浅黄腻苔。脉沉而无力，右脉较著。

分析：

第一步，把握大方向。

表里（内外）：属内伤病，为里证。

虚实：为虚实夹杂。

虚——头晕因久站、多走路引起；且有乏力腰酸，月经愆期，舌有齿印，脉沉无力等脉症。

实——情绪不佳、白带异常、乳房胀痛、月经愆期；且有舌见瘀点，舌根有浅黄腻苔等表现。

寒热：为寒热错杂。

患者怕冷，伴虚的征象，故为阳虚。但同时也有烘热汗出的情况，此为阴虚。总体为阴阳两虚而失衡，而以虚寒为主。此外，尚有湿热带下。故呈寒热错杂的局面。

第二步，辨证的具体展开，即辨病因与辨病位。

病因：一为气滞血瘀：如情绪不佳，乳房胀痛，月经愆期，脸色晦滞，有黄褐斑，食后腹胀，舌偏暗有瘀点等。二为湿热：白带色黄，不欲饮水，舌根有浅黄腻苔等。三为虚：前已述，此不赘。

再辨别病位。

如从气血阴阳入手，则为气血虚与气滞血瘀，阴阳两虚而失衡，进一步可深入分析到脏腑。这里，我们着重从脏腑入手，则心、脾、肝、肾四脏有病变。

肾——畏寒乏力，腰酸耳鸣，烘热汗出。进一步分析，是肾阴肾阳两虚，且失衡。

肝——经前乳房胀痛，脸色晦滞，有黄褐斑，舌偏暗有瘀点。进一步分析，是肝的气滞血瘀。

脾——头晕伴乏力，因久站、多走路引起，白带色黄，舌有齿印，舌根浅黄腻。说明脾虚清阳不升，湿热下注。

心——头晕伴心慌、出汗、胸闷。

定位心脾，再进一步分析，则为心脾之气血亏虚，而以气虚为主。

熟练掌握后，病因病位可以同时快速辨析，不必先辨此后辨彼。

第三步，重新审视大方向。

内伤里证。虚实夹杂，虚为主。寒热错杂，寒为主。

第四步，病机分析，明确病机演变、主次关系、缓急先后、轻重程度。

患者之病机：心脾气血亏虚，清阳不升，湿热下注；肝郁血瘀；肾之阴阳两虚。

病机演变：病机的三部分，似为分头并进，其发展应以阳气进一步亏虚为主要方向。

主次关系：虚多实少；寒多热少。如果进一步定量：心脾气血亏虚（45%，其中又以脾虚为主），肝郁血瘀（25%），肾之阴阳两虚（25%，其中阳虚多于阴虚），湿热（5%）。

缓急先后：目前无很急之病证。

轻重程度：和同类病患、同龄人相比，心脾气血亏虚较重，肝郁血瘀一般，肾之阴阳两虚较重，湿热较轻。

辨证到此结束，读者应能体会到，一个活生生的患者就是这么复杂的，这在临床上绝不鲜见。

当然，还需要辨病，建议患者进行一些适当的检查。因与本文主题无关，这里不谈。

可以一说的是论治。但因为与主题无关，只是简单一提。论治，首先要确立治疗的全程方案，即先治什么，后治什么。治疗方案，不单单是处方的方案，还应该包括其他治疗手段和生活、行为方面的指导。医者临床经验越丰富，就越能胸有成竹。患者的病情就能在医生的掌控下向好的方向发展。然后是确立当前的治疗方案。

那么，如何确立全程和当前的治疗方案呢？一是根据辨证时确立的病机演变、主次关系、缓急先后和轻重程度；二是根据中医的防治学思想；三是治法的确定，还可能受到传统文化、传统思维和某些中医理论的影响，以及医生经验的影响。由于第二、三方面的因素，所以治疗方案未必全由辨证时确立的病机演变、主次关系、缓急先后和轻重程度来决定，这是需要提醒读者的。

具体到这位患者。我的想法是：心脾气血亏虚、肝郁血瘀、肾之阴阳两虚，可以同时治疗，以大补气血，特别是补气为主。湿热可暂不考虑。

故初诊处方：生晒参粉 10g（早上空腹吞服），西洋参粉 2g（早上空腹吞服），柴胡 9g，枳壳 9g，赤芍 9g，当归 9g，桃仁 9g，红花 9g，生地黄 12g，川芎 9g，牛膝 9g，桔梗 6g，炙甘草 5g，淫羊藿 15g，仙茅 9g，巴戟天 9g，知母 9g，黄柏 9g，7 剂。

按：我临床喜用人参。因为一味人参，能补五脏气血。兼有阴虚，辄加西洋参。本案用大剂量人参，加小剂量西洋参，大补阴阳气血，对患者心脾肾之虚是颇多裨益的。合用血府逐瘀汤疏肝化瘀，二仙汤补肾之阴阳。患者病机应该说是复杂的，用药 18 味，不能算多，也不能说少。但实际上我不是在用药，而是在用方，这些药分属 3 个单元，思路是清晰的。

医嘱：注意休息，调整心态。

注意事项：服药后，大便可能会颜色偏黑，且量可能会多一点。

2011年9月25日二诊：服药第二天睡眠即很好，面色已明显好转，舌脉如前。

处方：守上方。加制何首乌30g，桑叶15g，14剂。并自服耳聋左慈丸。

2011年10月30日三诊：耳聋左慈丸未买到，故未服。服药期间，烘热汗出即消失，此后再未发生。精神已振，头晕次数逐步减少，程度明显减轻，服完14剂后头晕再未发生。月经于10月5日来潮，3天而净，色略偏暗，无血块。面色明显好转，黄褐斑明显减退，舌苔淡红，未见瘀点，苔薄白，脉象较前有力。

处方：生晒参粉10g（早上空腹吞服），西洋参粉2g（早上空腹吞服），熟地黄15g，山茱萸15g，山药15g，茯苓9g，牡丹皮9g，泽泻9g，柴胡9g，磁石30g，细辛3g，五味子15g，骨碎补60g，淫羊藿15g，山栀9g，桑叶15g，制首乌30g，白芍9g，当归9g，炙甘草5g，7剂。

服药至11月6日，腰酸、耳鸣亦除。

例2

魏某，女，26岁。2012年2月12日初诊。

主诉：经行腹痛7年。

病史：患者月经周期35天左右，经期7天，月经第2天腹痛，甚则胃脘不适，呕吐，少腹下坠，腹泻，月经色暗、量多、有血块。如果注意保暖则好些。白带正常。素来情绪化，易怒，近2年工作较忙，饮食也不规律，过去胃无不适，近2年来有时食后嗳气，但无泛酸，如果吃冷的食物胃脘不适（过去吃冷的食品没有关系）。大便平时一天二三次，第一次偏干，第二三次偏软而成形，不畅快，有解不尽之感。如果心情不好会腹泻，月经之前较明显。过去不怕冷，近2年来有些畏寒，无乏力，自觉精力充沛。末次月经大约是1月10日。面色不华，有黑眼圈，舌尖偏红、有点刺、略有瘀点，脉弦细。

分析：

第一步，把握大方向。

表里（内外）：属内伤病，为里证。

虚实：为虚实夹杂。

实——情绪化，痛经，月经色暗有血块，大便不爽，舌尖偏红、有点刺、略有瘀点，脉弦。

虚——心情不好会腹泻，痛经伴有消化道症状，近2年畏寒，不能进冷食，脉细。

寒热：为寒热错杂。

热——易怒，舌尖偏红、有点刺。

寒——过去不怕冷，近2年畏寒。

第二步，辨证的具体展开，即辨病因与辨病位。

本案的分析不再像案例1那样细致，而是将病因病位综合起来考虑。

第一是肝之气滞血瘀：情绪化，月经色暗、量多、有血块，食后嗳气，大便有解不尽之感，舌略有瘀点，脉弦。

第二是心肝火旺：易怒，舌尖偏红，有点刺。

第三是宫寒：痛经，如果注意保暖则好些。

第四是脾肾阳虚：腹泻，痛经伴有消化道症状，近2年畏寒，不能进冷食，黑眼圈，脉细。

第三步，重新审视大方向。

内伤里证。虚实夹杂，实为主。寒热错杂，热为主。

　　第四步，病机分析，明确病机演变、主次关系、缓急先后、轻重程度。

　　患者之病机为：肝郁血瘀，心肝火旺；宫寒；脾肾阳虚。

　　病机演变：患者最初主要是肝郁、心肝火旺，同时有宫寒，呈上热下寒局面；肝郁进而血瘀；肝旺进一步则脾虚，进而脾阳虚，近年又出现了肾阳虚，上热未愈，而下寒涉及面更广。其发展应以阳气进一步亏虚为主要方向。

　　患者诉说病情一般都是"平面"的，因而给医生提供的是一个错综复杂的局面。这个局面是如何形成的，其来龙去脉如何，需要医生用动态的观点来指导他的问诊。否则，看到本案患者舌尖偏红、却又畏寒、不能进冷食的矛盾现象，就会感到困惑不解。

　　事实上，本案病史之描述那么清晰，很多症状的前因后果都交代得清清楚楚，这绝非患者的自觉，而是在医生有意识地追问下获得的。因此，问诊是很体现医者思路的。体现什么思路呢？就是指导思想要明确，目标要明确。

　　再回到这位患者。据其现症，我还可以推测，她更年轻时，舌尖或许更红，因为那时唯有心肝火旺而无阳虚；患者将来，或许舌体会由红变淡，且出现齿印，畏寒会更甚，还会乏力神疲，因为脾肾阳虚会越来越严重，而将心肝火旺掩盖下去。用动态的观点来指导问诊，来分析病机，我们会对病情有更深入、更真实的理解。

　　主次关系：实多虚少；热多寒少。如果进一步定量：心肝火旺（35%），肝郁血瘀（35%），宫寒（20%），脾肾虚寒（10%）。

　　缓急先后：目前无很急之病证。论治时应根据月经周期进行调治。

　　轻重程度：和同类病患、同龄人相比，心肝火旺，肝郁血瘀一般，宫寒、脾肾阳虚较轻。

（这个年轻的、病情并不严重的、看起来简简单单的一个痛经患者，仔细分析起来，我们发现其实未必简单。）

最后再看论治。患者治疗的重点在肝，不仅靠药物，还需要改变性情，这才是治本之道。因月经将至，故目前治疗的重点是疏肝化瘀暖宫。取丹栀逍遥散、少腹逐瘀汤、交泰丸加减。

处方：牡丹皮 9g，山栀 9g，柴胡 9g，白芍 30g，白术 9g，茯苓 30g，当归 3g，炙甘草 6g，干姜 3g，薄荷 3g（后下），黄连 3g，肉桂 3g（后下），益母草 30g，延胡索 30g，生蒲黄 15g（包煎），五灵脂 15g（包煎），7 剂。

医嘱：调整心态，改变性情，适当锻炼。特别强调不能依靠药物，调心比服药更重要。

2012 年 2 月 19 日二诊：初诊当天下午即服药，晚上月经来潮，第 2 天腹痛明显减轻，其他不适也不明显。月经量减少，色鲜红，血块减少。心情舒畅，大便通畅。面色好转，舌如前，脉弦减。昨天着凉感冒干咳。

目前以外感为急，故先治外感。（后略）

八、对几种辨证模式的简要评议

这里再对现代诸家辨证模式做一些简要的评议。

方药中先生的"五步法"（原为七步，后归纳为五步）为：①脏腑经络定位；②阴阳、气血、表里、虚实、风火湿燥寒毒定性；③必先五胜；④治病求本；⑤治未病。[2]

方先生第二步，将 14 个不同性质、不同层次的东西置于一处，谓之定性，不合逻辑。第三步、第四步，都在讲五脏相关、互相影响，要研究确定究竟是哪一脏、哪一种病理生理改变在患者病变中起主导作用，"重点治疗其原发器官及其原发病理变化"。我认为，辨证要明确病机演变、主次关系、缓急先后和轻重程度，论治则先要为患者研究一个全程的方案，然后才是确立当前的治疗方案。所以笼统地讲治疗的重点在于原发器官而不在本经本气，是欠妥的。

肖德馨先生的"三段十二步模式"：第一阶段为诊察；第二阶段为辨证，包括辨病因、辨病位、辨病性、辨病情、辨病势、辨标本、辨病机、辨病证；第三阶段为论治[3]。

我认为，将诊察列为单独的一个阶段是不妥的。诊察的过程，就是辨证的过程。诊察时，目的性要明确，思路要清晰（其实就是基础性辨证方法所提供的思路）。先通过望与闻，对患者产生初步印象。同时从患者主诉入手，围绕主诉询问，进而获得一些初步印象；再进一步深入询问，以验证或推翻刚才的初步印象。这样慢慢地，患者的信息越来越多地被揭示，一步步深入下去，不断地产生新的印象（可以是相同的印象，可以是补充的印象，可以是相反的印象），并不断地去验证或推翻它，直到收集证据差不多完毕。最后再进行一般性的询问：睡眠、饮食、二便。当然，很可能之前已经问及。如果是这样就不需要了。这时候辨证的结果应该同时就出来了。

肖先生将八纲等同于病性，我不赞同。前文对病性已有阐述，这里不赘。肖先生把定轻重称为辨病情，这一点我是赞同的，但其文并未提出一个合理的方法。至于辨病势、辨标本，都有其合理之处，但不够全面。而辨病机，肖先生自己说就是包含了前面辨病因、辨病位、辨病性、辨病情、辨病势等内容，那显然这一步的设立是多余的。至于说辨病机，有助于最后一步辨病证，实难苟同。因为不管是辨中医的病，还是辨西医的病，都不是靠辨证能辨出来的。因为辨证与辨病的指向性是完全不一样的，这需要另外一种思路。所以，诊察的思路实际是按两条路在走：一条路就是前面所讲的，辨证的思路，最后指向病机、指向证；另一条路是指向病的。这里的病，应该更多指的是西医的病，因为中医的所谓病证多数是很容易辨识的，有哪个医生会说自己花了很多时间最后才对患者诊断明确，他得的是胃脘痛？

郭振球先生的"辨证思维七步法"，即追询病史、探求病因、落实病位、阐明病机、分清病性、详悉病势、确定病名。[4]

郭先生"追询病史"，其本意在于追询真实病因，"探求病因"则是探求推导病因，实则真实病因多不可求，而且与辨证实际上并无多大关系。辨证之探求病因，应为探求推导病因。至于阐明病机，郭先生说"病因侵及一定的病位，则发生相应的病机"，因病因病位前两步已经完成，这一步就显得空洞无物了。至于讲的详悉病势，谈的是整个病证的演变，并非辨证。而"确定病名"则云："由于诊病与辨证常综合同时进行，故病名与证名也常同时确定。"若说第七步在前六步基础上得出证名，尚无大错，但现在第七步说得出病名，实在有些让人莫名其妙。事实上，证即病机，前既已得出病机，现若再云得出证名，虽无大错，但有叠床架屋之嫌。

《实用中医内科学》论辨证有诊察、议病、辨性、定位、求因、明本六步。[5]

我以为将诊察列为单独一步不妥，前已论述，这里不赘。至于议病，若议的是中医的病证，多数情况下意义是不大的。所以该书又说："有些疾病要通过对病因病机的分析，方能识别与确定病证。"其实古人所谓"议病"之"病"，包括了现在所谓的"证"（病机），即在古人眼里"肝风""阴虚"都是病。所以，这里"议病"二字该书作者到底何所指，含义不确切，实际上是不甚妥当的。最后，在定位、求因之后，仅列明本一步，也是不够全面的。病机演变、缓急先后、轻重程度，同样是需要细致琢磨的。

朱文锋先生提出要创立统一的辨证方法与体系[7]，即以证素为核心的"证候—证素—证名"辨证新体系。[13]证素即辨证要素，包括病位、病性两大类。他认为"在辨证思维过程中，应突出3个环节，即证候（症状、体征等临床信息）的获取，然后是证素的识别，最后判断出证名"。

朱先生的这一方法是执简御繁的，他把辨证要素分为病位与病性，也确有道理。然而，"病性"之名我以为不妥，应为"病因"才符合实际，这里不再赘述。我觉得这一方法最大的问题在于，人是复杂的，临床是复杂的，诊病的最终目的不在于得到一个教科书上的"证名"。也就是说，不是得到病因，加上病位，就完事了。在医者面前的是多病因、多病位的交织状态，有因果、有缓急、有主次、有轻重，必须对这些内容进行分析，才能得到正确而全面的结论。上述医家有好几位都以得出证名为辨证的结束，这在教科书中写写还可以，但是在临床实际中是行不通的。

此外，上述医家有些还谈到了论治，其观点大同小异，但我以为均有不妥之处。读者若感兴趣，请读拙著《方剂学新思维》的相关章节和《半日临证半日读书》的有关篇目。

九、余论

因本文主旨关乎辨证，故未述及辨病。实则我认为辨病同样非常重要，不论是辨西医的病，还是基于中医病证进而深入辨证。这一点需提醒读者注意。

至于方剂辨证，熟悉我的朋友知道，早在20世纪90年代后期，此即为我所津津乐道，拙著《方剂学新思维》中对方剂辨证有不少阐述。这是一种很重要的临证思维方式，这里不赘。

另一需注意的地方是，本文提出的辨证方法，是一种工具，希望提供给那些需要帮助的读者，而绝无所谓"统一""规范"的意图。有的读者在临床上辨证论治已经游刃有余，自然是不再需要这种基础性的方法了。也许有些读者读后还觉得有点用处，有点启发，我虽然很高兴，但我仍希望这些读者在今后的临床中能运用自如，而不必机械照搬。

参考文献

[1] 何宽其. 统一规范辨证体系的研究概况. 南京中医药大学学报（自然科学版），2001，17（5）：326.

[2] 袁曙光，孟凤仙. 方药中辨证论治学术思想简介. 中医药研究，1992（6）：3-4.

[3] 祝世讷. 中医学方法论研究. 济南：山东科学技术出版社，1985.

[4] 郭振球. 郭振球临床经验辑要. 北京：中国医药科技出版社，2001.

[5] 方药中，邓铁涛，李克光，等. 实用中医内科学. 上海：上海科学技术出版社，1986.

[6] 朱文锋，朱咏华. 对辨证规律与方法的研究. 湖南中医学院学报，2002，22（2）：1.

[7] 朱文锋. 创立统一的辨证方法与体系. 湖南中医药导报，2003，9（1）：8.

[8] 祝谌予，翟济生，施如瑜，等. 施今墨临床经验集. 北京：人民卫生出版社，1982.

[9] 赵伯智. 关幼波肝病杂病论. 北京：世界图书出版公司北京公司，1994.

[10] 张京春. 陈可冀学术思想及医案实录. 北京：北京大学

医学出版社，2007.

　　［11］刘越.刘越医案医论集.北京：学苑出版社，1998.

　　［12］景龙，邢斌.龙胆泻肝汤类方主治规律探析.中医药通报，2010，9（2）：32-33.

　　［13］朱文锋.创立以证素为核心的辨证新体系.湖南中医学院学报，2004，24（6）：38-39.

　　　　　　　　　　　此文作于 2012 年，2020 年 3 月 3 日修订

圆机活法与达方效药

中医药治病的经验浩如烟海，我认为主要由两部分组成，一是医学家特别是名医的经验，二是民间的经验特别是单方验方，当然两者之间可能会存在一定的交集。本丛书涉及的研究主要集中在现代医家的经验上。

医家经验，可以从不同角度分类。假定从"常"与"变"的角度分，则一是常法，二是变法。常法是指多数人都掌握的，具有一定共识的经验，可以理解为诊疗常规。变法，是某些医家独到的经验，仔细分析，又有两种情况：一，这种独到经验，是能广泛用于某种疾病的；二，这种独到经验，是用于某种疾病的某些特殊情况的。

医家经验，还可以从理法方药的角度进行分类。比如，某位名医治疗某种疾病的理论，这属"理"；治疗某种疾病的方法，这属"法"；治疗某种疾病的经验方，这属"方"；治疗某种疾病的特色用药，这属"药"。

自然，进一步"常"与"变"也可以从理法方药的角度进行分类。"变"，属理法者，就是圆机活法；"变"，属方药者，就是达方效药（当然，"常"属方药者，也是达方效药）。这就是本丛书、本专题研究叫"圆机活法与达方效药"之所由来。

要注意，常法与变法不是一成不变的。比如，在缺乏经验的医生那里，教科书上的内容都可能未必全然掌握，那就很有可能对于别人属常法的东西对他来说就是变法了。反之，在经验与学识都很丰富的医生那里，别人眼里的变法对他而言则是常法。

常法、变法的不是一成不变，还有另一层因素，是因为中医学术与经验在进步，当人们发现某种变法更符合临床实际，更有效果后，逐步推广、验证，慢慢就会把它作为共识而补充进常法。

显然，"常"与"变"都是很重要的。"常"是基础，"变"是提高。"变"是需要不断变的，这意味着进步；"变"是需要不断总结的，这样"变"才能变为"常"，因而"常"也在不断变，不断完善。这是中医发展之路。

对个人而言，当然首先要学常法，打基础，之后广读书，多临床，其不断提高的过程，就是多识变法，实践变法，总结变法，将变法转化为常法的过程。

问题在于，中医发展之路，我看走得不好。因为似乎没有看到人们去总结"变"，把"变"变为"常"。我们的"常"，还是基于古代的类似于"中医内科学"这样的专著，还是基于现代的若干专家撰写的教材（他们往往又是基于古代的类似于"中医内科学"这样的专著以及自身经验，而没有经过大规模研究）。没有认认真真研究"变"，总结"变"，"变"就永远只被少数人掌握，甚至束之高阁，那"常"就永远还是那个"常"，没有进展。

多数中医的个人发展之路，恐怕同样走得不好。原因是一样的，读书少，研究少，动脑子少，临床再多，也多属重复劳动，没有质量，没有进步。

所以当务之急，无论是从中医发展的角度，还是为了每一位中医师的个人发展，都要研究变法、总结变法。

本丛书、本专题研究特别强调两点。

一是资料收集的全面性，尽可能多收集现代诸位名老中医的经验，也包括一些不那么知名但是确有独特认识的临床医师的经验。目的是摸清楚家底：我们到底有哪些理论、哪些方法，先不管常法、变法。二是强调眼光，要能分得清楚常法、变法，要循名责实，要有见识，能够把医家经验深层次的东西揭示出来。此话怎讲？因为不是每个医生都善于写，都能写得思路清晰、条理清楚。有的医家的文章虽有价值，但思路或条理并不很清晰，这就需要我们去分析、去研究。总之，要删繁就简，突出独到经验；要循名责实，看到医家内在的东西。

如果我们能摸清家底，把既往中医治病经验的"常"与"变"搞得清清楚楚，那么只要借助我们的研究，每一位中医师治病水平的提升一定是快速的。在此基础上，如能形成中医人工智能，形成一个行业的计算机平台，许许多多的中医师都在这个平台上实践，进而产生大数据，并加以分析，那对于促进"变"转变为"常"是极为有利的，换言之，将推动中医治病效果的提高与中医学的发展。

千里之行始于足下，让我们一点一滴地做起来！

改定于 2018 年 3 月 31 日

附记：

此文是我为《圆机活法与达方效药》丛书撰写的总序，丛书第一分册"哮喘卷" 2019 年已由中国中医药出版社出版。

外感热病早中期能否普遍应用扶正法

外感热病早中期能否普遍应用扶正法？

这个问题，盘旋在我心头已经好久了，至少20年了。在大学读书时我就思考过，以后随着阅读的不断深入，思考也在断断续续地进行着。昨天读到刘宁医师对新型冠状病毒肺炎的实践与思考，促使我进一步思索。刘医师谈的是新型冠状病毒肺炎的治疗，而我思考的则是他的经验与观点是仅仅适用于这一种外感热病呢，还是具有普遍意义，其他的外感热病是不是也普遍适用呢？现在我把自己的初步想法写出来，请同道们也想一想，今后可以在临床实践中去验证它或者否定它。

一、这个问题讨论的范围

外感热病的后期，患者往往表现出虚象，甚至有亡阴亡阳的可能，此时用扶正的治法，甚至救阴、回阳，这是不待说的。

外感热病的早期、中期，如果患者出现了虚象，或者有的患者本身就是虚人，是在虚人的基础上发生外感热病，这两种虚实夹杂的情况，扶正与祛邪同用，应该也是完全可以理解的，不需要过多讨论。

那么，我要讨论的是什么呢？

我要讨论的是，外感热病的早期、中期，扶正法是不是可以作为一种常规而普遍应用于所有患者身上？就像太阳病要表散，阳明病要清热，卫分证要清透，气分证要泻火，这些是治疗的常规方法，扶正法有没有可能在上述治法应用的同时兼用之，并且这种兼用也成为一种常规方法呢？

二、我的问题意识

20多年前，我怎么会思考这样的问题？现在要我清晰地回忆已经有点困难了。大概是由于我对"闭门留寇"这一中医的说法有怀疑。当时我们学人参败毒散，此方治"伤寒时气，头痛项强，壮热恶寒，身体烦疼，及寒壅咳嗽，鼻塞声重，风痰头痛，呕哕寒热"，《局方》的描述里是没有虚的一面的，何以用人参？这与"闭门留寇"的说法相矛盾，现实里中医师们大多在患者感冒时也都不用补益药，老百姓也有这样的认识。这样的观点究竟对不对？

三、我的初步看法

这一问题虽盘旋在我心头多年，但也没有彻彻底底地从源到流地做一番查考，自己也没有认真地去实践一下。今天我把后来陆陆续续看到想到的一点东西写出来，供大家讨论（有些东西虽曾看到想到，但由于没有及时记录下来，可能又忘掉了，所以本文只是一个初步的东西，以后还要完善）。

1. 从理论来看

《内经》的"正气存内，邪不可干""邪之所凑，其气必虚"这两句话，人人都知道。毫无疑问，这两句话是很有道理的。若你是真的认同，那必然会得出这样的结论：凡外感热病患者必虚，或必有虚的地方。但临床实际的诊病模式，是辨证的。辨证的话，确实很多患者没有显示出虚的征象来，那应该如何理解这个问题呢？

我的看法是，表现出虚的征象固然是虚，没有表现出虚的征象的也存在虚，只是没有明显到我们能容易识别的地步。

2. 从方药来看

刚才是从理论上来探讨，这里从方药的角度反过来看。《伤寒论》里的太阳病、阳明病、少阳病，可以说是外感热病的早期、中期阶段。太阳病的主方麻黄汤、桂枝汤，都有扶正的成分。桂枝汤就不用说了，本身就是治疗表虚的。麻黄汤呢？一般人都认为它是外散风寒的峻剂。其实，麻黄汤一共4味药，桂枝、甘草既是祛邪药也都是补益药。桂枝，在汉代其实用的是肉桂，肉桂当然能温补脾肾，甘草能补益脾气。过去多说麻黄得桂枝发汗之力才强，但也有认识到桂枝有固表作用的前贤，而在我看来，肉桂当然是温补脾肾，桂枝其实也有补益之力，所以麻黄汤的配伍是很高明的，发散风寒中也蕴藏了扶助人体正气的作用（详见拙著《伤寒论求真·上》，这里不详细展开）。

阳明病的主方之一白虎汤，一共4味药，扶正的成分其实有3味，知母能清热也能滋阴，甘草、粳米都是扶正的。而且，其实白虎加人参汤在《伤寒论》中出现的频率要超过白虎汤。张锡纯先生说："愚平生治寒温实热，用白虎加人参汤时，恒多于用白虎汤时。"又说："当用白虎汤时，皆宜加人参，此立脚于不败之地，战则必胜之师也。"

少阳病的主方是小柴胡汤，大家都知道小柴胡汤中有人参、大枣、生姜、甘草，这些药物都是补益的。

所以我认为《伤寒论》从方药来看，太阳病、阳明病、少阳病，都重视扶正，至于三阴病更不必说了。

后世医家的方剂，前面说过，人参败毒散治伤寒时气，其中人参就是扶正的药物。

3. 从一些临床医生的实践来看

前面或是从理论与逻辑来讨论，或是从方药角度来看问题，这是一种反过来推导的方法，现在从实践来看。

上海嘉定叶治范医师报道，1957年春季流感流行，他以桂枝汤加黄芪做适当加减，治疗95例，效果良好且迅速。上海中医学院（今上海中医药大学）贾福华先生1965年年底在嘉定人民医院带学生实习时见叶氏用"黄芪桂枝汤治疗感冒发烧，可以不分风寒与风热，疗效可靠"，因而也一再在临床上应用（请参看《伤寒论求真·上》）。桂枝汤加黄芪治流感、黄芪桂枝汤治感冒，这当然是扶正法，而且这已不仅仅是外感热病早、中期用扶正法的问题了，这是一个很好的例子。

江西名医罗道揆先生治疗多种急症、危重症，都喜用参类。这里面就有外感热病早、中期的。如《罗道揆治疗急危难症》一书中"高热"一节，4例属外感热病，均用红参或白参；"急惊风"一节，一共就1个案例，用的是西洋参；"重症肺炎"一节5例与"小儿肺炎猝死症"一节1例，均用红参，但因为大多数有休克表现，或者是明显的虚象，这6例不属于我要讨论的范围；"流行感冒"一节1例，用北沙参；"麻疹"一节2例、"流行性腮腺炎"一节1例，未用扶正法；"乙脑"一节后遗症数例不计，单看急性期的卫分证（轻型）、气营证（中型）未用扶正法，气营证（重型）与营血证（极重型）均有生晒参或红参；"流行性出血热"一节，在论述中提出发热期"加入生脉散预防休克"1个案例，用的是犀角地黄汤加红参等；"流脑"一节1例，用犀角地黄汤、化斑汤加西洋参；"急性化脓性脑脊髓膜炎"一节2例，一用龙胆泻肝汤加红参，一是清瘟败毒饮加西洋参；"颜面丹毒"一节1例，用普济消毒饮加红参；"肠伤寒"一节2例，或用黄芪、生晒参，或用党参、太子参；"暑症"一节，有 1 例与之前案例是重复的，有 2 例是上感，均有红参或生晒参。

肠伤寒（类似中医的"湿温"）在民国时期祝味菊先生善用麻黄、桂枝治疗，并经常用附子，取得很好效果，以至吸引了陈苏生先生跟其学习。陈先生先后有 3 位亲戚都患肠伤寒，且经当时名医诊治而死亡，而陈先生当时也已经有些名望了。祝氏的经验也为儿科名医徐小圃先生接受，当时在沪的江西杨志一先生的儿子患湿温，经徐氏治愈，之后也屡用附子等温阳药治愈湿温。祝氏还影响了马云翔先生。马氏自己患湿温，久治无效，加用附子后获愈，后用于其他患者也取得很好效果。拙编《危症难病倚附子》对上述名家经验均有收录。此外，还有陈树人先生、林家坤先生有类似的经验，详见该书。

江西名医万友生先生之母 1943 年患湿温请另一位名医治疗而告不治，当时万氏已考虑是不是要用补益之法。翌年万氏治一患者，湿温久热不退，一日忽然蜷卧不语，久不清醒，毅然投补中益气汤，患者深深入睡，醒来自云：我病好了。万氏 1955 年发表的《湿温六例的初步分析》，5 例用了西洋参或石柱参、党参、黄芪（其中 1 例可能就是 1944 年那位患者）。虽然万氏说要有指征才能用这些补益药，但何以之前的名医识别不了用补益法的指征呢？还是被清规戒律束缚了吧！

最后要说的是刘宁医师在这次疫情中提倡扶正法，以人参、黄芪为君，补中益气汤为主，又分阴盛阳虚、阳亢阴虚、平人三类进行加减组方。全程包括早期、中期都用扶正，这是刘医师治疗方案的特色。但我不知道，患者的具体表现如何，确实是所有患者早期、中期就都有虚象，还是纯粹根据理论的推导而采用扶正法的，弄清楚这一点非常重要。但请注意，我并不认为纯根据辨证用药就是对的，也并不认为纯根据理论用药就是错的，一切应以临床实践的最终效果为判断的标准。

（顺便一提，说本次疫情是内伤，不是外感，我有点不太赞同。但这个问题错在李东垣上，不能因为正虚要用补益而把这类传染性疾病说成内伤。）

综上所述，我认为外感热病早期、中期就应普遍用扶正法，而不必等患者有明显的虚象再用，可能不仅不会"闭门留寇"，反而会加速病情的痊愈。

这是我的初步看法，供大家参考、讨论、实践。最后一切以临床实际效果为评判的依据。

另外，昨天我与高我一届的老同学孙士清医师讨论时，他提出：外感热病初期表现为白细胞下降属病毒感染的，可以尝试用补气药；如果白细胞升高属细菌感染的，用补益药可能会加重病情。经他同意，把他的猜想也公布出来，给大家参考。

最后向刘宁医师致敬！感谢他奋战在武汉临床第一线，并向我们提供了他的思路与经验，这非常宝贵，这也促使了我的思考！

2020 年 2 月 14 日

为什么有人信中医，又为什么有人不信中医

　　最近一个多月疫情爆发，连带着中医黑与中医粉之间的论战也大爆发了，文章的数量大概可以说是井喷了。

　　一方说得头头是道，另一方也讲得义正词严，都能讲事实，都能摆道理，但谁也说服不了谁，他们的争论估计是没完没了了，我在想。

　　为什么？

　　照道理，这本应该是一个学术问题。也就是说，中医这门学问到底能不能成立？按照中医的学术来看病，事实上到底有没有效果？

　　但实际上呢，这变成了一个个人经历的问题，也就是说，你信不信中医，完全是运气使然。

　　什么意思？

　　人们为什么会信中医？不是因为他研究了中医，搞清楚了中医，实践了中医，治好了很多人，而是因为他或多或少从中医这里受益了，所以他信了中医。获益少的，比如从中医里的单方验方中治好了感冒、脚癣；获益多的，比如他患了某种病，看了好多西医，都没有看好，看了某位高水平的中医，看好了。这些受益者，受益得越多，感情上就越信。

　　那反过来，为什么有人不信中医呢？因为他们没有从中医这里

获益，甚至是受到了伤害。这些人没有获益，他当然就没有感情，又因为他从小由教育里获得的大都跟中医是格格不入的，所以他会倾向于反中医。而另一些人，曾找中医看过病，没有看好，甚至病情加重了，或有了副作用，他们在感情上就会恨中医。

最典型的例子就是鲁迅。我的中学同学都知道，我那时喜欢鲁迅佩服鲁迅是出了名的。尽管现在没有那么喜欢他，因为觉得他不够宽容，但对他思想的深刻、见解的透辟，还是充满了敬意。鲁迅是反中医的，他说中医是有意无意的骗子。他为何反中医，大家都知道，是因为他小时候的经历，他爸爸的病中医没给看好，没给看好也就罢了，用的药还奇奇怪怪的，与科学与常识是相悖的。还好，我没有因为喜欢鲁迅而反中医。我中学时本来的兴趣是文史哲，但因为对气功发生了浓厚的兴趣，而报了上海中医药大学，一本、二本、大专的所有志愿全部填了它，最后运气好，高出一本分数线 60 多分，上了上海中医药大学。

鲁迅那么厉害一个人，也反中医。原来没有想那么多，因为那时候小，不懂人性。现在想想，既为他遗憾，也完全能理解他。

反过来，如果你要怼中医黑，你也可以举出很多厉害的人物来。什么大科学家、大政治家、大学者，一定也会有很多。他们要么睿智，要么精明，总之不是笨蛋，怎么也会相信中医呢？我相信——你如果研究一下他们的生平——他们相信中医的原因，往往也是有亲身经历的，或多或少从中医这里受益过。

那么好了，问题来了。明明是一个学术问题嘛，怎么变成了一个感情问题？

其实事实就是这样，表面是学问，但实际上学问也是由人来做的。学问家也是人，科学家也是人，再理智的人，也会被感情连累。这就是事实：运气好的人，信了中医；运气不好的人，恨了中医。

　　其实这是摆不上台面的，尽管很多时候它真就上了台面，大家就是这样吵来吵去的，你说遇到了神医，他说遇到了骗子。但我要呼吁，我们一定要在高一个层次上面，就是在台面上，开展理性的讨论，否则争来吵去是永远没有结果的。那就要回到我前面说的，中医这门学问到底能不能成立？按照中医的学术来看病，事实上到底有没有效果？

　　　　　　　　　　　　初稿于 2020 年 3 月 5 日，3 月 19 日修订

中医治病到底有没有效果

中医治病到底有没有效果？

答案是肯定的。我作为一个临床医生，清楚地知道中医治病一定是有效果的。

当然，我这里先要界定一下。"中医治病有效果"，我是笼统来说的。"中医"，有水平高的，有水平低的，有古代的，有现代的，即使水平高的，对他来说，也有拿手的，也有不怎么拿手的。"病"也有各种各样的，有自限性的，有好治的，有难治的，有目前谁都治不好的。本文说的"中医"，当然是中高水平的中医，或者应该说是真正掌握中医精髓的中医，否则我们的讨论没有意义。本文说的"病"，肯定要排除目前谁都治不好的病，也要排除自限性的病，否则也没有讨论的意义。

中医黑要说了，你怎么知道？又没有做过随机对照双盲的临床研究。

首先，我绝对赞赏随机对照双盲的临床研究，绝对支持循证医学。大概还是 2000 年，我在宿舍里无意中听到高我一级的师兄在谈循证医学，马上就被循证医学吸引了，立即就去买了相关的书研读，并有了我的一些看法。所以我写的有关循证医学的文章，在中医界里还算早的。

但我想说，是不是什么东西都要做随机对照双盲的临床研究？

我觉得不一定。一个东西，它的效果不是太能确定，需要做；一个东西，它的效果太能确定了，其实不需要做。比如吃米饭，能不能填饱肚子？吃一定剂量的砒霜，是不是会死？当然如果有条件，比如你有很多经费，你有很多合作者和下属，也有很多患者，那也可以去做，为了证明一下自己。

再用医学来打比方，如阿尔茨海默病，有人说自己发明了一种药可以治疗它，吃了3个月，做某种测试，分数提高了15%，那是不是这种药的效果呢？不知道。为啥？因为有很多种可能性。比如是不是跟患者的状态有关系。如果第一次做测试时正好在感冒，状态不佳，第二次做测试时正好午睡过了，状态很好，那是不是测试成绩就会提高呢？不知道啊！所以要做随机对照双盲的临床研究。但是如果这位患者针灸之后马上测试，分数一下子就提高了50%，你觉得能不能确定他的效果是从哪里来的呢？

就像青霉素发明那会儿，当时又没有随机对照双盲的理念，大家凭什么就相信青霉素的效果呢？还不是因为青霉素在那时效果太明显了，因果关系能够明显看出来。

再从我一个临床医生的角度来说明。其实，不管中医西医，都有不聪明的人，也都有聪明人；都有没有科学精神的人，也都有有科学精神的人。作为一个有科学精神的中医，我当然知道我看病到底有没有效果。

首先我要告诉你，为什么说我是有科学精神的。因为我习惯于怀疑，包括怀疑我自己（从科学精神上来说的，不是日常生活的）。当我的患者复诊告诉我有效时，我从来不会想当然地就认为他一定是被我看好的。我会想到多种可能性，比如是不是自愈，是不是安慰剂效应，是不是病情的波动，有时好一点有时差一点，是不是他同时在吃其他药物，是不是他其实没有好但不好意思说。我会进一步了解，或进一步观察，总之先打一个问号。假定他持续向好，那说明至少不是病情的波动，也不是他明明不好而不好意思说。假定排除了他吃其他药物或食物或其他疗法，但还是有可能自愈，也可能是安慰剂效应。所以还是有疑问，不能轻易下结论。如果类似的病例积累多了，用的也是类似的方药，那是我治好他的可能性就越来越大了。如果我的经验教给其他人，他们也取得了同样的效果，那可能性就更大了。

在有科学精神的前提下，我来告诉你为什么临床医生知道中医到底有没有效果。

有没有效果，其实最主要的就是要排除安慰剂效应，排除患者的自愈可能。因为其他的可能性一般都是能搞得清楚的。而安慰剂效应、自愈可能，这两种情况在各种类似疾病患者、各时间段患者中的分布，应该是大概一致的。比如过敏性鼻炎和特应性皮炎，这两种病都属于过敏性疾病，西医都很难治。很多患者来看病，都是看了许多西医看不好的，并且他们往往会说，西医说了这个病是看不好的。我治这两种病，都有一定效果，而过敏性鼻炎的效果更显著。那么问题来了，你怎么能说是你的效果，而不是安慰剂效应，不是患者的自愈呢？我前面说了，要说是安慰剂效应，要说是患者自愈的，那么在这两种病的患者中，这部分人的比例应该差不多吧，何以过敏性鼻炎效果就更好呢？特应性皮炎就更难治一点呢？答案只能是，这真的就是药物的效果，过敏性鼻炎的效果更好一点，或者说是我的治疗方法更好一点，而不是心理上带来的好转。再比如，我行医之初看咳嗽，效果不是很理想，因为我自己也有点糊涂，是按照教科书和一些古书、时贤著作中的临床经验看的，我自己没有特别的想法，所以看好了，也不知是什么道理，看不好也不知道是什么道理。后来我领悟了，知道该如何去看，懂了一些古方和今人的经验方的精髓，并创制了自己的经验方，我的临床效果明显提高了，有不少患者一两天就有显著效果。夸张的，吃一顿就有效果。同样是咳嗽患者，过去的患者和后来的患者，安慰剂效应和自愈的可能，在两个人群中的概率应该差不多吧？何以之前的有效率低，后来的有效率明显高呢？所以我说，医生一定是能搞得清楚自己的治疗到底有没有效果。

这还是讲用药。如果说针灸，那就更搞得清楚了。我自创的针灸方法，绝大多数患者都是立竿见影的。你要说安慰剂效应，那这种效应也太强大了吧？而且其中有不少患者之前曾在其他医生处做过针灸，那何以他们在那里没有安慰剂效应？

不妨举几个例子。

痛证，我就不说了，因为有一定的主观性，没法让人看到客观的证据。我来举几个能目测的吧。

比如有的面瘫患者，针刺一分钟就能有肉眼看得见的改变。面瘫，有一部分患者是能自己恢复的，但这是很慢的，不可能一分钟就改变。所以这是针灸的效果。

有一位肺心病、呼吸衰竭、肺性脑病的老年住院患者，家属是本院员工，所以把我接去看病比较方便。我当即给患者针灸，不久监护仪上氧饱和度就上升了，呼吸频率变慢了，人慢慢清醒了。

还比如，中风后遗症的效果也是当场能看到的。如偏瘫，针灸后肌力能当场提高；失语，针灸后口齿就能比较清楚。针灸名家师怀堂先生、朱明清先生都有这样的现场演示。

以上是我要说的，中医治病是有效果的，而且是能够搞得清楚的，不一定都要做随机对照双盲试验。

当然，有一些情况的确要做随机对照双盲试验，就是你不太能确定到底有没有效果。另外，就是对搞得清楚效果的，我虽然说没有必要做随机对照双盲试验，但我并不反对做，如果能做当然好。至于我自己，我作为一个体制外的医生，个人是没有能力来做的，体制内的大医院、医生如果能做，来证明中医，我觉得是好事情。

这是从我的角度来说，我相信我这样的医生不会只有一个。当然，对不信中医的人来说，他们肯定也不会信我，我们还是需要拿出临床研究报告来。只是，根据不同的治疗效果，可以做不同的临床研究。循证医学把各种临床研究按照可信度分为五种等级，后又分为九级。以九级为例，除去等级最高的系统评价、荟萃分析，和等级最低的思想、社论、意见以及动物实验、体外实验，真正的临床研究按可信度降序排列依次是：随机对照双盲试验、队列研究、病例对照研究、系列病例、病例报告。我们可以根据实际情况选择相应的研究。

接下来，我再从另外一些事实和逻辑来讨论。

先说药物。中药里面有不少单体已经被提炼出来了，比如麻黄素、黄连素、青蒿素。我们小时候就知道的是黄连素，腹泻吃黄连素蛮有效的；后来鼎鼎大名的是青蒿素，因为屠呦呦因此获得了诺贝尔奖。有人说，这不能证明你们中医的成功，这是人家西医的研究成果。

当然，青蒿素的确是按照西医西药的思路研究出来的。我并不是来争功的，我想说的是，这足以说明中药里面有宝贝。过去人们一般是这样的思路，因为某些药方治病有效了，既然有效那肯定有相应的物质基础，所以要研究药方，最好能发现单体。既然很多人不信中医，那我现在换一个思路来说。青蒿素提炼出来了，麻黄素、黄连素提炼出来了，但难道就这几个？肯定很多药都能提炼出很多有效成分，光一个人参的研究，中国、苏联都很多了，发现了很多单体。这说明什么？中药的物质基础已经摆在那里了。那么给相关的患者吃下去，怎么会无效呢？所以从逻辑来说，中医用药物治病肯定是有效的。

再说针灸。针灸为什么会在 20 世纪 70 年代的西方世界形成一股热潮？说穿了无非是因为这两个原因：第一，针灸很多时候见效快，甚至立竿见影；第二，针灸很神奇，很多人想不通，很好奇。所以世界卫生组织在 1979 年经过论证推荐 43 种病证为针灸有效病证，1996 年米兰会议又提出三类 64 种针灸适用病证。这几十年全世界有很多西医都在学习针灸治病。如果说他们都受骗上当了，我不相信。

综上所述，我认为中医治病有效果是肯定的。

初稿于 2020 年 3 月 5 日，3 月 20 日修订

中医发展最需要什么

说明：本文写作于 2012 年，是对"中医发展最需要什么"这一问题的回答，所以写作的脉络有点迁就这个问题。但文章的观点与思想，今天看来也不过时。

要回答"中医发展最需要什么"，首先要回答这样几个问题：

第一，中医的历史是不是发展的历史？

第二，中医在近现代，乃至当代有没有发展？

第三以及第四，中医在当前、今后还需不需要发展？如果需要发展，怎么发展？向着什么目标发展？

对第一个问题的回答，可能会有两种答案：一是认为，中医以《内经》《伤寒论》《金匮要略》《神农本草经》为经典，后世中医不过是注经而已，中医在古代就是一个面目的，甚至还会认为后世中医在倒退。与此相反，另一种观点是，中医从总体上看是在不断发展前进的。

对第二个问题的回答，则会有三种答案：对第一个问题持第一种答案者，可能会认为中医在近现代乃至当代不仅没有发展，反而是离经叛道，大大倒退。对第一个问题持第二种答案者，有可能会认为近现代、当代中医仍在发展，但也可能认为是在倒退。第三种答案，则可能认为，中医在近现代、当代既有发展，也有倒退。

第三个问题，由于"发展"是个好词，可能多数人会赞成中医要发展。所以，接下来要面对第四个问题，中医应该怎么发展，向着什么目标发展？

对第一个问题持第一种答案的人，可能复古就是他的发展观。

对第一个问题持第二种答案的人，他们的发展观就比较复杂了，有的观点比较清晰，有的自己也说不清楚。比如，不少人认为中医要遵循自身发展规律，走自己的路。但别人若追问，什么是中医的自身发展道路？则答不上来了。

所以，我认为要回答"中医发展最需要什么"这个问题，首先要明确什么是中医发展的目标，而这需要对中医自身，对中医的发展史有一个正确的认识。

对中医自身要有一个正确的认识，其实是在说，要对中医算什么性质的医学有个正确的认识。或者说它区别于现代西方医学（以下简称西医）的特质是什么？

我认为，中医是建立在原始思维，或者说是巫术基础上，不断发展起来的一门医学。它与西医之不同就在于，西医是建立在现代科学技术基础上的。

巫术，在两三千年前并不是个贬义词，它是哲学、自然科学的源头。中国的地理与历史特点，使传统文化保持了相当的延续性，中医作为传统文化的一部分，也体现了这样的特点。换句话说，中医的细胞里有巫术的基因，有传统思维与传统文化的基因。

问题在于，巫术（乃至传统思维、传统文化，下同）能不能直接治病，或指导治病？

这个问题，恐怕至今都还很难给出一个明确的说法，连同中国其他的神秘文化，比如算命、占卜等。我本人曾听一些朋友道及若干神秘之事（涉及祝由术），说是真实的，很神的，我很愿意相信这些事，也很愿意亲身见识这些人和事，但我确实没有亲身经历，所以没法判断。那就说说算命吧，我也曾遇到有些事情上算得很神很准，但也有算错的、不准的。这些东西，很难用现代的统计学去检验，或者实际上是能检验的，但没有人会去这么做。使我感觉不能不信，又不能全信。

中医当然不能与算命相提并论，但我以为，至少有一点大概是可以成立的，即便巫术是能治病的，但一定不会包治百病，一定有治不了的病。明白这点就够了，我们就能接着讨论下去了。

这里便要说到中医的实践基因了。这也是娘胎里带来的，是中医的医学性质决定的。不管你是原始思维，还是现代思维，是中国人的思维，还是外国人的思维，医学总是要实践的，有没有效果可以通过实践来验证。

既然实践下来，巫术也有治不好的病，而人们想要解决病苦，医者想要战胜疾病，这种愿望又永远是那么强烈，这就必然会逼迫医者不断思考和探索。

而这就引致了中医的发展，所以中医的历史一定是发展的历史，是治病救人的技艺不断提高的历史，即使在一定时期内不发展，但从一个更长久的时期来看，中医一定是发展的。譬如金元四大家、温病学派的崛起，都是在固有理论与经验有不足的背景下发生的。所以站在今天来看，中医的很多理论和学说在很多时候确实是能指导临床的，它的很多治疗方法和经验在临床上是能看得到效果的。

但是，中医的发展，并不是以显著变化为面貌而呈现给人们的。所以很多人感受不到中医的发展，他会认为中医自古以来是一个模样的。这是为什么？

因为中医源于上古巫术，在历史长河中，实践中有效的被保留下来，无效的也可能被保留下来。为什么行不通的也会被保留下来？因为古人尊经信古，迷信权威，对经典不敢持异议。而且他们活在相同的文化氛围里，具有相同的思维方式，有些东西无效，他也不太会质疑。这就导致中医比较少有变革，即便有变革，也不容易觉察，因为所有的东西都被继承下来了。

但另一方面，中医也会有变革。如前所述，中医毕竟不是纸上谈兵的学问，而是治病救人的技艺，临床会来检验这门学问到底有多少价值。但变革者仍是那个时代的人，其思维模式大多不会走得太远（吴又可、王清任是很罕见的），往往热衷于竖着保卫经典的旗帜，而实际在建立自己的学说。请注意，那些医家著书立说，往往不单单满足于陈述自己的经验事实，而多有建立学说的欲望。问题是，学说的建立，需要花费很多漂亮的说辞，而且学说不等于经验事实。不明白的人看不透学说底下的经验事实，这会带来问题。经验事实是有边界的，而学说是没有边界的，好像能包打天下，这又会带来问题。

这样，中医这个"宝库"就层层累积起来了。底下是原始的中医，有行得通的东西，有行不通的东西；上面层层积累了后世的东西，这里面同样有行得通的东西，也有行不通的东西；对底下的东西往往不是甄别是非，把错的东西挖走，而是继续留着，这样越积越厚，中医就是这么发展起来的。如果一定要说中医有"自身发展规律"，我认为，这就是中医的"自身发展规律"。

总之，我认为中医是建立在原始思维，或者说是巫术基础上，不断发展起来的一门医学，其发展规律是层层累积式。这就回答了对中医的认识和中医在古代有没有发展的问题。接下来，再讨论余下的几个问题。

近现代乃至当代的中医面临的是有西医的时代，是中医、西医同台竞争的时代。时代改变了，这个时代已经不允许中医还有"自身发展规律"了！

为什么？因为如果没有西医，中医照样可以按其"自身发展规律"而发展。过了这村，就没这店了，爱买不买，看病只能看中医，对不对？但是现在有西医啊！人们可以用脚投票，可以选择看西医，不看中医。所以中医必须有危机感！

西医与中医的发展道路不同。西医依托现代科学技术，有可持续发展的可能。所以，西医的阵地在不断扩大，疗效在不断提高。想当年，有一位声名显赫的中医最初看不起西医，可是等后来青霉素等药物发明了，他却不得不承认在一些传染病领域里中医不如西医。

中医的发展是缓慢的，或许很多年才进步一点，因为这源于有反思精神的医者自发的思考与探索，而中医队伍里有思想、有头脑、长于思辨、勇于探索的人不多。如果没有西医，那不要紧，但有了西医的扩张，中医的阵地自然就会萎缩。更何况，由于种种原因，中医的整体水平还在不断下降！作为中医，能没有危机感吗？！

这是问题的一个方面，是现实层面的。另一方面，是精神层面的。人们看到了西医与中医的不同，自然就有比较，自然会问：为何同为医学，西医与中医不同？西医与中医孰优孰劣？中医面对西医，如何自处？这种对真理的追求，同样会带来中医的变革。

事实上，近现代的确有不少中医师是具有危机感、使命感的。而几千年的帝制文化遭遇西方文化的冲击，使独立思考、自由思想、追求真理成为可能。所以，近现代中医的变革是整个中医史上最激烈的。我认为这一时期中医是有发展的。

当然，中医界也存在盲目崇拜西医的不良倾向，特别是在当代，学风浮躁，学术腐败，盲目追求高新技术，产生了大量华而不实的各种级别的课题，其本质是在西医屁股后面跟风，为课题而课题。大量的时间精力用于此，自然而然，中医的继承就荒芜了，中医自身的学术与治病的能力在下降。从这一点来说，也可以说中医存在倒退。

总体而言，近现代中医一度风起云涌，颇有发展的亮点；当代中医，既有发展，也有倒退。

接下来要谈的是我对中医发展目标的认识，以及具体的路径。

我以为，中医发展的目标是达到知其然，也能知其所以然的境界，最终融入现代科学技术，实现可持续发展。

显然，我认为目前中医发展的阶段，是连知其然的境界都没有达到。比如，中医到底能够治些什么病？《伤寒论》里的太阳病、阳明病、少阳病、太阴病、少阴病、厥阴病，在现代人的知识体系里到底是什么病？中医治病的思维模式，具体步骤是什么？恐怕多数人都是答不上来的。

所以，我们首先应该要达到知其然的境界，而欲达到这一境界，先要摸清家底。

摸清家底，就是要打开前面所说的层层累积的"宝库"，读古书，求古人原意，进而甄别，求其中的真意，就是洗尽铅华，保存真正有益于临床的真宝贝（当然，摸清家底还包括摸清近几十年来中医的治疗经验。这比较容易做）。另外，要研究古人的思维方式，特别是临床思维方式。这也需要甄别，关键是要找出规律，找出适应当今临床的普遍规律。

第二步，是要达到知其所以然的境界，这需要借助现代科学技术，当然包括西医，要中西结合，西为我用（当然，我也可以为西所用）。

这里只谈中西结合。我们不是为中西结合而中西结合。其实，中西结合是中医必须面对的现实。因为，在今天多数情况是中医如何去治疗西医已经诊断明确的疾病。其实这就是一种中西结合：西医诊断，中医治疗。我们应该把这看作时代对我们的厚爱，给我们的机遇。我们要把摸清的家底，用于现代临床，去实践，去验证（包括借助循证医学），并进行实验研究，以阐明机理。古人的东西，一定有不少是直接能运用于现代临床的，但也完全可能在不少地方还需要我们用自己的实践去发明创造，产生一些针对现代疾病谱的新方法、新经验和新方剂。这也是中医发展题中的应有之义。

最后，我们将用现代人的语言，现代人的思维，把这些摸清的家底和我们已经进行的中西结合工作的成果，建立一个新的体系。这个新体系如果建成了，一定是便于我们理解，便于我们教学，便于我们临床运用的，也一定便于科学家用他们的方法来研究中医。从形式上看，中医最终是会消亡的，但这是一个伟大的消亡，因为中医最终将会细化，会深化，会搞清楚她的本质和机理，这时候中医与现代科学技术已经融为一体，会随着现代科学技术的发展而发展，也就是实现可持续发展。

人有所长，也有所短。博古通今、汇通中西之才，不敢奢求。有的人侧重于中医方面，有的人侧重于西医方面，有的人对现代科学技术的其他门类有专长。我们不能指望侧重于西医方面，或对现代科学技术其他门类有专长的学者有危机感，但我们这些以中医为专业者必须有危机感，必须有独立思考、自由思想、追求真理的精神，我们应该在自己能力范围内做好自己的研究工作。

鲁迅当年说他自己是一个"中间物"。我们这些中医现在要做的也是"中间物"，"中间物"的责任就是读古书，求原意，求真意，求其用，在西医占主导地位的时代发展中医，建立新的体系，并与科学家包括西医学家充分合作。我们期待着中医最终被搞清本质和机理的那一天。

最后小结一下，我认为中医发展最需要的是要对中医有正确的认识，对中医发展的目标有正确的看法，对中医发展的路径有正确的观点。当然，这也离不开对中医过去发展历史的正确认识。本文抛砖引玉，在前面就上述问题谈了自己的看法，一家之言，请方家指正。

2012 年 2 月 2 日完稿

2020 年 3 月 13 日修订

中医教育，真正的问题在哪里

微信朋友圈里看到，"卫生政策上海圆桌会议"最近将举办第22期，这期的议题是：中医人才，如何培养？

曾经读过蔡江南教授的一些文章，很认同他的一些观点，所以很高兴他组织的"卫生政策上海圆桌会议"能够关注中医问题，为我们中医界操心。这里，我想谈谈自己的观点。

一、给会议通知"挑刺"

微信中的会议通知：

我国的中医人才培养是院校教育、师承教育及继续教育等形式并存，以院校教育为主。这三种形式，基本由政府主导、主办，由此导致中医知识传播途径比较单一，统一的教学大纲、教科书，传播的是"统一的""标准的"中医思想，导致中医多元思想消失。相比之下，传统的师徒相授，虽然良莠不齐，但正是这种"不齐"，促进了中医人才间的竞争，推动了中医诊疗技术进步和中医思想发展，能够满足市场多层次的需要。

恕我直言，文章的思路好像有点不清楚。

前面说"……师承教育……这三种形式，基本由政府主导、主办……导致中医多元思想消失"，后面说"传统的师徒相授……促进了……推动了……能够……"，是不是自相矛盾？

或许作者会说，前面的"师承教育"与后面的"传统的师徒相授"，所指的不是同一个事物。那么，您早就应该在文章中做出说明，这两个词的具体含义是什么，很显然读者会有疑问，这应该是可以预料到的。

又比如，文章说"传统的师徒相授，虽然良莠不齐，但正是这种'不齐'，促进了……推动了……能够……"，真是看不懂了，难道"良莠不齐"还是好事情呢？很显然，所谓"不齐"促进了……推动了……能够……的"不齐"，指的是体制外的好东西与前文政府主导主办的东西之间的"不齐"，而不是"良莠不齐"的"不齐"。所以，这其实是一个病句。

二、中医院校教育与师承教育的对举，不应该成为一个议题

如前所引用的，会议通知将中医院校教育与师承教育对举，揣摩其文辞，显然在赞扬师承教育。

又据通知，会议日程的嘉宾对话有 4 个主题，其中 3 个主题涉及师承教育，分别是：①师承培养中医人才是权宜之计，还是长期发展趋势？②中医人才院校教育和师承教育两条途径是替代还是互补？③如何保证师承培养中医人才的质量？

能看出来，本次会议主办者有这样一个倾向，就是要讨论中医院校教育与师承教育，要对它们进行比较，要对它们进行定位，要探讨如何摆正它们的关系。

我的看法是，这根本不是一个问题。

道理很简单，院校教育一定是包含师承教育的。

当然，首先要对师承教育进行定义。

会议通知本身没有对师承教育进行定义，但是能看得出来，通

知里的师承教育其实有多层含义。这且不管，我谈一下我的看法。

显然，顾名思义，师承教育就是跟老师学，这是一个最宽泛的定义；在中医界，跟某一个老师学，签协议，做公证，学制5年，然后参加考试，这是一个最狭隘的定义（这里的"狭隘"不是贬义词）。中国各大院校里，文史哲学科的硕士、博士教育，每周或两周到导师家上课，跟导师学习，写文章请老师批改，这难道不是师承教育吗？中医院校里的硕士、博士，或者本科生，跟老师临床抄方，诊余听老师讲课，这也不算师承教育吗？我认为，这两种情况，也可视为师承教育，属于既不是最宽泛，也不是最狭隘的师承教育概念。而这，都是发生在院校教育里的。

所以，院校教育一定是包含师承教育的，除非是那种最狭隘的师承教育概念。问题是，最狭隘的师承教育，能培养出好学生吗？我认为，不能。接下来，再说第二个道理。

一般情况下，院校教育一定是比师承教育好的。

院校教育既然都包括了师承教育，那院校教育当然比师承教育更好，不管是老师还是授课的内容都更丰富、更全面。

前面说了，除非是那种最狭隘的师承教育，它是不被院校教育包含的。但是最狭隘的师承教育，能培养出来很好的人才吗？我很怀疑。原因很简单：一个老师抵得上中医药大学的很多老师吗？除非这位老师是大师，是天才，高出同时代人很多。一个老师的授课内容，抵得上中医药大学的系统性课程吗？除非这位老师是大师，博古通今，学贯中西。现实中，有这种情况吗？如果有这样的大师，赶紧把他请进我们的大学吧！好，假定老师没有那么好。回过头来说学生，假定他只跟这位老师学，老师教啥就学啥，他能有出息吗？假定老师没有那么厉害，学生素质蛮高，他想多学一点，他必然会学习相关的中医药知识。假定他自学了中医药大学的系统性课程，虽然他没有念大学，但实际上等于是参加了院校教育；或者更牛一点，不按教材课本学，博览群书，那他的成功，到底是师承教育的结果呢，还是他自学的结果呢？显然是他自身素质、自身努力的结果。所以功劳不能归师承教育。

总之，一般情况下，院校教育一定是比师承教育好的，除非民间藏了一位大师，大师又培养了一位天才学生。

三、中医院校教育出了问题，找原因怎么找到师承教育身上了呢

如前所述，中医院校教育出了问题，找原因，不能找到师承教育身上去。那怎么会找到师承教育身上去的呢？

我推测是这样的：

1956 年之前，中医教育，虽有院校教育，但是规模不够大；而散在的、民间的、自发的师承教育还是很多的。1956 年之后，各中医高等院校成立，情况完全变过来了，中医教育变为院校教育为主体，而这 60 年来，人们看到的是中医的衰弱，而不是越来越强大兴旺。

于是，人们认为中医院校教育成绩不佳，没有培养出人才来。甚至在 10 多年前，或者更早，就有老中医在说：中医院校培养的不是中医的人才，而是中医的掘墓人。总之，是批评声一片，甚至可以说是骂声一片。

于是大家开始找原因，有人提出，院校教育不好，不适合中医，还是传统的师承教育好，因为传统的师承教育培养了不少临床高手。当年的名老中医，很多都是传统师带徒带出来的。所以 20世纪 90 年代以来，从国家到地方，名老中医学术经验继承工作开展起来。

问题是，这种看法到底对不对？

我认为不对。

因为没有真正进行过比较，纯属臆测。

在古代，中医没有院校教育，只有师带徒，培养出来的人才当然全部都是师承教育的产物，可又没有进行过真正的比较，怎么能说师承教育好，比院校教育更适合中医呢？

在近代，既有院校教育（其实包含了师承教育），又有师承教育，比较复杂。问题在于，没有人仔仔细细、认认真真地去研究，把各因素分析一下，统计一下。既然都没有扎实的研究，凭什么说师承教育好呢？

再说现代，假定 1956 年以来，国家没有办高等中医院校，中医教育仍然是不成规模的，是散在的、民间的、自发的，中医人才就能大量涌现吗？中医事业就能越来越兴旺发达吗？我看未必吧！说不定更糟糕！

所以，首先中医院校教育未必就那么不堪。其次，即使不堪，找原因也根本就找得不对。

四、中医院校教育确实存在一定的问题，真正的原因在哪里

我认为中医院校教育未必真那么不堪，但反过来说，的的确确也是存在一定问题的。那原因何在？

我觉得教育有四要素：制度、教师、课程、学生。制度要好，老师要强，课程设置要合理，学生要有求知欲、要有天分。如果四要素都很好，怎么会培养不出好的人才？问题是，这四个要素在中医院校都有一些问题，那当然培养不出好的人才来，或者说培养出来的优秀人才偏少。

第一，制度。

整个中国大学都有问题，不独中医院校。近一二十年来，中国大学的问题，学者们都讨论了很多，关心中国教育的人都知道。教育不独立、教育官本位、不是教育家办学、教育不注重人的全面发展、没有独立思考与批判精神，这样培养出来的人当然是平庸的。我想，这是最根本、最关键的，任何一家大学都有此弊病，中医院校也不例外。

第二，课程设置。

课程设置确有不合理的地方，但未必如一般人说的那么不堪，认为中医比例太低，西医比例太高。大学教育不是培养中医的技师，首先是培养人，其次才是中医师，或者是中医研究者，其视野要开阔，看问题要全面、理性、客观，这是首要目标。否则，即使24小时全部用在学中医上，我看也不会成为一个好中医，而只会是一个傻乎乎的，或者偏执的中医。所以，中医课程设置也要遵循教育规律，要有通识教育，专业课程中医、西医都要学。

第三，老师与学生。

毋庸讳言，中医院校学生的素质相对复旦、交大等高校，是不够好的，因为高考成绩不太好。以前的学生，现在做了老师，那么老师的素质当然也相应地不够好。

以上才是中医院校教育培养不出很多优秀人才的真正原因（当然，对中医院校教育不能一笔抹杀，我之前已多次提到这一点）。

五、中医人才，如何培养？希望仍在院校教育，关键是如何办学

我曾经写过一篇文章，题目是"我的愿景"，发表在我主编的《中医思想者（第一辑）》（中国中医药出版社 2011 年出版）上。

　　那时南方科技大学还在草创阶段。后来，西湖高等研究院注册成立了。今年9月2日，首届西湖高等研究院—复旦大学跨学科联合培养攻读博士学位研究生项目录取学生正式入学，明年西湖大学将成立。这是中国教育的希望。

　　我希望民间也能办出一所高水平的中医药大学来。由教育家、企业家、中医临床大家、西医临床大家，以及其他相关领域的科学家一起来谋划。制度要合理，老师要请最好的，课程设置要完善，要有足够的吸引力来吸引优秀的青年人入学（这里说的老师要请最好的，包括已经功成名就的，还包括那些散落在民间的，有真知灼见的，这样所谓的师承教育与院校教育之争也就不会再成为一个问题）。当然，中医院校积极改革，这是人们所期待的，因为这才是中医教育的重镇！

　　总之，我认为，大学本身是一个很好的教育形态，中医的希望其实仍然还是在于院校教育！问题是如何把院校教育办得足够好！盼望同人们一起努力！

　　我人微言轻，中医教育的话题本不该我来谈，只是见到我尊敬的蔡江南教授等有识之士组织这样的讨论会，引起了我的一些思考，故拉杂写来，供大家参考！

写成于 2017 年 12 月 8 日

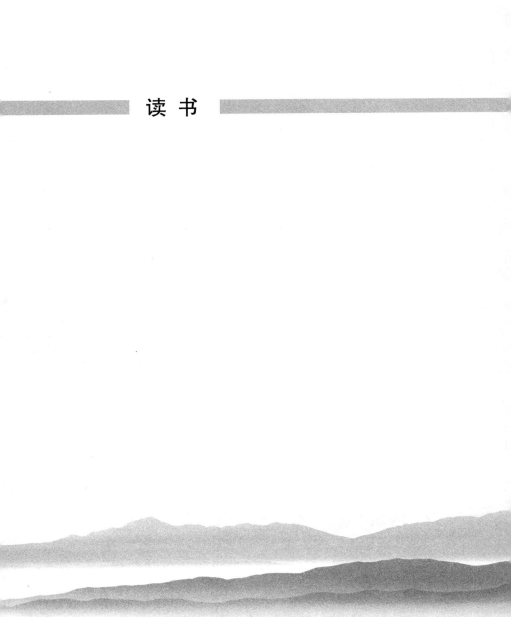

读 书

于无声处

——读娄绍昆先生《中医人生》有感

几年前,《南方周末》有个专栏叫"书海泛舟记",作者范福潮亲切地回忆黑暗年代里父亲教他读书,以及周围读书人的故事。这些文字读来绝没有慷慨激昂的感觉,这里边也没有或凄惨,或壮阔的传奇故事,可是我却被深深地吸引了。在那个压抑、动荡的社会里,竟然有一些普通人不计功利地默默读书做学问,不禁使我想起钱钟书先生说过的"大抵学问是荒江野屋中二三素心人商量培养之事"。

前年我发起创办《中医思想者》文丛,邀请娄绍昆先生撰稿。娄先生寄来了他从医经历的片段,编委们读后大呼过瘾!这些文字刊登于《中医思想者》文丛第一辑,颇受好评。此后,娄先生完成了他的自传,题目是"中医人生——一个老中医的经方奇缘",近日由中国中医药出版社出版。这些天,我怀着欣喜,认认真真地拜读了全书。这次的阅读体验,与读范先生文章的感受是近似的。

娄先生从 1962 年写到 1979 年。这 17 年,中国社会从一个前所未有的阶段,到另一个前所未有的阶段。时代影响,甚至改变了一个人的命运。娄先生也从一个高中毕业生,待业青年,四处打工者,乡村教师,最终成为通过浙江省中医药人员考核选拔的执业中医师。

娄先生是幸运的,他的身边不乏良师益友,在这个最容易使人沉沦的年代里，互相帮助，互相扶持，光阴没有虚度，"文革"后大多成为各个领域中的拔尖人才。在书中，我们也很少看到人性恶的描写，相反洋溢着人性的光辉，温暖着、鼓励着我们这些读者。

当然，对于一个中医师来说，阅读本书的另一重大收获，那就是对中医、对《伤寒论》和经方的更深切认识和临床经验的获得。

娄先生的良师益友，如果没有作者手中的笔，一定会被埋没。如果这样，那真是太遗憾了！这些民间智者，不求闻达，没有著述流布，可他们的思考与实践，真是不简单！

譬如何黄森先生，曾与作者父亲在同一所中学教书，受其老中医岳父影响而学习中医针灸，临床疗效显著。何先生善于把握复杂事物的规律，如把针灸取穴归纳为五方面内容，即：八总穴、八会穴、局部取穴、背部督脉寻找阿是穴、病位交叉对应取穴。他循循善诱、诲人不倦，使青年娄绍昆历 40 多年而难以忘怀那如沐春风的一个夜晚，他深深体味到什么叫作"大道至简"，什么叫作"真理朴素"。

何先生还是深刻的。他清醒地认识到整体观念之弊——"由于它忽视了局部疾病也有相当独立存在的可能性，忽视这类局部病变对整体性治疗的不应答性，诊治上经常出现舍近求远的现象。譬如明明是局部'牙石'造成的牙龈出血，不从局部下手治疗，反而辨为肾病，劳而无功，就是中医学辨证系统和治疗技术的缺陷所造成的，今后在现代中医学的发展过程中需要进一步地加以完善。"这样的认识足以促使今天的中医师反思！

蒋老先生是娄先生在福建光泽打工时遇见的一位老中医。他是上海川沙县人，家学渊源，青年时代受过系统的中西医教育，曾求教过陆渊雷先生，也听过恽铁樵、徐衡之、章次公诸先生的课，后一改而成为经方派医家。蒋老先生当时在街上摆摊看病。他说：

"在动乱的年代，我喜欢在大街上摆摊看病。一是为了方便流离失所，无处就医的患者能及时得到诊治；二是为了了解动荡变化的时局，可以及时地想方设法使自己趋利避害。这几年是这样，抗战时在重庆、昆明我也是这样。仲景说过：'留神医药，精究方术'的人，一定要'上以疗君亲之疾，下以救贫贱之厄，中以保身长全。'此之谓也。"足见蒋老先生是一个有爱心、有思想的人。蒋老先生临床经验丰富，娄先生当时做了记录，书中多有介绍，值得读者临床学习借鉴。

又如汪阿姨，是作者1971年新房的邻居。她谈吐不凡，不过几句话就让青年娄绍昆目瞪口呆，自叹不如。汪阿姨的中医知识来源于父亲，也源于名医张简斋的传授。她熟练掌握了16首方剂及其对应的病证，执简御繁，颇能治疗一些常见病、多发病。汪阿姨告诉娄先生，左金丸的辨证要点是：口苦、头痛、吐酸；香连丸则要抓住突然腹痛、腹泻、里急后重3个症状，而且治疗效果与病程有关，如果一得病就马上服药效果最好，若等到第二天才服药，效果就差了。娄先生日后屡屡用到汪阿姨的这些经验，《中医人生》中举了单位集体旅游途中一位女同事患急性肠炎的故事：这位同事突感腹痛，停车后冲到草丛中，10分钟后上车，但一上车马上又折回草丛，如此几次，因在途中大家一筹莫展。这时娄先生拿出携带的香连丸，患者服后不到2分钟就回到了车上，称赞："这药太神了！"周围的同事也像看魔术一样，禁不住欢呼起来。

再说说龙泉县的名医仲万春先生。当时作者在龙泉一工地打工，因为某些机缘而得以拜识。仲先生自述因日本汉方家的著述而入经方之门，他对青年娄绍昆说："我最怀念的是《皇汉医学丛书》原典夜读的那些岁月。每当人静夜深，只有我家二楼的灯光亮着。我打开书，安安静静，一字一句，细细咀嚼张仲景、吉益东洞、丹波元胤、山田宗俊、长尾藻城等中日医学先哲的文章，聆听他们的教诲，这是何等的快乐啊！过去，《伤寒论》的入口处就像地狱的入口处一样，确实令人畏惧。吉益东洞、汤本求真等人披荆斩棘为现代经方开辟了一条路径，给后学者挣脱了不少的束缚和羁绊，给我们带来了福音。我就是通过这一条学习的道理，在备受艰辛之后才得以进入仲景医学的大门。"仲先生介绍了他对《伤寒论》脉法的研究，特别注意与现代中医教科书进行对比；介绍了大塚敬节先生发现的康平本《伤寒论》，列举了这一版本的诸多优胜之处；还指出桂枝汤证的一大类型是无汗的，桂枝汤自身的功效并非解表，而是调和营卫、补养气血。其论证严密，令人信服，我想这不仅仅会让当年的娄绍昆产生震动；也一样会让今天的读者深思吧！

娄先生良师益友中，最使其受教，也最让读者受教的是张丰先生。张先生原是中学校长，1958年因右派身份被下放当工人，因而自学中医。他的学习路径与一般人迥然不同：凭借扎实的日语功底，从汉方入门，再读《伤寒论》原著，而且他智慧超群，故能直入堂奥，临床疗效卓著，见解新颖深刻。有5年的时间，在那青藤小屋，娄先生时常向张丰先生请益，聆听高论，无论是理论还是临床，都有长足进步。

《中医人生》是一部近60万字的厚重之书，而有近一半篇幅与张丰先生有关，足见他在作者心目中的地位。张先生高论迭出，如他说："《伤寒论》和《内经》是两个连体的婴儿。我们祖先对自身疾病和诊治的关注，可能是出于单纯的实用需要，亦可能是因为对这种健病之变的现象引起了浓厚的兴趣。实用需要与兴趣爱好，两者是不相等的。前者是出于实际的生存需要，后者更多是出于祖先对世界的认识、好奇和追问；前者发展成为经方医学，后者发展成为医经医学。"由于它们是同一历史阶段的产物，同时产生，同步发展，所以虽然起点不一样，发展的方向也不一样，但研究的对象毕竟是一样的，所以就会有许多共同的话题和言语。正因为这样的交叉和混同，引起了几千年的误会。张先生认为，日本吉益东洞提出的"方证主义"和《伤寒论》研究"去《内经》化"的观点，虽然是偏激的，但也是非常深刻的。"对汉方医学古方派来说，如果没有这样一个矫枉过正的举措，就无法挣脱'被《内经》化'的状态，就无法恢复以《伤寒论》为主体的诊治体系。"这样的观点，对中医院校走出来的中医师来说，可谓石破天惊、振聋发聩！

经方医学的辨治思路是方证辨证。一般人心目中的方证辨证就是抓住几个主症和脉象进行论治，有不少人对方证辨证不以为然，认为这无异于对症治疗。张丰先生指出："方证辨证的实质是'方证状态'的辨证。它不仅仅是以几个主症、脉象为唯一的诊断要点，还包含着体质的鉴别、疾病谱的考察等内容。这样的辨证思路使临床处方用药有了更加明确的依据，使中医临床学从'医者意也'的随意性中走出来，成为一门循规蹈矩的临床技术。"为什么方证辨证不是对症治疗，为什么有的人临床运用方证辨证得失参半？在这里，张丰先生给出了答案！

其实不仅仅是这五位民间智者，《中医人生》还介绍了不下10位作者的良师益友，他们的人生智慧、医学智慧不单单使青年娄绍昆受益，也吸引着我，启发了我。限于篇幅无法一一介绍，真希望读者认真读一读本书。

看到这里人们或许会问，为何我独独没有介绍作者本人的思想与经验。其实，娄先生常常在书中坦陈自己的不足与缺点。这里有作者的谦虚，也有作者对他良师益友的挚爱，因而毫不吝啬地把大量的笔墨用在记叙他们的事迹与话语上，可是显然地，如果没有作者本人的用心思索与刻苦努力，能有今天获得成就的名老中医吗？

能有读者手上的这部皇皇巨著吗？当然，《中医人生》中也有作者的一些思想与经验，但我期盼着作者再著新篇，不再以回忆录的形式著述，而能为我等中医师多写些理论思考与临床治验，成系统地一部部写下去，我期盼着！

鲁迅诗云："万家墨面没蒿莱，敢有歌吟动地哀。心事浩茫连广宇，于无声处听惊雷。""文革"中万马齐暗，可是我们借娄先生之笔，听到了惊雷！近些年来，中国的大学病了，中国的学术病了，不少有识之士针砭体制，并提出了一些有益的建议，但病人仍未有起色。好在这只是事情的一个方面，另一方面是由于社会的进步，网络的发达，我们有机会见识到民间独立学者的才华，这或许也可以称为"于无声处听惊雷"吧！衷心希望"独立思考、自由思想"的精神不死，民间中医奏起精彩的乐章！

2012 年 6 月 5 日

赵炳南·宗修英·"水壅津亏"说

赵炳南先生（1899—1984）是现代中医外科及皮肤科领域的泰斗，曾任中华全国中医学会副会长、北京中医学会理事长。宗修英先生 1926 年出生于北京一中医世家，其祖父宗世明、父亲宗维新均为北京名医，修英先生除从父学医外，还师从赵树屏、张菊人等京城名宿，终成当代名医。

赵老与宗老相差 27 岁，有关书籍与资料未提及两位有何交往，但实际上两人还是有交集的。1956 年，赵老离开自己苦心经营多年的医馆，加入刚建立的北京中医医院参加集体工作，曾任副院长。而宗老之父维新翁 1956 年参与筹建北京中医医院，后任内科主任，宗老亦于 1956 年进入该院内科工作。也就是说，宗老与赵老曾为同事，只是不知他们关系如何。

不过，在我这里，两位老前辈有了新交集，因为我的"水壅津亏"说。

"水壅津亏"说，是我据临床观察与经验于 2011 年提出的，最早发表在 2013 年出版的《中医思想者（第二辑）》里，此后在"中医书友会"微信号上亦发表过。2016 年，我曾在上海市长宁区医学会做了一个题为"五苓散·水壅津亏证"的讲座，对这一学说从经典到理论与实践做了比较全面的论述。2017 年出版的新著《伤寒论求真（上）》里亦曾言及"水壅津亏"说（其实此书 2014 年年初就已交稿）。

这里摘录一段我的论述：

我以为津液病，大致有这样几种：津液不足；津液过多（这是方便的讲法，实际上过多的已不是津液了），即津液代谢失常，导致水湿痰饮潴留。还有一种情况，津液不足与津液过多同时存在，实际上仍属津液代谢与输布的失常，表现为某些地方水湿痰饮潴留，而另一些地方津液不足，不妨简称为水壅津亏并见。

津液不足、津液过多，两者的临床表现为医者所熟知，不必多谈。水壅津亏并见者，虽不能说常见，但临床中也多能见到，经典中也有描述。如五苓散证之烦渴与小便不利并见，乃由于水停而津不上承，是津液代谢与输布异常所致。临床中能见到的类似病变，还如口渴与大便溏泄并见、便秘与小便不利并见、剥苔与腻苔并见等。

津液不足的，要补、要润；津液过多的，当然要利、要排。但更要紧是，寻找津液代谢的异常环节，予以针对性的治疗。至于水壅津亏并见者，是要补，还是要利呢？其实这都不是问题的关键，恢复正常的津液代谢与输布才是治病求本之道。如五苓散证，以猪苓、茯苓、泽泻淡渗利水；白术、茯苓健脾助运；桂枝通阳温经，以利气化，使小便通利而津液上承，不治渴而渴自除。

那赵老、宗老与"水壅津亏"说有何相干呢？

请让我从头说起。

我1996—1999年曾有3年时间经常泡在上海中医药大学图书馆的书库里，东翻西翻，流连忘返。出版于1975年的《赵炳南临床经验集》（北京中医医院编，人民卫生出版社出版，以下简称"赵集"）自然曾经寓目，然不得要领。原因无非有三：第一，那时我还没有临床经验，特别是对中医外科、皮肤科这些在体表有病灶的疾病，完全没有概念；第二，赵老的书里有太多的自拟方，有各种外治方法，让我有点招架不住，应接不暇；第三，我那时很少有给人看病的机会，即便认真努力地学习了赵集，也英雄无用武之地呀！所以根本没有动力花时间在此书上。

2001 年工作后，一位同事的办公桌上恰巧有赵集，拿起来重新翻翻，又放下去了，原因还是相似的。再后来赵集被人民卫生出版社作为"现代著名老中医名著重刊丛书·第二辑"之一于 2006 年再版了，我当即购置了一本，因为好书是一定要买的，即便当下没有机缘认真读，将来还是很有可能要研读的。

再往后，随着我临床越来越多，皮肤病患者也多起来了，赵集也开始看得认真了。

这就要说到赵集里的"顽湿"之说。此说，见诸赵集"湿疹""泛发性神经性皮炎"医案之按语，但仅寥寥数语，且较平淡，很不起眼，最初并不引起我的关注。

直到人民卫生出版社于 2014 年出了一本《跟师赵炳南手记》，书中有一篇马大定医师的文章，写得精到。

文章的题目是"赵炳南老师在中央皮研所传薪纪要"，作者 1954 年从医学院毕业后分配到中国医学科学院皮肤性病研究所（简称"皮研所"）工作，此时皮研所聘请赵老每周来讲课并会诊，而作者被所里安排跟师学习。

马先生文章是这么叙述"顽湿学说"的：

赵老称急性湿疹为湿热性湿疡，慢性湿疹为湿气性湿疡。其中特别顽固、长期不愈者特称为顽湿疡，此阶段皮肤增厚、粗糙、脱屑、干裂，表面看已无湿的见症，有些中医认为已转入血虚风燥，湿已不是主要矛盾，顶多只是余湿未尽。对此，赵老提出具有特色的"顽湿学说"，认为"患病日久夺气血"，湿邪乘虚由浅层侵入深层，更加黏滞胶结，更难清除。由于顽湿阻滞经络，障碍气血运行，肤表失养，故表现出血虚风燥的假象，赵老有针对性地用全虫方搜剔通透经络及深层胶着之顽湿而生效。

马先生的总结提纲挈领，指出顽固性湿疹血虚风燥是假象，顽湿才是本。他又说："由于赵老很少有著作，加之被一些间接说法所混淆，赵老原生态的论述内容反而不太为人知晓。"看来确实如此。

无独有偶，2014 年中国中医药出版社出版了《三代世医宗修英医案医话集》，在这里我读到了宗老对"真湿假燥"证的认识，与赵老的看法有相似之处，且进一步描绘了这类患者的脉症。

宗修英先生在临证中发现，皮肤科疾病所见手足皲裂症状，虽表现为掌跖皮肤干燥肥厚、皲裂疼痛，但仍有很多湿象。如掌指、跖趾皮肤皲裂与周边的疱疹、瘙痒并存，或局部皲裂与肢体沉重、手足发胀、不思饮水、便溏、舌胖苔腻等症并存，口干欲饮与皮肤干皱不润等症状并存等。宗修英先生认为，此类症状均为"真湿假燥"证之体现，以祛湿法为主治之，方可获效。

宗老的经验与"水壅津亏"说亦颇多相似处，因此读来别有会心。

我当年在大学讲授各家学说课程时，首课即论述医家的"心灵的沟通"，日后又作《心灵的沟通》一文（收入拙著《半日临证半日读书》）。其核心思想是：尽管时代不同，尽管地域不同，但只要认真临床、认真思考，古今中外的医家一定能做"心灵的沟通"。以"水壅津亏"说来看，赵老、宗老与我，真有"心灵的沟通"！

2018 年 1 月 22 日

变药物副作用反为治疗作用

——由读《赵锡武医疗经验》想到的

最近重阅《赵锡武医疗经验》（人民卫生出版社 1980 年出版），想起我念大学时，曾经段逸山教授引荐，向朱邦贤教授问学。记得第一次晤谈，是某个周日在上海中医药杂志社办公室。那天朱老师聊了很多他在东北、北京求学、行医的往事，聊到了赵锡武、方药中、岳美中诸京城名老中医的逸闻。其中讲到赵老利用熟地黄腻膈的副作用来安胎。当时觉得真是有意思，药物的副作用在赵老手里变成了治疗作用。

这次重读赵老之书，自然又读到了这么一段话：

生地黄为行血之品无疑，制熟则质变，反通为塞。清·陈念祖谓："熟地质黏性腻如油合面，最能留邪，余邪不净者慎不可用。"余用黄土汤意在止崩，故利用熟地黏腻之短，将生地易为熟地，量重至 60g。

这段文字出处在《加味黄土汤治疗先兆流产及功能性子宫出血》一文，与朱老师所说稍有不同。

按原文，熟地黄黏腻，于邪气不利；按朱老师所说，熟地黄腻膈，这是一种副作用，但先兆流产与月经出血不止，正需要熟地黄黏腻之性或腻膈的副作用来塞流以止崩、以安胎。

药物有所长，也有所短。医者一般仅知扬长避短，而赵老则能从反向"扬短"，使药物副作用反成为另一种治疗作用，这种"巧思"值得学习。

其实，同书还有一篇《冠心病的病机和治疗》，提到"清·王朴庄《伤寒论注》曾说：栝楼平人服之能使'心气内洞'。今取其药物副作用令其开痹通阳。"

看来在赵老这里，将中药副作用转化为治疗作用并非孤例。但细思之，栝楼之例实际并不妥当。第一，栝楼早在《金匮要略》就被用来治疗胸痹，怎么能说是因后世副作用之说而取之令其"开痹通阳"呢？第二，假定栝楼"平人服之能使'心气内洞'"也算副作用，那么大黄平人服之腹痛腹泻，也算是副作用了？所以，栝楼的这种作用，能算是副作用吗？

副作用，应该是药物治疗某病时不需要的作用，而且这种作用是会对人体造成某种不良反应的。显然，栝楼的这种作用不能称之为副作用。

进而我又想，王朴庄说平人服栝楼会"心气内洞"，这种讲法本身是否可靠。我颇为怀疑，此说究竟是从临床实践中得来的，还是想当然想出来的？说不定是因为栝楼能开痹通阳，为治胸痹要药，王氏为了强调它的作用，想当然地说平人服它会心气内洞。因为，既然是平人，怎么会去服栝楼呢？而且我还怀疑栝楼的药性是否真的那么峻烈，会导致心气内洞这样明显的不良反应。

综上，王氏的说法不一定靠谱，赵老在此基础上的说法也不妥当。

再深思之，其实"利用熟地黏腻之短"的说法也不甚妥当。

赵老到底是老一辈中医（这里绝无贬义），他们的思维方式不是逻辑的，而是跳跃的、类比的。仔细想想，即便腻膈碍胃确实是一种副作用，但这跟塞流止血或安胎之间有何逻辑关系呢？黏腻留邪，这算不算副作用暂且不管，毕竟赵老没有明确说是用熟地黄的副作用，只是说利用熟地黄之短，而这跟塞流止血或安胎之间同样也是没有逻辑关系的啊！

这里没有逻辑，没有推理，有的是跳跃，是类比，所谓"医者意也"是也！

"医者意也"，实际上是一种非理性的思维方式。它究竟是好还是不好呢？

其实不能说它是绝对的好，或者是绝对的不好。

别忘了我在前文还称之为"巧思"呢！

临床看病，很多时候当然应该用严密的逻辑思维，但是全用逻辑思维又是不够的，因为创新常常不是靠逻辑思维。此话怎讲？我的意思是，当遵循一些我们已知有效的规律、法则、经验看病时，靠逻辑思维就够了，或者说就是要靠逻辑思维。但是遇到我们治不好的病呢？逻辑思维不一定管用了。这时需要非理性的思维——突发奇想、"脑筋急转弯"，说不定能突破。在这个意义上，我称之为"巧思"。

但反过来讲，全用非理性思维行吗？全是奇思妙想，今天这样想，明天那么想，没有逻辑，没有规律，临床疗效一定是不稳定的，这绝对是不行的。

而且，"巧思"未必正确。道理很简单，熟地黄黏腻就一定能止血？如果是这样，多吃点糯米就能治疗功血与胎漏了。显然没有这样的道理。所以，"巧思"只是提供一种"答案"，至于是不是答对了，那一定要靠临床实践。如果经过实践证明是有效的，那就成为可重复的经验，成为规律，只需要用逻辑思维就行了，不需要"巧思"了。

总之，临床应以逻辑思维为主，非理性思维（跳跃的、类比的、具有想象力的思维方式）为辅，两者都不可缺，关键看你怎么用。

写到这里，似乎有点离题了，还是回到题目吧。我又记起陈树森先生治疗尿床的验方——五味益智汤，此方由五味子、益智仁、炙麻黄组成。麻黄让人兴奋，使睡眠易醒，这应该算副作用吧？但是用在尿床患者身上，使睡眠较浅，有尿能自觉起床，却是治疗作用。这一例恐怕才是"变药物副作用反为治疗作用"较妥当的例子。

2018 年 2 月 27 日初稿，3 月 13 日改定

赵锡武论病与证

著书不易，难在作者是否真正把自己想写的东西搞透了，进而能够清清楚楚地表达出来。如果作者没有做到第二点，甚或第一点也没有做到，那就难为读者了。读者该多聪明，才能揣摩出作者内心深处所想啊！

前几年，第二度读现代著名中医学家赵锡武先生的著述，做了一些笔记。近日重阅，深感赵老对病与证、辨病与辨证的认识颇有价值，然表达上存在一些缺陷，有些地方读来有些费劲，甚至有自相矛盾的地方，故摘录其论述 15 条，分为四组，重新编排，并加按语申明如下。

第一组：

1. "何谓病？何谓证？有疾病而后有症状，病者，为本，为体；证者，为末，为象。病不变而证常变，病有定而证无定。故辨证不能离开病之本质。"（《赵锡武医疗经验·辨证与辨病》）

2. "有病始有证，而证必附于病。若舍病谈证，则皮之不存毛将焉附？"（《赵锡武医疗经验·辨证与辨病》）

3. "盖证与病不同，证属共性，为诸病所共有；病属个性，为每病之专有。故病不变，而证常变；方不变，而加减变。"（《赵锡武医疗经验·冠心病的病机和治疗》）

4."病为本，证为标，有病才有证，只有先识得病，方能断得准证。证固然可以千变万化，病则有常，故辨证论治决不可脱却辨病识病。若识不得病，或舍病以辨证，必然把握不住疾病发展变化的规律，辨证论治亦不免降格为'对症治疗'，如此舍本逐末，病必难除。"（《赵锡武论心脑病·赵锡武医话选》）

按：此四条论病与证的关系，强调病为本，证为末，故识病为先。

第二组：

5."仲景之'平脉辨证'，即《内经》之治病必求其本。所谓本者，有万病之共本，有每病之个本。医者当求每病之个本及万病之共本，而随证治之，方称精切。而薛立斋、赵养葵等专讲真水真火，乃论其共本。《伤寒》《金匮》乃真能见病知源，故药之增损确切不移。"（《赵锡武医疗经验·辨证与辨病》）

6."薛立斋、赵养葵、程钟龄等人专讲万病之共本，不讲每病之个本。《金匮》《伤寒》既讲万病之共本，亦讲每病之个本，乃真能见病知源，随证施治。医者既要辨各病之个本，亦要辨万病之共本，二者相辅相成、缺一不可。临床时，须先辨每病之个本，再辨万病之共本。"（《赵锡武医疗经验·辨证与辨病》）

7."自张景岳、程钟龄八证八纲之说出，而《内经》、仲景之辨证方法渐废，今人则有的更变本加厉，废病存证，废方存药。"（《赵锡武医疗经验·辨证与辨病》）

8."《伤寒论》侧重辨证以应变救逆，而《金匮要略》则重于辨病，专病专方。"（《赵锡武医疗经验·辨证与辨病》）

按：我认为，所谓万病之共本即"证"，每病之个本即"病"。赵氏认为既要辨病，又要辨证，仲景堪为楷模，因此批评张景岳、薛立斋、赵养葵、程钟龄等人只知辨证而不知辨病的片面做法。虽然《伤寒》与《金匮》还有一定区别，前者重辨证而后者重辨病。这四条语录，看似在谈古，实际也在论今，因为中医界存在一种片面强调辨证，而忽视辨病的倾向。

第三组：

9.“'辨证'二字最为重要。《伤寒论》中曰桂枝证、曰柴胡证，此中包括病位、病因。”(《赵锡武医疗经验·辨证与辨病》)

10.“诊病易，诊证难。”(《赵锡武医疗经验·辨证与辨病》)

11.“世谓中医辨证不易，余谓中医识病尤难。”(《赵锡武论心脑病·赵锡武医话选》)

12.“辨证与辨病是二者不可分割之统一体。”(《赵锡武医疗经验·辨证与辨病》)

13.“辨证论治的实质就是辨别清楚'病因体异'，然后'同病异治''异病同治''药随证变'。”(《赵锡武医疗经验·辨证与辨病》)

14.“所谓辨证论治是先辨其为何病，再辨其寒、热、虚、实，然后施治。”(《赵锡武医疗经验·辨证与辨病》)

按：第9条强调辨证的重要性。第10条云“诊病易，诊证难”，强调辨证不容易。可是第11条却说“识病尤难”，看似矛盾，实则未必矛盾，赵氏只是在不同语境下对辨病与辨证做不同的强调而已，故第12条云：“辨证与辨病是二者不可分割之统一体”。但话虽这么说，从第13、14条却可以看出，赵氏认为首先当辨病，然后再辨证。其实，从前7条语录中也可悟出赵氏的这一观点。

第四组：

15. "治病所用方剂，有已经成熟者，有尚未成熟者。成熟者专病专方，未成熟者一病多方。故有'某方主之''可与某方''宜某方'之说。专病专方是经时间认识，再经实践证明，再实践、再认识，多次反复之结晶，而较一病多方更为可贵。"（《赵锡武医疗经验 · 辨证与辨病》）

按：赵氏认为专病专方"更为可贵"，这是与其认为辨病辨证不可分割而辨病更为要紧的观点相统一的。

2018 年 4 月 30 日

朱良春教授经验点滴

好友赠我新近出版的《国医大师朱良春全集》的两本分册。我与朱老从未谋面，通信却始于 2001 年。因为当时向他请教有关章次公先生的几件事，而章先生是朱老的恩师。此后与朱老多次通信，并蒙他赠书，2006 年朱老又为拙著《危症难病倚附子》作序。记得 2008 年，他的入室弟子去南通看望他，回来后告诉我：朱老对你赞赏有加，寄予厚望啊！可我本散淡之人，以后渐疏于联系，也未去拜见他老人家。今先生已仙逝，再无机会亲闻咳唾，但他教导后学、提携后进之情不敢忘怀。

朱老的数种专著，20 年来多次读过。今日翻阅《国医大师朱良春全集·临证治验卷》，摘录数条用药经验，所谓温故而知新，也供读者参考。

刘寄奴，治疗前列腺增生、前列腺炎效果颇佳。

宽筋藤，治疗风湿痹痛而关节拘挛，重用 30 ～ 45g。

制南星，专治骨痛，可用 30 ～ 60g，要煎煮 1 小时。

辛夷，治疗风湿病效果很好，这是参考日本木村正康的报道。朱老试用 10 ～ 15g，效果一般；后用至 20g，疗效显著。

土茯苓，用量可达 120 ～ 150g。

松节，有祛风通络、疏利关节之功，朱老发现还有提高免疫功能、增强体质之效，对体虚易感冒，或慢支久咳，或慢性肾炎尿蛋白久不消者，或心脾两虚失眠者，常加入方中，用量30g。配鸡血藤等，能提高红细胞、白细胞、血小板。

小蓟花，某次农工民主党中央会议时，有一干部告之：小蓟花研末，装0.25g胶囊，每服4粒，每日2次，治失眠有佳效。

蜈蚣，治疗复发性口腔溃疡。研粉，加少许冰片，用鸡蛋清调搽患处，每日3～4次。

2017年11月17日

从掌故中汲取力量

——读傅杰先生的《前辈写真》

　　傅杰先生的《前辈写真》里有太多的掌故——前辈学人有趣味的掌故！

　　比如姜亮夫先生的"嗜书如命"。姜先生中学时代近视便达八百度，看书是把书贴在脸上，然后周而复始地上下移动。傅杰先生投考姜先生门下时，姜先生已82岁。初见姜先生，他就说：我现在眼睛也瞎啦，不能看东西啦。但直到他卧床不起，10来年里，他便是这样一边声称瞎啦瞎啦，一边孜孜不倦日复一日地捧着书在眼前移过来移过去。而且，姜先生买起书来，完全不知老之已至。傅先生入学当月，上海古籍书店影印了分订为十六册的《王国维遗书》，定价26元（1983年的26元相当于现在3000元总有的吧），姜先生不容商量地说："这个你一定要买一部的。我的也不全了，你帮我也再买一部。"本应是散书的年纪了，还在聚书，还在用极高度数的近视眼睛看书，还在认真做学问。读之令我动容。

　　又比如裘锡圭先生之不知刘晓庆。这一掌故出自《书信中的郭在贻师》一文。郭先生与裘先生在20世纪80年代的古汉语学界被并称为"北裘南郭"。郭先生给裘先生的信中曾感慨众多的学术著作票房不抵刘晓庆一纸自传。而裘先生回信自称读书太少，求教刘晓庆"出于何典"，他对当红影星竟然全无所知。这真正是读书人的"两耳不闻窗外事"啊！

　　至于朱维铮先生的掌故，那就更多了。文章的题目就叫"八卦碎片"，副标题是"忆朱维铮先生"。作者用大量轶事，串联起朱先生刻苦、严谨的学者风貌，还有那并存不悖的令人生畏的严师形象与爱才的良师益友形象，以及敢于当面顶撞领导的桀骜不驯的读书人风骨。傅先生此文是饱含着深情写就的，故事太多，所以文章很长，但因为文字流畅而幽默，故读者能很轻松很愉快地读完。

　　掌故多是一个方面，另一面是作者真乃文章高手，能把掌故串珠，编织成一篇篇美文。

　　如写姜亮夫先生，集子里共有四篇文章，其中一篇标题是："为了孩子们"。光看标题，我以为姜先生早年做过小学教师，或者曾经写过儿童文学。读下去，发现傅先生"满嘴跑火车"，说 1983 年他考入杭州大学古籍研究所成为第一届古典文献专业研究生，姜先生是掌门人，为研究生们制订了庞大的培养方案，为此请了许多各领域的名师来授课。傅先生因此一一举例，最后讲到了中国美院的章祖安先生。写章先生不要紧，一写就是 2 页多，章先生也是名士风度，如上课讲到某段古典，他念出上句，点着名让研究生们站起来接下句。傅先生写道："虽然号称古文献专业研究生，我们真能读过几本古书？在我们瞠目结舌、无地自容之际，他失望地向我们伤口上撒盐：咦，你们学古文献，连这些书都没读过啊？"看来章先生也是"毒舌"！写到这里，已经 4 页了，也涉及几则掌故了，但这与"为了孩子们"有何相干呢？不要急，马上就要写到了。原来，姜先生邀章先生来讲课，允诺专车接送。因章府虽离杭大不太远，但无直达的公交车，当时也罕见出租车。不料校方接送一次后，传闻有秉政者放出话来：章某乃本校毕业生，回来上课还用派车？于是车被取消。

　　"不温良也不恭俭让的章先生随即电告古籍所管教务的老师，

宣布中止授课。他这一撂挑子，赚来了83岁的亮夫师的毛笔手书：

祖安兄：专题《周易》报告，无论如何请你讲完，为了孩子们，非为吾辈计也。特此即问近佳！

亮夫顿首 十一月十六日"

章先生检讨说："于弟子言，此不啻一道圣旨，自然应命。我已从信中读出先生对不能调动小车之不快，又有想礼遇我而无奈的心态。先生的敬业，更反映出我的狭隘与傲慢。"

全文5页半，前面铺垫4页多，真正进入主题仅最后1页半，但读后觉得前面的大量铺垫全是必要的。姜先生"为了孩子们"而制订内容那么丰富的课程，请了那么多名师。章先生名士风度，遇到杭大校方之无理，自然毫不客气。但收到姜先生短信后，幡然醒悟，自责于自己的"狭隘与傲慢"。文章从大量铺垫后一下子进入高潮，高潮又是一个起伏，不能不说是一篇很好的散文。此文后有一补记，讲到2016年章先生读到傅先生此文后愿以姜先生手泽相赠，并说此事"永远记录着我的狭隘、傲慢、可耻"。前辈风度如此。

又比如《回忆录中的朱德熙先生》一文，共有四节，分别是："有的人死了，他还活着""超级的享受与辛苦的劳动""当面一套与背后一套""千万不要将肉麻当有趣"。不用说，此文一定是称颂朱先生的，里面三节的标题一看也能猜到朱先生的事迹。但是，"当面一套与背后一套"是怎么回事呢？

原来，朱先生爱才，太多人听到了朱先生对裘锡圭先生的夸奖。傅先生列举了汪曾祺先生、吉常宏教授、丘光明教授、袁毓林教授、李零教授、潘兆明教授的回忆。特别是潘教授回忆道："文革"后不久，他读了朱先生与裘先生合作的发表在《考古》杂志上的考释汉简的论文，便跟朱先生说：您"不但写了一篇好文章，还培养了一个好学生"。朱先生立刻认真地纠正说："可不能这么说，这次我和老裘，完全是平等的合作关系，我向他学了不少东西，如果要说培养的话，那也是互相培养。"从1963年在课堂上引录当时还是助教的裘先生的观点开始，朱先生对裘先生就是这样持续不断地赞不绝口的。这就是所谓的"背后一套"。

那"当面一套"呢？裘先生回忆了当年朱先生为他修改论文的情景。如某篇初稿，朱先生说："这简直不像一篇论文。"后修改多遍才拿出去发表。又如裘先生的专著《文字学概要》，朱先生临去世前半年还在翻阅，并写下好多修改意见，特别是指出："此书佳处不必在这里提，要说缺点，主要是行文不够明白晓畅，有些地方真可以说是佶屈聱牙，令人难以卒读……我觉得最好现在就开始修改，发现一处改一处，做好再版修订时的准备。"朱先生说话这样直接，完全不给面子。这"当面一套"与"背后一套"差距太大，也完全颠覆了一般人对"当面一套"与"背后一套"的认识。说到底，朱先生的爱才，就是为了学术，学术上是怎么样就怎么样，完全没有世俗的东西，真是纯粹！不能不承认，这又是一篇好文章。出人意料，强烈对比，阅读时给人一种新鲜感。

总之，本书掌故遍地皆是，又经文章高手串珠，让我这个喜欢学术八卦者爱不释手。傅先生的专业论文，我这个门外汉肯定是读不懂的，好在傅先生为了前辈精神的薪火相传，写作了这本好看的散文集，使门外汉也能从这些充满正能量的掌故中汲取力量！

2017 年 8 月 14 日

理直气和，义正辞婉

说来也巧，看到电梯口那告示之后没几天，就在陈之藩先生的书里读到了"理直气和，义正辞婉"这样的妙语。

此语出自雷宝华先生。原来，某年春节在陈之藩先生家中，一堆朋友起哄请陈先生写对联。他说，对联易写，词却不容易想出来。这时在座的雷先生出了一句：

理直气和，义正辞婉。

境由心造，事在人为。

在场者"听了，却不由得一怔。'和'与'婉'这两个字怎么改得这样好，先之以惊疑，继之以震撼"。其中有位中学生请教："雷伯伯，不是理直气壮，义正辞严吗？"

雷先生笑眯眯地抚着小朋友的头，解释说："你想想，理既直矣，就不必气壮了；义既正了，又何必辞严呢？"

陈之藩先生是大科学家，又写得一手好文章。上述故事出自他的散文《把酒论诗——悼雷宝华先生》（此文收录于《万古云霄》，陈之藩著，童元方编选，中华书局2014年出版）。

是啊！"理既直矣，就不必气壮了；义既正了，又何必辞严呢？"

前些日子，我家大楼的电梯门上有人贴了一张A4纸，也算是一张告示吧，标题是：请你有点公德心！

正文大意是：

今天我踏进电梯，里面弥漫着尿味，地上是一泡尿。如果这泡尿是人拉的，拉在电梯里，那这个人连畜生都不如，人怎么会在电梯里拉尿？如果这泡尿是狗拉的，那狗不懂事，随地拉尿，人也不懂吗？人跟狗一样的德行吗？下次如果还发生这样的事，我就不是贴告示这么简单了，就要对不起你了！

好一股戾气啊！狗在电梯里撒尿，主人不善后，这固然不道德，但窃以为这也不能算什么太过严重的事，不至于连畜生都不如吧？！尤让我倒吸一口凉气的是，这人自以为真理在握，占据了道德高地，谩骂甚至威胁那不文明养狗的人。我想，假如这样的人被别有用心的人煽动起来，脑子一发热，什么事做不出来呢，而且一定会冠以正义之名！当年的红卫兵，今天香港的暴徒，不就是这样的吗？

理直自然气壮，义正自然辞严，这是人性的自然流露。而理直气和，义正词婉，这是很高的境界，我觉得这很不容易达到的修养可能会更打动人心。至于理直气汹、义正辞戾的人，尽管他说出来的都是大道理，但其心性终究可疑，而且其行为的效果必然会大打折扣的。

2019 年 12 月 6 日

"名医打架"

吉林省有位名老中医，叫陈玉峰。老先生生于 1903 年，是长春中医学院（今长春中医药大学，下同）教授，省政协委员，在吉林省享有盛誉。吉林省还有一位名老中医，叫马志。马老生于 1911 年，曾任中华全国中医学会吉林省分会的理事长，长春中医学院副院长、顾问，省人大代表，也是吉林省德高望重的老前辈。

其实两位老中医根本没有打架，既没有肉体上的打架，也没有打笔仗。但是令人没有想到的是，20 世纪 80 年代初，吉林省卫生厅委托《吉林中医药》编辑部着手整理该省名老中医的学术经验，最后出版了《吉林省名老中医经验选编》一书，两位名医"打起了架"。

这件事，不能怪别人，要怪只能怪我，怪我喜欢看书，而且有时候看书又稍微有点仔细，这样就发现了这起"打架事件"。

该书陈玉峰老中医这一章节里，说了这么一件事：

1958 年，当地发生流感，诸医或用银翘、桑菊之剂，或用麻黄、桂枝之属，验之于临床皆罔效，独陈老治之以达原饮，则收效甚捷。究其原因，陈老曰：本年为戊戌年，按运气推算，此乃太阳寒水司天，太阴湿土在泉，故其气当以寒湿为盛。银翘散乃辛凉平剂，用其治寒湿之邪，岂不更助其寒凉之势？而流感当属于中医之寒疫病，若单用麻黄汤之辛温解表，又不能驱其疫毒之气。故用达原饮，一取其辛温之药性，以胜寒湿之时气；一取其避秽化浊之功，以胜寒疫之邪。二者兼顾，岂能不效？

简单说，就是1958年寒湿甚，流感流行，该用达原饮。而马志老中医这一章节，讲述的是1958年的另外一件事——麻疹流行，他认为是火运太过。这样，两位老中医岂不是打起了架？

有关马老的这一章节有点长，我略做删节，录于下：

马老治病很重视运气对病情的影响。1958年冬，长春市麻疹流行，较诸往岁，危笃者多，死亡率很高。按麻疹一般常规治疗，轻症尚可收效，重者如病毒性肺炎合并脑证候者，治疗则颇感棘手。

"痘喜温补，疹宜清凉"，是治疗痘疹的常用法则。对部分患者尚称满意，但对某些重证患者，仅持此法，却感不足。临证时必须参考运气变化……验之于1958年岁次戊戌，太阳司天，太阴在泉，火运太过，"其运热，其化暄暑郁燠，其变炎烈沸腾，其病热郁"（《六元正纪大论》）。故《五常政大论》曰："赫曦之纪……其动炎灼妄扰，其德暄暑郁蒸，其变炎烈沸腾……其脏心肺……其病笑疟疮疡血流狂妄目赤……其病痓……暴烈其政，藏气乃复，时见凝惨，甚则雨水、霜雹、切寒，邪伤心也。"

根据经文所载，结合1958年气候实况，我们长春地区亢旱少雨，有炎烈沸腾之势，在炎灼妄扰，暄暑郁蒸的气交之中，儿童在未病之前，机体中已先伏其所因，以致痘疹流行之期，感而为病。儿童受自然界运气的影响，首先虚其元气，所以古人根据"暑伤阳气"而有"春夏养阳"的养生学说，孙真人有生脉散、李东垣有清暑益气汤之设……由于气候影响，人已虚其表阳，阳气不固，阴则失藏，易感麻疹之儿，一旦感受疫疠之气，则病作矣。基于运气影响，所以当年疫情来势凶猛，病情严重，死亡率高。

治疗麻疹及麻疹肺炎，马老积累了丰富的经验。马老特别强调对麻疹辨证和顺、险、逆的区别……

马老临证时，以运气学说及患儿体质为主要依据。首先解毒，几乎所有患儿都服用梅花点舌丹、紫金锭，再审证酌情投予汤药。如病儿脉症显示阳证者，则本解毒松透之法，即应用"微者逆之"的法则。若病势险逆，儿体虚弱，显示阴证趋向者，除解毒之外，还投以温补温养等汤药相辅而行，即应用"甚者从之"的法则。正如《五常政大论》曰："赫曦之纪……暴烈其政，藏气乃复，时见凝惨，甚则雨水、霜雹、切寒，邪伤心也。"结合儿体病情和炎热沸腾，暴烈其政等意义，特别是"暴烈其政，时见凝惨"两句，凝惨是出现在暴烈其政之中的，是"时见"而不是全见，是说在雨水霜雹之前，必先有凝惨之象出现，此时恰恰是阴阳变化的契机。抓住这一关键，投以人参固本、理中汤加减用之是非常重要的。一般说来，松透解毒为治疗麻疹的常规，而温补在法之所忌。但古籍记载及马老经验体会，温补温养之法亦不可不知，如魏之琇在《续名医类案》瘄疹门吕东庄治钱氏子案及冯楚瞻治沈氏儿案的按语中提出吕冯二案，"大同小异，是百中一二，未可执为成法也。大抵麻疹之发，本诸肺胃，治之但宜松透，一切寒燥寒热之剂不可入也。余尝遇表散过甚，绵延不已者，一以生地黄、杞子、地骨、麦冬、薏仁、沙参等味。"1958年之麻疹适于常法（松透）者为绝大多数，适于吕冯二法（温补、温养）者亦非百中一二，而适于魏氏之法者较多，亦可见运气影响之作用。马老认为，前人所指（松透之法）

乃指其常，未谈其变，言其病初，未言病末。在麻疹治疗中，特别是险逆重证，温补一法必不可少。至于"热深厥深"之说，对儿童疾患更应灵活看待。小儿为纯阳之体，又称稚阳，感则易热，阴气受伤，孤阳独治，阳极则衰，故古人有"回头看痘疹"，乃告诫我们痘疹变化莫测，要时刻注意其变化。热性疾病转化固多，但实际是以儿体阴阳变化为转归，再加邪之轻重，而有顺、险、逆证之别。在患儿罹患吐泻转为慢脾、慢惊时，识别较易；而在麻疹转向慢脾、慢惊时，早期识别则较难。所以及时抓住这一环节——"时见凝惨"阶段，及时投以温补，至关重要，待其阳回本固，倘仍有余邪，再予清热养阴，随证出入。

其实，两位老中医并没有真的打架，也没有打笔仗。《吉林省名老中医经验选编》一书的编者只是将两位老中医的学术经验分别介绍，没有特意说两人对 1958 年流行病的看法有"矛盾"。我甚至不知道编者有没有发现这一点。如果发现了，照理应该再去问问他们，讨论讨论，为何大家看法截然相反，却都取得了显著效果。而若干年后，我发现了他们的"矛盾"。

2017 年 9 月 11 日

儿科泰斗董廷瑶在 1958 年

——"名医打架"续篇

《"名医打架"》在我的微信公众号上发表后，受到颇多读者关注，有些读者来信与我讨论，我的学生们也在互相讨论。学术是经过讨论与批评而愈辩愈明的，当然前提是敬畏学术，是心平气和，是实事求是，是谦虚严谨，而不是为了证明自己永远正确而意气用事。

前天晚上临睡前，我突然想到了董廷瑶先生，记得他曾用王清任的解毒活血汤救治麻疹，取得了很好的效果，我当年在上海中医药大学讲各家学说课程"王清任"这一章节时，曾举了这个例子。于是，起床翻看董廷瑶先生的书，看看他治疗麻疹是哪一年的事。没想到，就是 1958 年。

董老是宁波人，后长期在上海行医，是上海乃至全国享有盛誉的儿科泰斗级人物，我在读大学时就读过他的书，也买过他的书，对他的医术还是有些熟悉的，很钦佩他的学术与经验。

查阅董老的《幼科刍言》，书里有五处提及他用解毒活血汤治疗麻疹的经验（不包括医案）。

这五处，有一处是简单提及，这里不论，有一处是专谈 1960～1961 年的麻疹，等会儿还会谈及。我们这里先谈 1958 年的麻疹。

这里要注意的是，三处中有两处都没有谈五运六气，另一处他是这么说的：

从治疗传染病来说，我们更应注意自然界气候的变化，做出不同的变法。《素问·五常政大论》曰："必先岁气，无伐天和。"这二句经文，对我启发很大。所谓五运有纪、六气有序、四时有令、阴阳有节，皆岁气也。人在气交之中而能适应生长，在正常冲和之气下循时而安。但是岁气时有变迁，而每年四季气候亦有不同的变化，我们现在姑且不讨论五运六气，然而不同的年岁和不同的季节，其气候变化中，人体也随时受其影响。从一般来讲，在治疗用药方面，也不能违反四季气候，而必须根据当前气候的具体情况来灵活对待，这就叫作"无伐天和"。

我理解董老的意思，就是可以不讨论五运六气，但要根据当前的具体气候情况来看病。

具体谈 1958 年的麻疹，他说：

其流行之广，遍及全国，为历年来所罕有，因治不更法，病死率相当严重；是年自农历十一月起麻疹逐渐流行，而气候亦更严寒，十二月连日大雪，麻疹发多不透，每见患儿疹点暗淡、面色青暗。很快疹没而体温则更高而合并肺炎，且即转脑炎，造成死亡。在治疗上，初以一般常法进行处理，高热神昏时，膏、黄、犀、羚、紫雪、神犀辄无功效，往往治多不及，病死率达到百分之十几，这真令人胆寒。后来我们从岁气上来研究，认为寒则血泣，致痧不能透，毒向内陷，而麻疹之发，必经血分，以血活则气行，气行则血活，其痧自明，痧明毒泄，其病即安，于是运用王清任氏之解毒活血汤，得到了显著效果。由于病孩之多，我们摸到了其发病规律，掌握了其主要矛盾，找到了有效措施，就把上药煎成大量汤液，备以分服，既便又快，从此渡过了难关，病死率降到了零，迨麻疹工作结束后，前后平均病死率为 3%，是全市最低单位。（以上

见《幼科刍言》，董廷瑶著，上海科学技术出版社 1983 年出版）

在另一处，他把自己创造性地用解毒活血汤救治麻疹的探索过程讲得很清楚。

（1958 年冬）为了抢救，日夕不离医院，以便随时观察。通过仔细研究分析，发现患儿初期麻疹见布而两颧皖白，体温陡高，咳逆气急，鼻扇色青，疹色灰暗，或一出即没。旋因毒向内陷，合并肺炎；继则昏迷嗜睡，迅速形成脑炎而至死亡。从一系列病势过程，我们推理，由于麻疹已透为主，是蕴毒为时邪所引发，故必自内达外，由里出表，则必经血分。今痧布而两颧灰白者，乃气血阻滞也。方书谓：左颊属肝，右颊属肺，而肝主血，肺主气。由于气血运行失常，不能载毒外泄，而向内陷，险象丛生。更因是年连日大雪，严冬凛寒，夫寒则血涩，结合岁气，亦为影响麻疹的透发。原因既明，故改用王清任氏解毒活血汤一法，服后一二剂，面色转红，血活疹透，迅速化险为夷。运用此法，顿使麻疹未齐者可齐，已没者亦得毒解而安。高热很快下降，神志渐得清醒，使死亡率降到零。迨麻疹工作结束，统计其病死率平均为 3%，是全市最低单位，得到卫生当局的表扬。

1959 年 5 月，中央召开全国传染病工作会议，余被推选为代表之一出席会议。大会上交流解毒活血法抢救麻疹逆症的成果，颇得同道的重视。（见《能定能应谓之成——谈谈我的治学经验》一文，收入《幼科刍言》，也被收入《名老中医之路》）

从以上两段文字可知，董老最初也以常法治麻疹，但死亡率高，后仔细观察患者，并结合当时气候情况，再运用中医理论推理，最后找到了高效的治疗方法。这里没有提到的是董老为何独独挑出王清任的解毒活血汤来。我想，这在董老那里是自然而然的事，所以他没有特意写出来。因为他对王清任的《医林改错》是很熟悉的，这从他还曾创造性地用王氏少腹逐瘀汤治疗小儿肠套叠可知。这是平素的读书功夫，所谓"书到用时方恨少"，没有用到的时候是看不出来的，需要用的时候，你有没有功夫就显现出来了。我这里提示一下，希望读者注意。

董老 1958 年治疗麻疹危重症的情况，就介绍到这里。显然，他的研究、他的观点乃至他的成绩，与《"名医打架"》里介绍的马志老中医的观点与经验，是不一样的。要说"打架"的话，董老与马老也在"打架"。这里不妨请读者思考一下，你怎么看这个问题？

最后，要介绍董老 1960 年冬至 1961 年春救治麻疹的情况。

之后，余又对活血解毒在麻疹危症中的重要性做了进一步观察。在 1960 年冬至 1961 年春的麻疹工作中，根据以透为基本原则的治疗，挽救了许多危重病例。对 46 例重症患者治愈的统计，用辛凉透表为主者 22 例，活血解毒透疹者 10 例，辛凉解表与活血同用者 14 例。由此可见，在危重麻疹中有血分瘀热之病机者，几占一半以上，为临床上不可忽视者也。以第 3 种情况来说，即在疹淡不明、两颧苍白，或疹暗色紫，或素体虚弱、患有先天性心脏病者，或并发肺炎、脑炎，均需参用活血药物，使其疹透毒泄而安也。此为令人不可磨灭之印象。（见《能定能应谓之成——谈谈我的治学经验》一文）

在其他文章中，他又说：

（当时）收治麻疹患儿 600 余人，根据以"透"为基本原则的治疗措施，抢救了许多严重病例。兹就 46 例，经过整理，在施治方法上大体分为三类：计用辛凉透表为主者 22 例，辛凉解表与活血同用者 14 例，活血解毒透疹者 10 例。

46 例中，均有严重合并症，其中以支气管肺炎占绝大多数，部分患儿合并肠炎，心力衰竭，营养不良等。体温在 40℃以上者 19 例，绝大多数均在 39℃以上，39℃以下者仅 3 例，病情是比较严重的。(见《麻疹辨证论"透"》一文，收入《幼科刍言》)

以上说明，解毒活血法其实不再是"变法"了！中医所谓"知常达变"，我常跟人讲，"常"与"变"是相对而言的。一个初学者，或者一个不读书不动脑的老中医，对他来说什么都是"变"。而对一个博览群书，临床经验丰富的中医来说，别人那里的"变"，在他这里就是"常"。对一个我们还缺乏经验，或者说还未能找到解决方法的病种来说，一旦有所突破，那这时，这种突破就是"圆机活法"，就是"变法"，但等到这种方法屡屡运用获效时，它又不是"变法"，而成为一种"常规"了。

稍微有点扯开了。回过来我们看，董老用了"此为令人不可磨灭之印象"这样的语言，实际上是在强调解毒活血在麻疹危症中的重要性、有效性与可重复性，这应该成为一种常规，让大家都知道。我想问的是：请问，1960 年至 1961 年春，这一年或两年从运气学说怎么看？何以用相同的方法而取得了很好的疗效？或者我们不看运气学说，我想提问董老，这年的实际气候也"连日大雪，严冬凛寒"了吗？您怎么采用了相同的解毒活血法？究竟什么才是我们日常看病乃至研究疾病的依据？

2017 年 9 月 19 日

故事讲错了，何以道理还能讲得头头是道

——"名医打架"之三

《"名医打架"》《儿科泰斗董廷瑶在 1958》在我的微信公众号发表以来，引起了不少同道的兴趣与讨论，我觉得这是一件好事。前些天有位同道转发了一篇文章给我看，文章的标题叫《樊正伦老师：五运六气解开"非典"之迷》。文章有这么一段：

我们用了这么多的笔墨回顾"非典"，目的只在于证实五运六气的科学性……有道是事实胜于雄辩，实践是检验真理的唯一标准……能证实五运六气的科学性的不仅是"非典"，还可以举出很多例子来：

比如在此之前，1956 年（丙申年）全国爆发乙型脑炎，老中医蒲辅周根据当年年运属火运太过，是少阳相火司天、厥阴风木在泉的岁气特点，拟出重用性味辛寒的石膏以解肌清热为主的处方，在全国推广使用，疫情很快得到控制，死亡率下降，后遗症减少。1958 年（戊戌年）全国再度发生乙脑流行，大家再度使用蒲老当年的处方却收效甚微，请教蒲老，他指出 1956 年年运以火为主，1958 年却是年运属土以湿为主，是太阳寒水司天、太阴湿土在泉，属寒湿岁气，必须重用性味苦燥的苍术，重在散寒燥湿。蒲老据此调整处方后，再次取得了神奇的疗效，显示了中医的威力。

蒲辅周先生治乙脑的事迹，我上大学时就知道，但不是上文所说的那样。第一次治乙脑取得成功的，是石家庄的专家。第二次

治乙脑，最初是北京专家照搬石家庄经验不行，再由蒲辅周先生出手，调整处方，而获得很好疗效的。印象里，蒲老的事发生在1956年。石家庄乙脑流行的事，那就是在1956年之前的一二年。

查《名老中医之路》第三辑中，有蒲老哲嗣蒲志孝先生的回忆性文章，文中说：

我保留着的1956年9月4日的《健康报》报道：北京地区该年8月，乙型脑炎患者骤然加多，北京地区有人忽视了辨证论治的原则，生搬硬套石家庄"清热、解毒、养阴"三原则，效果较差。有的不仅高热不退，甚至病势加重，因而束手无策。中医研究院脑炎治疗组（先父在内）在研究了相关情况后，认为用温病治疗原则治乙脑是正确的，石家庄的经验也是很宝贵的。问题在于温病有不同类型，患者体质也不同，气候季节对患者的影响也不同。由于该年立秋前后，雨水较多，天气温热，因而大多数患者偏湿，如果不加辨别，过早地沿用清凉苦寒，就会出现湿遏热伏。正确的方法应该是先用宣解湿热、芳香透窍（如鲜藿香、郁金、佩兰、香薷、川连、荷叶等），效果很显著，不少危重患者转危为安；有的最初连服大剂石膏、犀角、羚羊角而高热不退，改用上述方药后，危急的病势就及时好转了。（见《认真读书认真实践的一生——忆先父蒲辅周先生的治学经验》，收入《名老中医之路（第3辑）》，周凤梧、张奇文等主编，山东科学技术出版社1985年出版）

蒲老弟子薛伯寿先生的著作《蒲辅周医学真传——外感热病传承心悟》（人民卫生出版社2015年出版）有一篇《蒲辅周"乙脑"手稿》，应为蒲老原文，是这么说的：

我1956年奉调来京，在中医研究院妇科组工作。秋后北京市乙型脑炎流行，疫情严重，卫生部指示我院组成工作组，前往协助做技术指导，抢救重病。到达病区临床观察症状之后，乃同各病区主治医师及负责同志开座谈会，讨论乙型脑炎的治法。乙型脑炎本是嗜神经病毒，用 1954 年、1955 年石家庄的经验，何以疗效不高？因北京今年长夏多雨，证型偏湿，必须在石家庄的经验上灵活变通，以湿温兼伏暑治之，起到了一定的作用，疗效显著。

至此，真相应该已经很清楚了。《樊正伦老师：五运六气解开"非典"之迷》一文中关于蒲辅周先生 1956 年、1958 年的事迹，完全违背了基本事实，但是竟然能解释得头头是道，振振有词，真是无语了……不过，我是对事不对人的，因我曾读过樊老师其他文章，得到不少启发，所以我相信此事可能只是樊老师的一时失察。我更想表达的，其实是从此事反映出来的问题，或许是中医界普遍存在的一个通病。

文章本应到此结束了。我突然又想起一本书，那就是何时希先生的《近代医林轶事》，里面似也谈及此事。于是就找出来了：

我与锡武（按：指赵锡武，著名中医学家，曾任中医研究院副院长）同组研究哮喘，各带研究生一人。彼为正，又是党员，故开会多，会诊多，我则坐守科室多诊病耳。后彼改研急性传染病及小儿麻痹症，遂举我为组长。本来是室邻而相见频，彼亦常以午休来我宿舍闲谈，自此相见稀矣。今兹疗养 3 个月中，日相晤谈，赵乃旷达人也，于我无所讳，尝言同僚两事，至今记忆犹新：一是西南某名医，本二三流人物也，西南中医权威冉雪峰之言曰：我不知道该处有这样名医，相传为异。然夤缘中枢，竟由二级晋为一级，以后飞黄腾达，不可一世矣。其治温热也，锡武说他不是"迎头堵"，而是"跟着追"，故其经手治者，热入心包而昏迷为常事。上一年，北京市乙型脑炎猖獗，死亡率高，西医任其咎。此岁乃改中西医合作，此公以一级中医参加之，不久，死亡率加于去年，则"跟着追"之害也。卫生部乃要求换帅，锡武遂继其任，挽回不少，死亡

遂锐减于去年。(见《名震东亚岳美中》,收入《近代医林轶事》,何时希著,上海中医药大学出版社1997年出版)

文中的西南某名医,不知所指是谁。跟乙脑有关,又来自西南,首先让人想到的肯定是蒲辅周。只是,我们之前知道的都是蒲老乃乙脑的功臣。

来自西南,除了蒲老、冉雪峰之外,据前文的介绍,还有王文鼎、杜自明、王朴诚(以上四川)、郑守谦、徐季含(以上湖南)这五位老中医,他们也是"嫌疑人"。

又,文章说的3个月的疗养,根据前文,应该是1959年。那文中北京市乙型脑炎中医治疗的事情,应该发生于1959年。这又是一件很奇怪的事。因为《健康报》报道北京中医治疗乙脑取得很好效果,是1956年的事。既然1956年中医治疗乙脑效果很好,何以1958年不继续请中医治呢?而让西医治疗,导致死亡率高,西医任其咎。退一步说,即便1958年西医任其咎了,那1959年也应该请1956年的原班人马来治啊,何以出现先请西南名医治疗而效果更差以致换帅呢?这些都是疑点,很让我怀疑是不是何时希先生记错了?

很希望研究北京中医史,或研究中国中医研究院(今中国中医科学院)院史的朋友关注此事,研究一下,释我疑惑。

2017年9月23日

附记一:

有关"名医打架",前后三文。

第一篇"名医打架",说的是同一本书里,同为吉林省名老中医的陈玉峰和马志两位老先生,在1958年分别诊治了流感和麻疹,做出了截然相反的分析。实践证明，他们的思路都是正确的，但是他们依据的却都是运气学说。

第二篇《儿科泰斗董廷瑶在1958年——"名医打架"续篇》，说的是董廷瑶先生在1958年救治麻疹大流行取得成功，他说："我们现在姑且不讨论五运六气，然而不同的年岁和不同的季节，其气候变化中，人体也随时受其影响。"言下之意，可以不讨论运气学说的《内经》条文，但是需要查看真实的气候条件。事实上，他叙述自己之所以会用解毒活血汤治疗麻疹，靠的是临床对患儿的观察，并结合当年实际的气候情况。但是，董老1960年冬至1961年春救治麻疹亦采用相同的方法。我们自然会问，那1960年冬至1961年春的气候条件是不是与1958年岁末一样呢？

我们暂且不难为董老，还是就运气学说进行讨论。1958年与1960年冬至1961年春这两个时间段在运气学说上的讲法应该会不一样吧，何以治疗方法一样而且同样有效？即便单说1958年，大家治疗的都是麻疹，董老与马老的论述与用药思路也不一样吧？

第三篇《故事讲错了，何以道理还能讲得头头是道？——"名医打架"之三》，就更滑稽了。樊正伦先生把蒲辅周先生当年治疗"乙脑"的故事完全讲错了，但是按照运气学说竟然还是分析得头头是道，岂不怪哉？

最近新型冠状病毒肺炎疫情流行，依据运气学说进行分析者众，但多数是事后诸葛亮，少数在事前预测的则多半是测错了的。这里我推荐大家读一下《五运六气预测准了新冠肺炎吗》一文，见"归明学堂"微信公众号，署名是"广中医 陈炜"。文章对多位我们熟知的专家和一些我们不太了解的学者的论文都有点评。

2020年3月2日

附记二：

《岭南瘟疫史》有一段话，可以用来佐证我这三篇文章。

单纯以古老的易理和运气学说来解释鼠疫等烈性传染病的发病原因，存在严重缺陷。例如，岭南鼠疫和霍乱都流行于夏季（鼠疫多于春夏，霍乱多于夏秋），而且同地区在同年同期流行鼠疫和霍乱的情况时有发生。中医认为鼠疫和霍乱为病性完全不同的两种烈性传染病，前者为热毒致疫，后者为寒疫。所以，纯以气运解释瘟疫流行的原因就某一次流行而言，或许能说得通，但用以通释鼠疫和霍乱发病原因，显然是难以自圆其说的。（《岭南瘟疫史》，赖文、李永宸著，广东人民出版社 2004 年出版）

录之供读者参考。

2020 年 3 月 4 日

叶秉仁对八次疫情的回忆

叶秉仁先生（1908—1994），江苏江阴华士镇人，1931 年毕业于上海中国医学院，1935 年又考入南京中央国医馆特别研究班深研中医经典一年，1947 年在无锡医疗人员讲习班进修西医一年。行医近 60 年，临床经验丰富，1978 年被定为江苏省名老中医，1981年晋升为主任中医师。

2018 年出版的《叶秉仁医论医案》（中国医药科技出版社出版），不仅有不少诊治外感热病的经验，而且他对往日抗击疫情的回忆，可以给我们一些启示。

一、四次"流脑"大流行的回忆

1932 年春，江阴县华士镇"流脑"流行，当时西医尚无特效药问世，叶氏根据卫气营血理论辨治。肺卫证，用麻杏石甘汤加葛根、金银花、连翘等；营血证，用清瘟败毒饮，重用石膏，以玳瑁代犀角，桔梗易葛根，"治疗 60 余例，治愈率 70％左右，效果尚较理想"。

1944 年春，又一次"流脑"流行，西医特效药磺胺噻唑（ST）已用于临床。叶氏"在中方治疗'流脑'基础上，增用（肌肉注射、内服或稀释后静脉推注）剂量很轻，共治疗 200 余例，死亡率约在 5％"。（邢斌按：原文"中方"一语有点费解，是不是"中

医"之误）

1956 年春，"流脑"再次大流行。叶氏所在医院设立隔离病房治疗 42 例，以西药磺胺嘧啶（SD）和 ST 为主，中药辨证加减为辅，仅 1 例死于呼吸衰竭，死亡率 2.4%。门诊治疗 60 余例，则以中医中药为主，死亡 3 例，总死亡率 2.8% 左右。

1965 年春"流脑"流行，常规治疗全部采用 SD 等抗生素及西医对症、支持处理，中药极少采用。病房收治 64 例，死亡 3 例，死亡率约 4.7%；门诊治疗 50 余例，死亡 6 例，总死亡率约 7.4%，较 1956 年高。

叶氏对这 4 次"流脑"流行的诊治疗效做了分析，他认为："首次纯用中药的疗效最差。末次流行基本上全用西药，死亡率亦较高，而中间两次都是中西医结合治疗，死亡率很低。这一事实，发人深省。"他认为："末次死亡率之所以偏高，除西药产生耐药性以外，放弃中医中药，也是一个不可忽视的问题。"

二、四次霍乱大流行的回忆

叶氏回忆，从他 1931 年医校毕业回乡行医至 1946 年，其间 15 个年头，经历了霍乱四次大流行。

第一次流行时，叶氏已学习过张锡纯《医学衷中参西录》中介绍的防治霍乱的方法，但当时他患肺结核停诊在家，因此凡病家邀治霍乱，即将制备的张锡纯经验方"急救回生丹""卫生防疫宝丹"之一或两种赠之，告以服法，且另多给药，嘱分发给家属及近邻服用，以作预防。但疗效并不满意，叶氏感叹："何故与张氏之说有如此出入？地方水土不同欤？抑或服用未能如法欤？"

第二次霍乱大流行，叶氏战斗在临床第一线，他带足张氏二丹，且配服辨证施治的方剂以助丹药之效，却仍然死多活少。"华士南乡小云亭，共住五六家，疫死 10 余人，请来一个针灸医生，施针无效，而该医亦染疫身亡。"叶氏不断接触患者，不敢疏忽，每天自服"卫生防疫宝丹"，结果虽对他个人确起到防护作用，但对其他人，仍感作用不大，于是对此二丹发生怀疑。并且意识到霍乱"恶化过程，都是由脱水而引起死亡……查阅西医书籍之治疗原则，首先要及时补液，纠正水电平衡，如忽视或治疗延迟，患者即告死亡。得此启示，乃积极学会静脉输液，作防疫需要"。

第三次霍乱大流行，"正当沦陷时期，伪镇长召集地方医务人员，提出办临时时疫医院，此时社会黑暗，资本主义极度泛滥，有钱的西医及药商互相勾结，早将生理盐水抢购一空，华士派专人采购，跑遍宁沪一带，竟会一瓶也没有买到。乃自制生理盐水，以应燃眉之急，而质量不好，快速滴注 500mL 左右，寒战发热接踵而来，液体无法补足，再用张氏二丹以辅之，收治 51 例，死亡 26 例，但比过去单凭二丹治疗，疗效有所提高。"

1946 年秋第四次大流行，华士又办临时时疫医院，生理盐水、林格氏液，各药房均有大量供应，二丹废弃不用，结合内服中药煎剂藿香正气饮、香连丸等，疗效显著提高，收治霍乱患者 144 例，治愈 133 例，死亡 11 例（死亡率 8.3%）。叶氏认为，以后来的医疗水平来讲，11 例死亡中，还可救活过半。"可见治疗霍乱，采取补液法，是至关重要的。"张锡纯也曾说过："壬午（1922 年）孟秋，邑中霍乱盛行，按凉法者多偾事，按热法治者亦愈否参半，惟放胆恣饮新汲井泉水者，皆愈。"但张氏"宁愿给患者恣饮井水以内服补液，而不肯取长补短进行静脉补液""这是时代使然"，叶氏认为不宜"超时代的知识来向张氏作苛求"。

以上"流脑"、霍乱各有四次大流行，叶氏的亲身经历，给我们提供了素材，也给了我们启示。当然，每一种传染病的病因不同，病情的轻重缓急不同，西医治疗的背景不同，所以不能简单地与最近流行的新型冠状病毒肺炎相比附。我们就事论事地分析一下，然后谈谈我的看法。

"流脑"在西医没有特效药之前，中医是主要的治疗手段。叶氏1932年不过24岁，对流脑的治愈率在70%左右。他的评价，一会儿说"效果尚较理想"，一会儿又说"首次纯用中药的疗效最差"。何以如此？我想，这要看跟谁去做比较。在西医没有特效药，全世界没有好办法的情况下，纯中医治愈率70%左右，难道还不好吗？但是当西医有了特效药之后，背景就不同了，治愈率70%就不算好了。但至少不能说中医没用，中医是骗人的，只能说中医也是有局限性的。当然，中医的水平也是千差万别的，这只代表24岁叶氏的水平，其他的医生水平可能更高，也可能更低。叶氏盛年时的水平跟青年时也会有不一样。这里只根据这个例子来分析，大概了解一下中医治疗"流脑"的实际情况。

从"流脑"四次流行的治疗情况看，西医有了特效药之后效果大大提高，但是纯西医治疗没有中西医结合治疗效果好。所以，也请西医不要排斥中医，中医西医应该取长补短。

霍乱的治疗，张锡纯研究出了方法，他认为很有效，何以叶氏用之效果不佳？这很难说，有可能叶氏没能真正掌握张氏的方法，也可能不同时代不同地域的患者虽然同样是患霍乱，但还是有差别。所以同样的方法，此有效而彼无效，这都有可能。

叶氏发现对霍乱而言，补液非常重要，纯中医治疗死亡率非常高，采用补液后死亡率大大降低。叶氏这么说，会不会让学中医、做中医和信中医的人泄气？当然有可能，但是我认为不必泄气。你要明白一个道理，中医的发展，特别是过去，是建立在一个一个医生个体发展的基础上的，所以特别慢；西医的发展，是建立在现代科学技术基础上的，是群体的发展，所以非常快。叶氏学习了张锡纯的治疗方法，效果不佳。我相信他一定在琢磨，一定在探究。但哪里有那么容易，每一个医生一探究就能发明治疗各种疾病的方法，这可能吗？而且霍乱这种烈性传染病，叶氏在第一线治病，能够安然无恙，也可算幸运了。我想，历史上肯定有很多中医在探索疫病过程中牺牲了。也就是说，拿疫病与普通慢性病比，要探索出好的治疗方法，更难、更慢、更不容易。而且历史上信息不发达，叶氏看过张锡纯的书，但是可能没有看过王清任的书。之前我的文章已经写到，王清任治疗霍乱采用解毒活血汤、急救回阳汤，还有放血疗法，疗效颇佳。而岭南鼠疫流行时，罗汝兰遍览方书，也是无意中读到《医林改错》而恍然大悟，决定采用解毒活血汤，最终大大降低了鼠疫的死亡率。

所以在这次疫病流行时，我们首先要感谢西医的各种防治措施，包括隔离、病毒的研究、对患者基础性的治疗。我们中医不要排斥西医，也请西医不要排斥我们中医，中医西医应该并肩作战！

其次，我们要正确地看待中医。我相信，中医一定会探索出有效的方法。因为现在不像古代，每一个中医孤军奋战，现在信息发达，大家能看到的书多，大家平时交流得也多，群策群力，探索出较好方案的速度一定大大加快！但是这个过程不是一蹴而就的，是要摸索的，大家要有耐心，也要允许某些个案上的失败。这是规律，也是现实，不以人的意志为转移。

2020 年 2 月 4 日

人 物

天才与大师

　　陈传席先生《画坛点将录——评现代名家与大家》（生活·读书·新知三联书店 2005 年出版）有一章节是评论石鲁的。他认为石鲁是天才型画家，"放宽一点说，石鲁是那个时代的大师和巨匠；严格地说，石鲁在绘画史中既不是大师，也不是巨匠，只算一位出色的画家。这不是他的素质不行，而是时代约束了他，天才是最怕受到约束的"。

　　什么是天才？陈先生说："我这里……只讲其中两点：其一，凡是天才（包括其他领域的天才）头脑里不停地思考问题，其'意识'就多且特殊，行为受意识影响，因而他的行为以及意识形之于'态'就多而特殊，即不同一般。作为画家，风格就多。毕加索就是天才型画家，他从不重复自己，因为他不需要重复自己，他头脑里'形态'多得很。石鲁的画几乎是一画一法，他见到一景便有一法。但天才型人物如果受到压制，他的思维受到大的阻碍，甚至会得神经病。天才型人物最好由他放纵，不要约束他，天才才能充分发挥。其二，天才型人物的才能不可能限制于某一方面，石鲁的才能也不仅表现在绘画方面，他写过电影剧本，能诗歌，懂医药，据说还懂其他一些知识。"我觉得说得很对，天才的思想是自由奔放、汪洋恣肆的，天才的能力往往是多方面的，他若不在这成功，很可能便在那成功。

　　陈先生又说："画家如果要想成功，成为大师级的画家，仅有天才还不行，还必须有过硬的基本功。我给大师的定义：包前孕后。石鲁的画似乎还不能包前。石鲁虽然是天才型的画家，但他早期被耽误，后期被催折。"

　　说穿了，大师就是：天才的聪明，加上刻苦用功，取得"包前孕后"的成就（就是集既往之大成，并开创新的局面）。中医界谁是大师？陈先生敢说话，写出《画坛点将录》这样的书，得罪了不少人。中医界如有人愿做陈传席，怕要得罪更多的人。

2017 年 7 月 26 日

点将录

"点将录"，原是一份"黑名单"。

原来，明万历年间，阉党王绍徽"仿民间《水浒传》，编东林一百零八人为《点将录》献之"，而为魏忠贤所喜。到了清代，舒位利用"点将录"这一形式，对乾嘉两朝诗人进行点评，而成《乾嘉诗坛点将录》。"点将录"至此由"黑名单"而变为一种文学批评形式（也可以说是一种著作形式）。此后，汪辟疆作《光宣诗坛点将录》，钱仲联作《近百年诗坛点将录》与《近百年词坛点将录》，皆成名著。近时，陈传席撰《画坛点将录》，王家葵撰《近代印坛点将录》，胡文辉撰《现代学林点将录》，新近又有王成玉的《书话点将录》出版。

我藏书里的第一本"点将录"，是2005年购于文庙的《画坛点将录》。陈先生品藻画坛人物，直抒胸臆，毫无顾忌，读来过瘾！我当时说大话，说希望自己将来也能写一本《杏林点将录》。岁月流逝，12年过去了，尽管这些年我未尝懈怠，读了不少书，看了不少病，思考了很多问题，写作并出版了几本小书，其间也尝试写过一篇《20世纪名医学案·赵锡武》（采用学案体），但我深知，要想写成《杏林点将录》并不容易，因为太费时间，太花精力，于我未免得不偿失。虽然自负地以为我完全能胜任此事，但觉得应花更多精力去探索而不仅是总结。

不过即便如此，这几年《近代印坛点将录》《现代学林点将录》《书话点将录》倒是一本也没有落下，全都收入箧中。我还是很钦佩陈传席、王家葵、胡文辉、王成玉诸位先生的。特别是胡文辉先生，博闻强记，感觉他真是于书无所不窥。"现代学林"，该涉及多少个专业，多少个领域啊？！胡先生均有涉猎，真是通人！王家葵先生本是医药专家，痴迷书法篆刻，除《近代印坛点将录》外，还著有《近代书林品藻录》，其印学书学方面的水准毫不亚于医药专业。至于王成玉先生，则专攻书话，于此小众领域一门深入，成一家之言。

最近编写《圆机活法与达方效药丛书·哮喘卷》将近尾声，突发奇想，以为可以"点将录"的形式出之，书名不妨叫"治哮点将录"，这样不是会增加很多趣味吗？但是想想又作罢了。因为治哮名家虽有一百多位，足可"点将"一百零九名（含托塔天王），但是比附不易啊！我本医家，何必伤这本该文学家伤的脑筋呢！

不过，"点将录"还真是一个好玩的题目，只要不强求比附就好。陈传席先生的《画坛点将录》，并没有真的"点将"一百零九名。他1993年发表《画坛点将录》一文，仿舒位、汪辟疆、钱仲联之作，"登台点将"，如"画坛旧头领一员"，以康有为比附托塔天王晁盖；"画坛都头领二员"，分别以徐悲鸿、刘海粟比附天魁星呼保义宋江与天罡星玉麒麟卢俊义；"掌管机密军机二员"，分别以郑午昌、王逊比附天机星智多星吴用与天闲星入云龙公孙胜；"掌管钱粮头领二员"，分别以蔡元培、吴湖帆比附天贵星小旋风柴进与天富星扑天雕李应；"五虎上将五员"，分别以齐白石、黄宾虹、傅抱石、潘天寿、张大千比附天勇星大刀关胜、天雄星豹子头林冲、天猛星霹雳火秦明、天威星双鞭呼延灼、天立星双枪将董平。文末，陈先生说："画坛一百零八将，不能一气点毕，今日天晚，点将暂止于此。所余九十七将，俟异日再点。读者欲知后事如何，且看下回分解。"实际上，后来九十七将，再也没有点过。陈先生2005年三联书店出版的《画坛点将录》，以同名文章之名为书名，但实际只是评论了现代画坛35位大家与名家，并未真的"点将"，而将这篇同名文章收入自序而已，使读者知其原委。

故此，不求全责备，不刻意比附，而取"点将录"名义，作轻松文体，月旦治哮之中医名家，那还是可以试着做一做的。读者于此有趣文本中，也能获得收益。若真的点遍一百零九将，作者头大，读者读到后面其实一定也会审美疲劳的，转而抱怨作者之牵强附会。这何苦呢？

2017年10月18日

附记：

文中提到的《圆机活法与达方效药丛书·哮喘卷》已于2019年9月由中国中医药出版社出版。

凡买书必买三本

李敖，是我中学时代喜欢的作家、学者。他经历曲折，几度入狱，而依旧桀骜不驯，这种特立独行的气概令我敬佩。其文章，弥漫着一股傲气，我有点喜欢，也有点不喜欢。读大学后，又陆续购读了他的文集与自传。再以后，慢慢不看李敖了。可能是因为，原先我对他的那点不喜欢越来越放大了，觉得他傲得有点过了。其实他并没有自己以为的那么好，而且他有点偏激，甚至偏执，不懂得宽容。李敖今已七老八十了，但李敖还是李敖，还是那样锋芒毕露。而我则不是十几岁的我了。

又想起李敖，是因为中医界的靳瑞。

靳瑞（1932—2010），是当代广东针灸名家。据其门人介绍，靳氏工作之初，静心读书，每月工资的一半要拿出来买书，而且凡买书，必买三本。何故如此？原来当时他计划将古籍中的疑难问题各个击破，因此把《内经》以下至明清的所有针灸医籍，按年代顺序，分经络、腧穴、病证、治疗四类，做剪贴归类。因书之一页有正反两面，所以必须买两本书，正反面方都能剪贴，而第三本则做查阅之用。这就是他凡买书必买三本的原因（见《靳瑞针灸传真》，袁青编著，人民卫生出版社 2006 年出版）。读书至此，不免击节赞叹！在那个贫困年代，靳老真是舍得花钱做学问！撇开学问不谈，舍得花钱为自己服务，以减少繁重的抄写工作，节约宝贵的时间，那个时代能有这样的意识也是难得！

　　李敖的买书、读书、治学，颇为相似。我许久不读其书，凭印象，李敖买书要买两本，以做剪贴之用。因不愿再费力地翻检其书——如果我当年也像靳老、李敖那样做分类剪贴，就能很快找到了——便在网上搜索了一下，查到这么一段：

　　为了能吸取书中的精华，李敖有自己独特的读书方法，他称之为"大卸八块""五马分尸"。他看书的时候总是准备好剪刀，看到有自己需要的资料就动手剪下来。有的时候，正反面上的资料都是李敖所需要的，为了应对这种情况，李敖最开始时把背面的内容复印下来。后来，他觉得复印太浪费时间，于是干脆一开始的时候就买两本书，然后把两本书上的资料都剪下来。

　　不管我今天还喜不喜欢李敖，也不管李敖的是是非非，甚至也不管他在学术上到底有多大成就，单说这种治学方法与精神，还是值得揄扬的。

2017 年 8 月 2 日

敢于破格的裘沛然

说起"破格"二字，中医里头首先不能不提的是李可先生的"破格救心汤"。

大约是 2003 年，《李可老中医急危重症疑难病经验专辑》（山西科学技术出版社出版）横空出世。李老长期在民间行医，农村患者非到危急关头，不敢言医，故一发病就成九死一生之局，他为救危亡于顷刻，苦心钻研，创制了"破格救心汤"。所谓破格者，主要是指超常规运用附子。附子乃大毒峻烈之品，但用之得当有起死回生之效。李老为抢救垂死患者，曾于 24 小时内重用附子 500g 以上，而附子一般常用量是 3 ～ 9g，可谓胆识过人。

不过，我这里要说的是裘沛然先生，说说他在另一方面的"破格"。

裘老是上海中医界的泰斗，他的生平事迹，人们耳熟能详。我的不少师长都与他过从甚密，所以我得以知晓一些公开报道中所没有的轶事，他们言谈中或褒或贬，而我只是静静地听着。

不管别人对他如何评说，裘老在我心中自有他不寻常的地位。因为我是他医论集《壶天散墨》（上海科学技术出版社 1990 年出版）的忠实读者。20 年前的大学时代，我就读过三四遍，工作后有时还会重读里面的某些篇章。不能不说，《壶天散墨》是中医界难得的好书。

好在哪里？

他积 50 多年行医经验（截至出版《壶天散墨》时），得出的结论：“从来此事最难知！”

他说，医道精微，此事难知。人体中所未知的奥秘太多了，假定“肝肺能语”，医师真要“面如土”了。

我们决不能把他的这番话理解为谦虚，相反这是悟道之言！他的意思是，不要以为我们既往所学的中医理论是绝对的真理，既往所学的中医经验是绝对的行之有效，而前人提出的一些治疗与用药的禁忌也未必全是对的。特别当常规治疗无效的时候，我们要敢怀疑，敢突破，甚至可以尝试反其道而行之。我学医 20 余年，读书不算太少，印象中有如此冲击力的言论是鲜见的。

其书举了这样两个例子，使我深思而难忘。

一位姓张的男性患者，患咳喘甚剧已半年余，备尝中西药物无效，从嘉定来看病。他主诉胸闷腹胀，不思饮食，咯痰难出，痰清稀而黏，舌上满布腻厚白苔，脉象沉缓。按照一般的看法，这是痰湿为患，然而给予看似对症的治疗，病却越治越重。裘老说：“我对这个病何尝有治愈的把握，由于他远道而来，为勉处一方。”用的是明代名医张景岳的金水六君煎，重用熟地黄 45g，不料服药 3 剂病减，不到半月而愈。稍知中医的人都知道，按一般中医的观点，熟地黄滋腻碍胃，酿湿生痰，怎么能用在这样一个患者身上呢？！

还有一位患者，咳嗽剧烈，痰涎如涌，病已年余，中药已服数百剂并遍尝西药，都无效果。该病员身体肥胖，舌苔白腻，胸膈支满，脉见沉弦，按照中医辨证显系痰饮一类。前医多用温肺蠲饮、运脾祛痰等法，看似都属正确的治疗，可是病情始终未能好转。裘老沿用前法，只不过用药更峻猛而已，治疗了一段时间，亦未见效。但患者因屡更多医，均无办法，又仰慕其名，故坚求继续治疗。裘老"不得已为处一方"，药仅3味，即黄芩、龙胆草、生地黄。服2剂竟收奇效，咳嗽十减其九，痰唾如涌之象亦除，又服数剂病瘳。病属痰饮，又无明显热象，用温药化痰逐饮等中医界公认的治法无效，最后反其道行之，启用黄芩、龙胆草大苦大寒，生地黄寒凉滋腻，一般认为生痰助痰之药，病却豁然。裘老说："这已不是所谓不拘一格，乃是破格的治法！"

此外，裘老还曾治疗一些哮喘患者，用正规疗法无效，改用石膏、黄芩、知母、桑白皮、合欢皮、芦茅根、凌霄花等药奏功。他说："我执行医术已过半个世纪，类似这种情况所见实多，渐渐体会到治疗疾病，既要不离于法，又要不拘于法……作为一个合格的医生，应该知道人体内和自然界的未知数还很多。"

此事难知！裘老医论当年给我的启迪极大。他使我认识到中医理论的局限性，中医史上各家争鸣与此有关，想要发展中医，提高临床疗效，需要我辈多读书，多实践，多思考，要知常达变，要敢于怀疑，要敢于破格！《壶天散墨》教给我的不是一方一药，但对我影响深远！

2017 年 12 月 29 日

三位刘渡舟

刘渡舟教授是《伤寒论》研究领域的泰斗。早在我求学期间，他就是我最喜爱的老中医之一。当年，我读过刘老很多书。最近为了探讨刘老的临床思维，为了深入研究"方证相对论"，重读他的部分著述，竟然发现了"三位刘渡舟"。足见年轻时的我读书不细。

一

先来看《使用经方的关键在于抓住主证》一文。

此文发表于《北京中医学院学报》1981 年第 4 期，并收录于《伤寒论十四讲》(天津科学技术出版社 1982 年出版)，其标题开门见山，直截了当地提出用经方的关键。我想，任何一个对经方感兴趣的人当然都会立即关注这篇文章。

可是，让人遗憾的是，此文逻辑上有点问题，而且并不具有可操作性，因此我早年读过后颇有疑惑，又无人可以请益，也无人可以切磋，最后不了了之了。

现在，让我们来分析一下这篇文章。

刘老说："《伤寒论》总结了六经辨证的规律，并于每方证中又厘定了主证、兼证、变证、夹杂证的层次，为正确地运用辨证论治提供了先决条件。"

主证是什么？刘老说："主证是指决定全局而占主导地位的证

候……是辨证的关键，反映了疾病的基本规律，是最可靠的临床依据。"

举例来说，"如以六经的提纲证而言，则有太阳病的脉浮、头项强痛而恶寒的主证……如以方证而言，则有以发热、汗出、恶风为主的桂枝汤主证……"

如此说来，主证应该是一个方证之中最重要的一个或几个症状（或体征，下同），之所以最重要，因为它是辨识方证的关键症状。所以，我以为"主证"二字不如改为"主症"二字更妥，这样比较适应现代中医约定俗成的阅读习惯。

接下来看兼证是什么？刘老说："兼证必须在主证的前提下出现，它附于主证而存在，但又补充了主证证候的不足。凡在主证基础上而见新的证候的，就叫作兼证。"

这一段的前一句其实已经讲得很清楚了，兼证是一个附庸，是一个补充，也就是说兼证并不要紧。而这一段的后一句显得累赘了，因为意思与前一句基本是一样的，况且这句话用语不恰当，什么叫"新的证候"？难道主证与兼证是旧与新的关系吗？

说兼证不要紧，是我从刘老上述文字里读出来的，但这一节的标题分明是"抓主证，也要注意兼证"，似乎兼证并不无足轻重。

刘老还说："举例而言，如桂枝汤的主证为发热、汗出、恶风。若兼见气喘，或者兼见项背强几几等，这便是桂枝汤的兼证。兼证同主证的关系起到了互相为用、相得益彰的效果……如果我们只知抓主证，而对兼证不顾，就不能做到随证应变，也不能随着兼证的出现，制订有效的治法。我认为主证和兼证是并行而不悖的关系。主证反映病之常，兼证则反映病之变。做到知常达变，方足以尽辨证之能事。"

这段文字里刘老也提出，兼证并非无关紧要。然而从他所举的例子来看，气喘、项背强几几固然只是桂枝汤证的兼证，但它们为何也重要？那是因为气喘、项背强几几在桂枝汤证里虽只是兼证，但在桂枝加厚朴杏子汤证里、在桂枝加葛根汤证里却是主症啊！主症，当然要紧！

所以，从刘老所举实例看，实在不能说明兼证的重要。

这里，正如我以为"主证"当改为"主症"一样，"兼证"也宜改为"兼症"方妥。

进而看变证。

刘老说："变证指太阳病或者少阳病，由于医生误治，使原有的主证已罢，而变生他证，不能以正证名之，就叫变证……变证是被医生治坏的病。例如太阳病，在治疗上没有发汗，而误用了或吐、或下、或火的各种治法，由于治疗的差错，使原来的表证不复存在，而新的变证从此油然而生。"按刘老这段文字的说法，变证应该与"正证"相对而言，而所谓"正证"，应该是太阳病或少阳病的某一类型或某一方证。所以，变证不是某一个或某几个症状，它不是与主症、兼症并列的关系，而比主症、兼症高一个层次。

最后看夹杂证。

先摘录刘老原文如下：

什么是夹杂证呢？这必须从两种情况进行叙述，才能畅达其义。

1.疾病的发生发展比较复杂，往往涉及许多方面的因素，应当考虑很多的问题。伤寒也是如此，尤其是它与杂病的关系很密切。不知道这一点，就体会不了《伤寒论》辨证论治的地位。所以，对疾病不能孤立地、片面地去认识。比如《伤寒论》的夹杂证，除小建中汤和炙甘草汤治夹虚证外，还有夹饮气的小青龙汤证，夹宿食的大承气汤证，夹里寒的桂枝人参汤证，夹上热而下寒的黄连汤证等，不胜枚举。

2.疾病的发生、发展，由于人体的体质不同，如体质的强弱、脏腑的厚薄、性别的男女、年龄的老幼、居住的南北等差异，决定了感邪虽一，发病则殊的现实。所以，不能尽在外感上求原因，还必须从个体差异上找根据，这就涉及夹杂证的实质问题。基于病有夹杂的特点，形成了新病与老病、标病与本病、表病与里病的交叉出现，使证情的变化比较复杂，在治疗上有其差异性。概括而言，《伤寒论》除以六经辨证方法以外，又应分主、兼、变、夹杂四种证候。这就使辨证有了层次，有了先后，提高了对辨证的认识。

我觉得刘老的论述条理不够清晰，用语也有不恰当的地方，所举实例有的也值得斟酌。这里只能揣测其大体的意思：患者有其体质，有其过去的疾患，在这个基础上再患伤寒，就形成了夹杂证。

显然，夹杂证应该是伤寒六经病下面的一种类型或一个方证，它与主症、兼症不是并列的关系，而比主症、兼症高一个层次。

综合以上分析，我以为伤寒之病、证、症的关系应该是这样的：伤寒是第一级的总病名；第二级则是六经病（六经病有争议，有说是六病，这里姑且用六经病这一名称）；第三级则是证，有普通的比较纯粹的证，也有特殊的夹杂证。比较纯粹的证，是一个健康人患伤寒某经病的反应，比如太阳病外感风寒表实证，即麻黄汤证。夹杂证，则是一个本身体质有点问题，或本就有宿疾的患者，患了伤寒某经病，比如太阳病外感风寒内有停饮证，即小青龙汤证；第四级，则是症状与体征。这些症状与体征，有的非常重要，是辨证的关键，刘老称之为"主证"，实际叫"主症"较妥；不重要的症状、体征，则为"兼证"（兼症）。

那么变证在什么位置？刘老说"变证是被医生治坏的病"，所以变证在未误治之前虽属伤寒，但经误治已非伤寒，所以它的位置在伤寒之外。

这样我们厘清了主证（应为主症）、兼证（应为兼症）、变证、夹杂证的关系，由此也可以知道，用经方最主要是跟主症有关，与兼症有点关系，与变证、夹杂证并没有关系。

现在回到这篇文章的主题——使用经方的关键在于抓住主证。仔细想想，这真是一句正确的废话。其实不单单"使用经方的关键在于抓住主证"，其他方剂呢？难道关键不是抓主症吗？既然主症是辨识方证的关键症状，那当然要抓主症啦！接下来更要紧的问题则是，主症是什么？或者说怎么识别呢？刘老没有回答，相反去谈《伤寒论》总结了六经辨证的规律，并于每方证中又厘定了主证、兼证、变证、夹杂证的层次，为正确地运用辨证论治提供了先决条件。"完全搞错了方向，而且这些概念的辨析思路混乱，谬误不少。

当然，在列举了若干治验之后，在文章的结尾处，刘老也提到了怎样抓主症，他说：

要做到抓主症，第一要明伤寒之理，理明则能辨证论治，从而达到抓住主症的目的；第二要熟读《伤寒论》原文，反复诵读，能够把主证记熟，在临床时才能得心应手。由此可见，"抓主证"是辨证的最高水平。

这里又出现几个问题。第一，既然说要"明伤寒之理"，那就说明用经方也不单单只是抓主症的问题了。这就需要重新思考运用经方的关键了。第二，抓主症其实不单单是熟读《伤寒论》原文那么简单。首先，原文并没有帮你分清什么是主症，什么是兼症，特别是那些症状繁多的条文。其次，症状太简单的条文反而难以抓主症，如"脉沉者，泽漆汤主之"。再次，运用经方难道只需要记熟《伤寒论》的原文，后世医家的运用经验、发挥与突破就不需要学习与效法了吗？我这里提出的几点问题很有必要仔细研究，窃以为这才是使用经方的关键问题，真的需要刘渡舟教授这样的伤寒大家来指引后学。第三，这段文字最后说："由此可见，'抓主证'是辨证的最高水平。"坦率说，我实在看不出这里面的因果关系。

最后小结一下，使用经方的关键是抓主症，这没有错，但是任何方剂的使用其实都要抓主症，而且每一首方剂的主症到底是什么，或者说具体怎么判别呢？刘老都没有论述。抓主症，那还要不要明理？或者说抓主症与明理是怎么一个关系？刘老提到要"明伤寒之理"，但亦未进一步论述。这些关键问题都没有详加论述，相反刘老却大谈"主证、兼证、变证、夹杂证的层次"，越谈越乱。最后导致"使用经方的关键在于抓住主证"变成了一句正确的废话（而且，虽正确但并不完整）。

这是作《使用经方的关键在于抓住主证》一文的刘渡舟。

顺便说一句，本来应该深入讨论的那几个问题，即刘老未论述者，以后我会再撰文探讨。

二

第二个刘渡舟，是作《方证相对论——兼论辨证知机》一文的刘渡舟。此文收录在《刘渡舟伤寒临证指要》（学苑出版社1998年出版）与《刘渡舟医学全集》（台湾启业书局1998年出版）中，也有一些问题，现在来分析一下。

第一，文不对题。文章之正题虽是"方证相对论"，但是通篇很少内容在谈这一题目，仅在文章之最后提到孙思邈的"方证同条，比类相附"，认为这就是"方证相对论"，并以为意义重大。我认为把孙思邈仅仅在《伤寒论》条文编排上"方证同条，比类相附"的做法即称作"方证相对论"似乎过于狭隘，难道"方证相对论"就这么简单？

第二，此文通篇甚少在谈"方证相对论"，那么大量的篇幅在谈什么呢？实际在谈文章的副标题，即"辨证知机"。摘录刘老的论述如下：

证的为义，所涉甚广。简而言之，凡人之疾病，反映体之内外上下，以及各种痛痒，各种异常现象，一些蛛丝马迹都可以概称之为证。证，就是"证明"，客观存在，而领事物之先。

自《伤寒论》问世以来，医坛学子无不异口同音，攻读其辨证论治而久矣。对此，余大声疾呼，是则是矣，论其义则隘矣，犹未尽仲景之传也。我认为证之微妙之处，则在于"机"。何谓"机"？事物初露苗头的先兆，也叫机先，《辨奸论》则叫"见微知著"，中医学亦不能例外。所以，《伤寒论》既有辨证论治的学问，也有辨证知机的奥妙，两个层次则有高下之分，精粗之别，不得混为一谈。

读以上文字可知，刘老认为辨证是大概念，而证之微妙之处在于机，故知机是小概念，层次较之一般的辨证更高，更精。但我以为，无论辨证还是知机，本质并无不同，都是认识人体病证的一种方法。

接下来，刘老开始举例。从《伤寒论》原序大赞"入虢之诊，望齐侯之色"，到张仲景自己对王仲宣的预测；谈《辨脉法》论五脏命绝之机时，刘老特意指出："辨证为易，决死生则难。"进而刘老又列举他本人预测童姓肺结核患者死期的案例，并举《平脉法》通过脉诊决死生的方法。最后通过《金匮》的有关条文来说明诸葛亮预知"甲子日东风必降""火烧战船"是知机之学，在军事上起了决定作用。

从这些例子看，知机似乎演变成了"决死生"的方法，高明当然是高明，但是太狭隘了。临床上大量的是普通的病，即便是疑难杂症，大多数时候也不需要"决死生"。

第三，畅谈"辨证知机"之后，刘老讲述学习辨证论治的方法。

刘老指出，"当分两步走"：

第一步叫作继承。首先要记住张仲景的原话，做到脱口而出，背诵如流……这种学习方法，虽然是按图索骥，照猫画虎，近于临摹，但毕竟迈进了仲景的辨证大门……只有记得住，才能用得上，才能做到凭证知辨。

第二步叫灵活运用，指的是在大论的方、证归纳，与分析研究之下，经过锻炼陶冶，"十年磨一剑"，达到了融会贯通，会之一意，建立起来自己的辨证观，如天马行空，独来独往。

第一步是继承，这当然是对的。但是仅限于"张仲景的原话"吗？后世医家运用经方的经验不需要继承吗？

第二步是灵活运用，这当然也是对的。但是，如何灵活运用呢？怎样才能"如天马行空，独来独往"呢？刘老没有讲，很遗憾，这就有点空了。

写这篇文章的刘老，我感觉陈义过高，有点"天马行空"，有点虚玄了，而写作《使用经方的关键在于抓住主证》一文的刘老，则有点机械，不免有点"守株待兔"的感觉了。

三

前一篇文章叫《方证相对论——兼论辨证知机》，没想到还有一篇《方证相对论》，两文正标题一致而后者没有副标题，正文也有不少差异，刊载于《北京中医药大学学报》1996 年第 1 期。此文之思路相对比较清楚。

　　第一，与《方证相对论——兼论辨证知机》一样，一上来就指出入《伤寒》之门，关键在于方与证。什么是证？证就是客观的"验证"，证的精微之处叫机，虽然也谈到"决死生"，但谈得很少，而且也没有强调一般辨证论治与"辨证知机"的高下。

　　第二，接下来讨论《伤寒论》中的辨证，认为关键是抓住主症，其基本内容就是《使用经方的关键在于抓住主证》一文的主要内容，即对主症、兼症、变证、夹杂证的分析，只不过比较简略而已。

　　第三，提出"方与证是伤寒学的关键……'方证相对论'的提出，起到了非凡的积极作用"，并认为"方证相对论"是孙思邈发明的，故对孙思邈的做法进行了评述。

　　就像我对《方证相对论——兼论辨证知机》一文的批评，此文强调"决死生"，高明是高明，但把"知机"过于狭隘化了。实际上，"机"既然是证的精微处，那本质上就是辨证的要点，或者说是关键点，从知常达变的角度讲，"机"是属于"变"的那类辨证关键点，或者说是普通医生还不太了解，甚至根本没有想到的辨证关键点。而且，就像"证"是与"方"相关联的一样，"机"也是与"方"相关联的，否则刘老怎么会在"方证相对论"这个题目下莫名其妙地谈"机"呢？尽管刘老忘记点出这一点了，但是道理是明摆着的嘛。"机"与"方"相关联，而经方是那样的有效，刘老在文章中也一再夸赞，那就意味着"知机"即能用方，进而就能取效。也就是说，"知机"就能切中肯綮，"知机"在诊疗过程中占据着极其重要的地位。

　　所以，《方证相对论》就接地气了，不像《方证相对论——兼论辨证知机》大谈"决死生"而忘记了文章的主题是讲"方证相对论"，《方证相对论》在谈了辨证知机之后，稍微涉及"决死生"，笔触就收回来了，开始谈《伤寒论》或者说是经方的辨证运用，于是嫁接到了《使用经方的关键在于抓住主证》一文的主要内容。尽管对主症、兼症、变证、夹杂证的具体分析是存在问题的，我之前已分析过，但是嫁接到这里来，从整篇文章的逻辑看是对的。所以这样讲来，"机"是什么？"机"不就是"主症"嘛！尽管刘老没有明确这样说，但从逻辑上讲，就是这么回事。

这，是不是又是一位刘渡舟？介于前两位刘渡舟之间的刘渡舟。

最后要说一下，旧书重读，读出了三位刘渡舟，实出乎我的意料。尽管本文对刘老时有批评，但我还是要说，刘渡舟先生是使我深受教益的老中医。本文对刘老的论述提出了批评意见，并提出了刘老未提出、未阐释、未解决的问题，这些问题的讨论，将是我下一篇文章的主题，本文只是一篇读书札记而已，故点到为止。

写成于 2018 年 6 月 18 日

印会河"抓主症"与刘渡舟
"抓主症"有何不同

　　印会河教授是五版教材《中医基础理论》的主编，我于教材之外了解他，源于 20 世纪 90 年代在上海中医药大学图书馆期刊室内散漫地翻阅旧杂志，读过他的一些文章，还有就是在福州路的科技书店买过一本他的名著《中医内科新论》。

　　印老最出名的学术主张是"抓主症"，这或许有点贴标签的嫌疑，但我的印象的确如此。当然，事实也是如此。最近集中阅读有关印老的一些著作，印老本人及其弟子确实将"抓主症"作为他的最重要的学术思想。然而，到底什么是"抓主症"，这些著作往往又语焉不详，说不出个究竟来。另外，还有一个要紧的问题。当代另一位赫赫有名的老中医——刘渡舟教授也强调"抓主症"，不过他是在运用经方这一场景里强调的，这一学术主张也很出名。两位老中医都说要"抓主症"，是一个意思吗？还是有所不同？

　　下面我来解答这两个问题。

　　1983 年，由山西科学技术出版社出版的《中医内科新论》未对"抓主症"有系统的论述，而只是在内容简介里有这样的介绍："本书在辨证论治方面有其独特的学术见解，编写体例亦与一般中医内科学有别……书中重点介绍的 38 首'抓主症'处方，是作者家传、师承及本人从事中医工作 40 年来经过反复验证，疗效可靠的经验方……"

近几年关于印老的出版物逐渐增多。

徐远教授主编的《印会河理法方药带教录》（人民军医出版社 2012 年出版）在前言里谈及"抓主症"，此外没有再深入探讨。

其前言里是这样介绍的：

印老不拘泥，不守旧，结合广博的学科以及学科之外的理论或经验来类比、启发，加以综合、想象、意会，从局部的变化信息来洞悉其内含的整体信息，辨证与辨病结合，对疾病的病机、诊治有独到的见解，创立疗效甚佳的 38 首"抓主症"方，愈人无数。印老医海征帆数十年，学验俱丰，繁忙应诊中总能短时间在错综复杂的矛盾中既快且准地"抓主症"，恰如"知其要者，一言而中；不知其要者，流散无穷"。"抓主症"也是一个凭经验的积累，去伪存真，并"慧然独悟"，直捕疾病要害的、敏捷的创造性思维过程，也是获得佳效的关键。

同一年，中国中医药出版社出版了韩仲成先生主编的《随印会河侍诊记》，此书上卷是日记，记录了作者每年去北京看望印老或领患者找印老看病的感受，而重点是记录印老三度赴保德义诊的情况。"每次义诊近一个月，这期间的日记没有间断，真实记录了印老如何辨证、如何'抓主症''抓主症'方如何运用等"。的确，在韩先生 222 篇日记里，"抓主症"是一个高频词，反复出现，但可惜的是，"抓主症"究竟是一种怎样的学术思想指导下的辨治方法，语焉不详。

后我又买到侯振民、王世民两位先生主编的《印会河抓主症经验方解读》（中国中医药出版社 2012 年出版）。原来印老"抓主症"的思想主要见于《略谈从辨证论治辨病论治到抓主症》一文，此文发表在《北京中医学院学报》1980 年第 3 期上，《印会河抓主症经验方解读》将它作为绪论置于书前，并说这篇文章"如今已成为'抓主症'医学理论的经典文献"。

通读这篇"经典文献"，我感觉文章写得条理不够清晰，究其实，并没有脱离辨病论治、辨证论治，只能说是辨病论治、辨证论治的深化，谈不上"从……到……"，好像达到一个新境界一样；而且，用"抓主症"来表达印老的临床思维并不准确。

那印老究竟是如何深化辨病论治、辨证论治的？让我们来分析一下。

首先，我们做一个约定，传统的辨证论治模式这样来表述：证→方；辨病论治模式表述为：病→方；而辨病论治与辨证论治相结合的模式我这样来表述：病＋证→方。

细读印老的文章，特别是他举的例子，可知他有以下几种深化模式。

第一，病＋证＋症→更有针对性的方。

一般认为，传统中医多是辨证论治，即证→方，尽管这种认识并不完全对，古代中医也有辨病，但目前一般人的看法是这样的。由于近世多强调"异病同治"，故所选用的方往往是那些能通治许多病证的方，其好处在于执简御繁，但坏处在于针对性不强。现代提倡辨病论治与辨证论治相结合者的模式是：病＋证→方。把病的因素加入后，针对性显然会增强。而印老更增加了症的因素，如他之治疗高血压：

例如在辨治高血压患者时：10余年前，我总觉得千头万绪，不知从何抓起……近年来……我是这样来抓住它的主症的：把它分成虚、实二型。实证多为肝阳上亢。见有耳鸣的，我就主用龙胆泻肝汤清泄肝火；见头重便秘的，就主用泻青丸通肠散火；但见头重（昏胀）脚软（无力）、睡眠不实的，就用平肝潜阳的天麻钩藤饮加减治之。虚证常为肾气之虚，有阴阳之别。阴虚主用滋补肝肾，如六味地黄类方（包括杞菊、知柏、归芍、麦味等在内）；阳虚水饮不化，则常用温阳化水，轻则苓桂术甘，重则配合真武汤同用。

这段文字的前半段，即高血压属实证、属肝阳上亢者，印老在病、证的基础上，深化到了症，无疑选方就更精准，针对性就更强了，故印老辨治模式可总结为：病＋证＋症→更有针对性的方。

第二，病→高效方。

印老说："在抓主症时，另有一类病我是以抓西医的诊断为主的，实际上就是把西医的诊断作为主症来抓。"这种讲法不妥当，抓西医诊断怎么能名之曰"抓主症"呢？循名责实，可知这种情况实际就是辨病论治。

前文我已提及，中医古代也有辨病论治，但是中医古代之病往往比较简单、直观，从现代人的角度看，多数是病证而不是疾病，与现代医学之病在多数情况下不可同日而语。所以辨病论治的辨病，主要是辨现代医学之病才有较大意义。因此，印老说他把西医的诊断作为主症来抓。那辨病论治的目的何在呢？当然是为了更有效的治疗。所以，目的在于通过辨病的思想，根据病的机理，或结合药物治疗的机理，摸索出高效方来，即专病专方。

为何能研制出专病专方？因为存在着这两种情况。第一种情况，某些病是外因占主导地位的，患者自身的因素占次要地位，这样表现出来的常常就是一个证，变化很少，相对那些变化很多的病来说，容易研究出高效的方来。这种方，除了要从病的角度去探索，也要从证的角度去探索，好在这种情况下证与病高度重叠。第二种情况，虽然某一病是内因占主要地位的，患者千差万别，能分出不同的证来，但是因为疾病机理的某些内在一致性，人们研究出某些有效药、有效方，不论何证都能应用，也成为专病专方。

所以，上述辨病论治或者说专病专方是中西医结合的产物，是中医治病方法的新发展，而与传统的辨证论治不同。印老列举了咽白喉合剂治疗白喉、活血化瘀剂治疗宫外孕、大黄牡丹汤加减方治疗阑尾炎、大剂量枳实治疗胃下垂，这些中华人民共和国成立后涌现出来的新成果，为他赞赏。他本人则探索用大承气汤加味治疗肠梗阻（有套叠、嵌顿者除外），用清咽解毒法治疗咽炎、扁桃体炎等。

很容易发现，上述实例多数都是急性病或外感病的范畴，因为此时往往是单一的病理因素占据主导地位，大多数患者表现出一样的证候，所以较能实现专病专方。上述实例中只有胃下垂是慢性病，应该是患者的体质因素占据主要地位，但是这一疾病的病理因素还是相对单一的，而大剂量枳实又有针对性的药理作用，故也可以实现专病专方。

这是第二种深化方式。

第三，病 + 不一样的证→高效方。

今天看来，辨病与辨证相结合已是一个常识，但在20世纪五六十年代那还是一个新鲜事物，印老当时在医林第一线，亲身经历，所以一定在内心留下深刻的烙印。而且，虽说辨病与辨证相结合是常识，但具体到某一病种，如何辨病论治、如何辨证论治、如何结合，那还得看医家各显神通了，疗效也因此有高下之别。

印老就在某些病种上，善于发现问题的关键，从而抓住要害症状，进行分型论治，并选用或创制出高效之方剂。也就是说，同样的从病到证，印老的分型是与众不同的，有他独到的实践经验，独到的依据（这种依据，就是所谓的主症）。比如呼吸道疾病，印老抓痰。这本身好像没有什么稀奇的，其实这里有他独到经验。印老把痰分为有痰、无痰、白沫三种。有痰，属湿，再分寒热；无痰，为肺燥；而痰如白沫的，印老认为这更燥，比干咳无痰还要燥，当用清燥救肺汤治疗，而这一点人们每多混淆。故他说："这个病最易与痰饮混淆，因为它说是无痰又有痰，说有痰又不是痰，而且正好是痰的对立面（湿与燥）。对这个，患者姑妄言之说成是痰，大夫也就姑妄听之，当作痰治。殊不知燥上加燥，正像火上添薪，含冤益疾，所以这个燥与湿一定得分明。"

在这里，"痰如白沫"，表面上就是所谓的主症，但实际背后蕴含着印老诊治呼吸道疾病的真知灼见，蕴含着他对病机、对辨证依据与治疗经验的把握。请注意，印老不仅仅给出"主症"，他同时也给出了久经验证的高效方，这无疑是他对呼吸道疾病辨病、辨证论治相结合全过程的一种深化。我给出了这种深化模式的示意：病＋不一样的证→高效方。

分析完印老的三种深化模式，不妨回过头来读一读《印会河抓主症经验方解读》一书编者为《略谈从辨证论治辨病论治到抓主症》一文写的"编者按"：

印老开创的"抓主症"辨治方法，是西医辨病和中医辨证相结合，以患者最痛苦的症状为线索，抓住疾病的规律和关键，针对证候特点，在诸多疗效满意的方药中加以筛选，定方定药。这些方药再经过临床反复验证，效果确实可靠，最终确定为"抓主症"方。在临床上只要见此症，就用此方，往往会收到满意效果……"抓主症"是中医辨证和西医辨病的结合，便于医生在临床诊治疾病时，掌握辨证论治规律，定方定药，从而收到良好疗效。

不难发现，这段按语并没有搔到痒处，说西医辨病与中医辨证相结合，这没有错，但太过泛泛；而说"以患者最痛苦的症状为线索"，则完全不符合印老的原义，主症≠患者最痛苦的症状；但两次说到"定方定药"，则是对的。印老列举的三种深化模式，最终都要落实到方药，即他所谓的"抓主症"方——验之临床有效之方，这就达到了最终目的：提高临床疗效。

我批评这篇编者按写得未能切中肯綮，实际上并不公平。真正应该批评的其实是印老本人。因为他的文章写得条理不够清晰，特别是用"抓主症"来标识他的临床思维，我觉得有点名实不副。从我对他三种深化模式的分析看，用"抓主症"来表达，真的不妥，是印老自己在给自己"贴标签"。当然确实也很难用几个字来表达他的临床思维。但即便这样，我认为也不应该"贴标签"，因为这样会误导后学。因此，我认为印老的学术思想与临床实践就应该这样客观地用一句话来表达：辨病论治与辨证论治的深化。具体如何深化，详细地说，就是我前文归纳的那三种模式。如果一定要用形象化的语言来描述，那我愿意这样来表达：印老对辨病论治与辨证论治的深化，就好比是优质的一条龙服务。

此话怎讲？需要解释一下。什么是优质的一条龙服务？就是服务者把服务全部包揽了，最后给你一个很好的结果。印老对辨病论治与辨证论治的深化，就是这样。他在辨病论治与辨证论治的多个环节与方面进行了探索，提供了独到经验，最后给出了有效的方剂。印老的这种做法，类似于给普通医生在提供优质的一条龙服务。当然，我并不是说印老的实践就到顶了；相反，还有一些地方需要进一步探索，进一步完善，对辨病论治与辨证论治的深化还在路上，属于现在进行时。希望吾辈进一步努力，将来能提供更优质的一条龙服务。

说到这里，我们自然能够明白，印老的"抓主症"与刘老的"抓主症"，虽然都叫"抓主症"，实际上基本是两回事，后者"抓主症"是为了经方的方剂辨证（详见拙作《三位刘渡舟》）。当然，如果我们也从方剂辨证的角度去看印老的"抓主症"，亦未尝不可，但这不是印老的初心，也不是他的全部，最多只是他的一个侧面而已。

写成于 2018 年 6 月 25 日

钱穆先生的一段话

阅读史学大家严耕望先生《钱穆宾四先生与我》一文，里面引用钱穆先生的一段话于我心有戚戚焉。

钱先生说："要存心与古人相比，不可与今人相较。今人只是一时的人，古人功业学说传至今日，已非一时之人。以古人为标准，自能高瞻远瞩，力求精进不懈。"（此文收入《治史三书》，严耕望著，辽宁教育出版社 1998 出版）

窃以为钱先生说得很对，这是大学者的自信流露。余虽不才，十多年来却也常作此想，故读到钱先生此语，不免引为同调。只是可惜，钱先生话虽这么说，但实际上他本人并未做到这一点。

1948 年中央研究院第一次院士选举，钱先生未能当选，他一直耿耿于怀。据严先生回忆："1966 年夏，研究院将举办第七次院士会议。这年春间，几位年长院士也许有了觉悟，拟提名先生为候选人，其时我已在香港，得史语所同人的信，请我就近征询先生同意，但先生拒绝提名，相当愤慨地说，民国三十七年第一次选举院士，当选者多到 80 余人，我难道不该预其数！"距 1948 年 18 年后，这位史学大师才被提名，这显然不公正，故遭到钱穆先生的断然拒绝。1968 年第八次院士会议，钱先生才同意提名，并当选院士。

钱先生未能免俗，当然这样说有些严苛了。

2018 年 10 月 1 日

坦诚相见

在《新民晚报》上时常读到陈茗屋先生的专栏文字。陈先生是著名的篆刻家，文章里颇多掌故，尽管我于篆刻是门外汉，却也读得饶有趣味。所以近日在书店邂逅他的随笔集《苦茗闲话》（上海书店出版社 2017 年出版），便毫不犹豫地拿下了。

集子里首篇文章是他对老一辈篆刻家叶璐渊先生的怀念，其中说：

"文革"前的几年中，我也常去叶先生的旧精乐籍求教。在一所旧式大洋房的二楼，很小，堆满了印谱、纸张、石头。夏天，大家赤膊谈笑，叶先生戏称为"坦诚相见"。此情此景，历历犹在目前。惜人天永隔，令人思之凄绝！

无疑，陈先生对叶老是饱含着深情的。可以想象在那个困难年代，两代人为了艺术"坦诚相见"的场景是多么温馨。

说到"坦诚相见"，我不由得想起了周克希笔下的王元化和王元化笔下的熊十力。

事情是这样的。

前些日子拜望周克希先生，先生以新出的随笔集《草色遥看集》（华东师范大学出版社 2017 年出版）相赠。集子里我最感兴趣的是《漫忆琐记》，里面即谈及王元化先生的"坦诚相见"。一天，周先生与友人萧华荣同去看王老，"进得屋去，只见他光着身子，正在写东西。看我们有些惊讶的眼神，他解释说，身上发疹子，穿衣服就痒，所以干脆赤膊。见他神色坦然，与华荣兄谈今论古，我暗想此岂非魏晋名士风度耶"。

而王先生在 1962 年秋至"文革"爆发前，每周向熊十力先生请益一次。

有一次，我去访问他，他正在沐浴，我坐在外间，可是他要我进去，他就赤身坐在澡盆里和我谈话。

王先生以为熊十力先生"颇有魏晋人通脱旷达风度"（见《再记熊十力》，收录于《人物·书话·纪事》，王元化著，人民文学出版社 2006 年出版）。

叶与陈的"坦诚相见"，是师生间的其乐融融，也是没有空调的无奈。王乃学林领袖，德高望重，赤膊会客而神色坦然，这已经无法用"没架子"这三个字来形容了。而熊于澡盆赤身待客，这种无拘无束的洒脱劲，常人真学不来。

如谓不然，你且试试！

写成于 2018 年 1 月 27 日

复 杂

　　念初中那会儿，每天都会路过江苏路。江苏路上有家长宁区少年儿童图书馆，放学途中我经常会去看书或借书。虽然是"少年儿童图书馆"，里面却竟然有《胡风集团冤案始末》《历史在这里沉思》这样的书。于是，在这里我了解到三十几年前、二十几年前发生过的这样匪夷所思、令人恐怖的事件。胡风，以及胡风事件中许许多多的人物，就在这时候我了解了，其中当然包括舒芜这个重要的当事人——一个背叛者、交信告密者，这是我当时的认识。

　　因为关心、好奇这一事件，以及之后20多年华夏大地上发生的种种耸人听闻事件的真相，所以此后陆陆续续读了不少书。因为好奇舒芜的经历、心态、思想以及1955年之后的人生，所以读过舒芜的自述和不少随笔。自以为对这段历史还算比较熟悉，故近些年来不再关注这方面的文章，直到近日阅读《前辈们的秘密》。

　　这本书并不专门写这段历史，但是我很佩服作者刘绪源先生的人情练达。他对书中论述的诸位文史哲领域的前辈皆有深切的理解和同情，其中就包括舒芜先生。我以为他的看法很平正，很客观。文章里展示了舒先生晚年给刘先生的信，这里有深刻的反思。没料到这番阅读，又勾起我进一步阅读舒芜与胡风事件的兴趣，于是买了《思想者的知情意——读忆舒芜》（陈半湾编，人民文学出版社2014年出版）。这本书由三十几篇文章组成，而书名"思想者的知情意"用的正是刘绪源先生那篇写舒芜先生文章的标题。这些文章，有的回忆或讨论胡风事件中舒先生的表现，有的评论舒先生的学术成就与文章成就，有的回忆与舒先生的交往。我感触最深的有两点。

第一，舒芜交信的来龙去脉，充满着偶然性。这其中当然有必然性，这不可否认，但的确也有偶然性。一件事的发生，是多方面因素促成的，绝对是复杂的，而不是简单的。而舒芜本人的人品，有好的一面，也有不好的一面，也是复杂的，不能简单化地看待他。这些文章看下来，我觉得他人性中不好的一面恐怕也属于人之常情，绝对不到卑鄙无耻的地步。是社会的因素，以及一些偶然的因素，再加上他自身的一些因素，最后导致了交信。一失足成千古恨！

第二，胡风先生其实早于舒芜交信之前，即在"三十万言"中就揭露舒芜的"罪状"，而证据不少就是采用的舒芜给他的信。读书至此，我们还有什么话好说！

总之，一个好的社会比什么都重要！而人是复杂的，不妨对别人多些同情和理解，对自己则可以多苛刻一点。读史使人明智。

2019 年 1 月 16 日

方 药

佛手治哮

吉林省名老中医王烈教授常用佛手治疗脾胃病与哮喘的稳定期。其门生知佛手有疏肝理气、和胃消食之功，但对其用于哮喘稳定期则不甚了然。王氏自陈，其经验来源于《本草纲目》与《本草从新》佛手"治痰气咳嗽"的记载，并长期临床实践，用治哮喘稳定期肾气不足、痰气有余之证。补肾用冬虫夏草、黄精，除痰气内伏则倚佛手。（《婴童厄言》，王烈著，中国中医药出版社2016年出版）

无独有偶，四川省名老中医李孔定主任医师认为，佛手不仅擅治消化不良、胸腹胀闷，对老年人的气管炎、哮喘病亦有显著疗效。其自拟久咳方即选用佛手。具体组成为：柴胡、黄芩、南沙参、佛手、蜜紫菀、蜜百部、蜜白前、桔梗、生姜、大枣、炙甘草。（《绵阳市名中医临床经验集》，何正显、秦晓明主编，人民卫生出版社2016年出版）

2017年7月25日

徐嵩年峻剂霸药治哮喘

徐嵩年（1909—2000），上海中医药大学附属龙华医院主任医师。我在大学求学时即知其名，也翻阅过他那本肾病经验集，读过《上海老中医经验选编》中收录的他的医案。这里要介绍一则他治疗哮喘的医案。此案患者哮喘病史长达 30 余年，病情严重，长期依赖激素等西药亦未能控制，徐氏采用补肾清肺、祛痰涤饮等方法，取得显著效果。此案除治法得当外，用药也有独到之处，包括某些药物（如胡颓叶、干蟾皮、仙茅、淫羊藿）的超大剂量运用、控涎丹的应用，都值得仔细研读。此案特色鲜明，颇值得进一步讨论。现录原案及按语如下：

朱某，男，41 岁。

1974 年 7 月 4 日初诊。

病史：患者自幼即患哮喘，病史长达 30 余年，反复发作，以春秋两季为甚，症状逐渐加重，长期依赖激素亦未能控制。此次发作已有 3 月余，咳嗽气急，咯痰不畅，胸闷不舒，喘不得卧，现用强的松 15mg/d，异丙基肾上腺素喷雾，以及氨茶碱等药，未能奏效。有肺气肿体征，两肺满布哮鸣音，舌苔白腻，痰涎黏稠，脉象滑数。为痰气交阻，闭拒气道，肺气升降不利，呼吸出入困难，故气上喘逆、鸣息不通。拟宗叶氏在肺治实，在肾治虚，予肺肾同治。

处方：麻黄9g，桂枝9g，细辛3g，茯苓30g，炙甘草6g，五味子9g，当归12g，熟地黄12g，地龙12g。

7月17日二诊：连服7剂，哮喘并不减轻，因思痰饮久服，郁而化热，用药偏于辛热，黏稠之痰不易略出。再予补肾之虚，治肺之实，涤痰清热，纳气归肾。

处方：当归12g，熟地黄12g，炙甘草6g，干蟾皮9g，肉桂片4片（吞），白芥子9g，风化硝9g（分冲），地龙12g，寒水石30g，沉香粉1.8克（分吞）。

8月26日三诊：自服上方以来，症情时轻时剧，强的松现已减量，每日服10mg。今日试用色甘酸钠吸入，停用其他西药，同时进服下方调理肺肾。

处方：炙麻黄9g，胡颓叶30g，炙甘草6g，寒水石30g，地龙12g，当归12g，熟地黄12g，苁蓉12g，干蟾皮9g，仙茅30g，补骨脂15g，白果10枚（打）。

患者停服激素，但顾虑哮喘复发，因于8月29日起，上方每日进服2剂，煎4汁和匀，在1昼夜内分4次服完，防止半夜发作，取得良好效果。但哮鸣音未能消除，深思张景岳谓"此等证候，当倦倦以元气为念，必致元气渐充，庶可望其痊愈"。姑以补肾培元为主，少佐祛痰涤饮。

处方：当归12g，熟地黄12g，炙甘草9g，苁蓉12g，地龙12g，寒水石30g，干蟾皮30g，仙茅15g，淫羊藿30g，补骨脂15g，核桃肉15g，控涎丹2.4g（分吞）。

服至4剂以后，症情稳定，哮喘未发。于是原方改服每日1剂，煎2汁，分4次服。至9月21日病体日惭恢复，精神亦佳，原方去控涎丹继续调理，至10月10日出院，色甘酸钠共吸入2瓶，出院时停吸。改用丸方：肉桂粉0.6g，沉香粉0.9g，红参粉

0.9g, 胎盘粉 0.9g 和匀分装胶囊分吞。出院以后, 每在春秋季节, 均服此药培本防治, 随访 4 年, 长期工作, 从不病假。

原按: 本例系顽固性支气管哮喘, 用激素仍不能控制, 极希戒除激素而住院治疗, 经用中西医结合取得了满意的疗效。值得指出, 色甘酸钠一般只有在使用期间能控制症状, 但并不能根治哮喘, 停药仍可复发, 故此例患者得以戒除激素及停止发作, 4 年来重返工作岗位, 实乃中药调治获效。

从处方用药来分析: ①突出 "在肺治实, 在肾治虚" 的观点, 以治肾为本, 治肺为标, 但立足于治肾。治肺的重点, 在于解决痰气交阻、气道闭塞的机理。治肾则在培本的基础上逐渐恢复它的功能。②处方配伍, 以辛温寒合法取胜。伏痰留饮, 久必郁热, 初诊偏于温化, 未能获效, 以后采用辛温寒合法, 着重清热、软坚、祛痰、涤饮, 渐能改变现象, 取得疗效。③权衡虚实, 补泻灵活。遵循景岳的教导, 治疗哮喘, 立足于培本补肾, 但也并不放弃治肺泻实的一面。用药方法, 初则软坚消伐, 至哮喘缓解, 病去十之七八, 及时加强培本; 又因哮鸣音未尽消除, 故佐以小量逐痰涤饮之控涎丹清除巢囊之胶痰固液, 以元气渐充, 庶可望其恢复功能。

用药与配伍的分析: 当归、熟地黄、苁蓉、炙草、核桃肉滋补肾元; 干蟾皮、肉桂、仙茅、补骨脂、淫羊藿、沉香、白果、五味子温肾纳气; 麻黄、桂枝、细辛、茯苓、胡颓叶化饮定喘; 风化硝、地龙、白芥子、寒水石、控涎丹逐痰清热; 最后用红参、紫河车、肉桂、沉香等培元固本, 巩固疗效。

尽管此案整理者已经做了分析, 我还想谈谈我的看法。

我以为本案初诊之所以未能获效, 一是治疗方法上有偏颇, 二是病重药轻。二诊增入清热与纳气之品开始奏效。三诊时更重视补肾, 且胡颓叶与仙茅剂量较大, 而患者一日服 2 剂, 也就是说一日用炙麻黄 18g，胡颓叶 60g，寒水石 60g，地龙 24g，干蟾皮 18g，仙茅 60g，如此大剂可能方适应患者之重病，故而奏效较佳。又因为患者哮鸣音未能消除，徐氏又换方增入控涎丹，并用干蟾皮 30g，淫羊藿 30g，一日 2 剂，服 4 剂后，改为一日 1 剂。也就是说，一度重用干蟾皮、淫羊藿至 60g。这里插一句，据笔者体会，有不少患者服干蟾（因干蟾皮价格昂贵，我常用干蟾）至 6g，就会恶心呕吐，不知本例患者服干蟾皮有没有不适反应。这次换方后，病入坦途，患者出院后改用红参、紫河车、肉桂、沉香 4 味散剂扶正固本以善其后。

　　我读此案的感悟：一是治肾治肺有机结合，治肾是根本，治肺是解决局部气道的问题。二是敢用峻药，敢用重剂。如控涎丹的使用，大剂量胡颓叶、干蟾皮、仙茅、淫羊藿的应用。这些都是本案取效的关键因素。

2018 年 4 月 2 日

对药：高明者不屑道

我学医之初，对"对药"很感兴趣，当时在书店里搜罗了几本书，包括《施今墨对药》《百家配伍用药经验采菁》（这本书的内容基本上是以"对药"的形式呈现的），还有一本好像叫《中药对药大全》。图书馆里也有若干本有关"对药"的书，记得有本书就叫《对药论》，曾经借出浏览。

"对药"，即"药对"，就是两味药的组合，是一种配伍关系。"配伍"，这太重要了，因为中医看病一般都是要开方子的，开方子开出去的又往往不是孤零零的单味药，而是一张复方，而复方的关键不就是"配伍"吗？所以学方剂，要懂"配伍"；用方剂，要懂"配伍"；创方剂，也要懂"配伍"。但"配伍"不好懂啊！

现在，有了"对药"，不就有捷径了吗？就容易懂"配伍"了，就容易从学中药而过渡到学方剂了。

所以当年施今墨先生开方子，都是以"对药"形式开的（双药并书），其高足祝谌予先生说："世人只知施老善用对药，而不知施老不但善用于药，更精用于方。施老的对药表面看是一对一对的药物，实际上是许多小方和名方的精华，故施老之对药，名为用药，实为用方。"

祝先生曾总结这些"对药"，"文革"前讲授于北京中医学院（现为北京中医药大学）。祝氏弟子、助手吕景山先生也曾侍诊于施先生，他在祝先生的基础上撰写了《施今墨对药临床经验集》一书（山西人民出版社 1982 年出版），此书后更名为《施今墨对药》（人民军医出版社 1996 年出版）。（说句题外话，吕景山先生 2014 年被评为第二届国医大师）

我念书那会儿，教科书里是没有"对药"这一内容的（当然现在有没有我也不知道，没有调查过），课堂上也没有老师给我们介绍过"对药"，所以当我刚接触到"对药"时，我觉得这东西真好，对学中药学、学方剂学太有帮助了，以后教科书里应该增加这一内容。

但几年后，我觉得"对药"意义不大了。但这时候"对药"开始时髦了，《施今墨对药》多次再版，期刊上有关"对药"的文章多了起来，包括老中医的"对药"经验、"对药"的实验研究等。再后来，不仅有"对药"，甚至冒出来"角药"（三味药的组合）了，真是滑天下之大稽！

为什么我对"对药"不再感兴趣了？因为我明白"对药"的实质了。

"对药"，无非就是中药"七情"理论的运用、治法的配伍，同时又是古方、名方的经典搭配，或个人的习惯性搭配。

比如，人参配黄芪，两药均能益气，属于中药"七情"的相须，很多古代名方中都有，如补中益气汤，人们耳熟能详，这是经典搭配。

那党参配黄芪可以吗？这算"对药"吗？当然可以，当然算，《施今墨对药》中就有啊！那太子参配黄芪可以吗？当然可以。算"对药"吗？你说它算就算。假定哪位老中医站出来说，我就是这么习惯性搭配的，是我的"对药"，你还真没办法。有什么理由说它不算呢？

再比如，枳实配白术。枳实辛散行气破滞，白术甘温补中健脾，是理气、健脾两种治法的配伍，古代名方枳术汤、枳术丸用之，也是人们熟知的，属经典搭配。

那厚朴配白术可以吗？当然可以。为什么不行？不也是理气健脾吗？这算"对药"？估计一般的"对药"书里没有，但当然可以算，因为古代有白术厚朴汤，而且叫这一名字的，还不止一首方剂呢，说明古人常常这么用。那陈皮配白术可以吗？当然可以，六君子汤里不就有这两味药嘛。那算不算"对药"呢？一般的"对药"书里估计也没有，但谁能说不算呢？这和太子参配黄芪是一样的道理。

又比如，《施今墨对药》中有六一散配灯心草的"对药"，两味药都能清热利尿，应属中药"七情"的相须，据云这是"施老所习用"的。

那灯心草换一下，改成车前子可以吗？谁说不行。《施今墨对药》六一散配灯心草这一"对药"隔开没几页，就是车前子配六一散这一"对药"。那车前子保留着，六一散不要行吗？也行呀。《施今墨对药》六一散配灯心草这一"对药"下面就是车前子配车前草，这也是"施老习惯使用"的。

那六一散配车前草可以吗？六一散配泽泻可以吗？车前子配泽泻可以吗？车前草配泽泻可以吗？谁又能说不可以呢？

说到这里，你是不是有点糊涂了？那到底什么不算"对药"呢？全都是"对药"？

现在先让我来说明配伍的实质。为什么要配伍？

因为单味药力量不够大，所以要配伍其他药，加大它的力量，这在中药"七情"里叫相须。

因为单味药副作用大，所以要配伍其他药，减轻甚至消除它的毒副作用，这在中药"七情"里叫"相畏""相杀"。

因为单味药没法对付复杂的局面，所以要配伍其他药，这其实是治法的配伍。

中药配伍理论里还有"相恶""相反"两说。前者是药物合用后，药物的治疗作用降低了；后者是药物合用后，产生或增强了毒副作用。这两种情况是我们不希望发生的。

以上知识都是人们所知的，我想说的是：上述的多项内容都是对配伍主观上的一种愿望，能否实现呢？其实我们并不知道。下面分别说明：

相须。你怎么知道实现了相须的目的呢？假定人参药效10分，黄芪药效9分，你希望它们配伍后药效超过19分，但说不定只有18分呢。这点差异是患者和医者无法感觉得到的，但这种可能性一定是存在的，只是以前没有人去思考罢了。

相畏、相杀。如果一味药的毒副作用本身明显，与另一味药配伍后，其毒副作用被明显抑制甚至消失了，那患者和医生是能感受到的。但若如麻黄配五味子，说麻黄辛散太过而为五味子所制约，那我想患者与医者是很难实实在在地感受到的。

至于治法上的配伍，那是一定能通过药物配伍来实现的，但是到底是哪个药配哪个药更好呢？这就得具体情况具体分析了。有的我们比较清楚，有的其实也搞不清的。比如清热利尿，六一散配车前子、六一散配灯心草、车前子配车前草、车前子配泽泻……哪个最好？谁能知道。

总之，过去我们觉得配伍神秘，觉得配伍了不起，配伍后面还要加上"规律"两个字，实际上是因为我们把配伍这一行为的目的和愿望直接当成结果了。结果到底如何呢？很多时候并不知道，还需要进一步研究，进一步验证呢。

明白了这一点，再回过头来看"对药"，就简单了。

"对药"其实就是配伍的一种示例，一种传统（也可以叫习惯）。什么叫示例？就是配伍的具体化，具体的例子。什么是传统（或习惯）？对广大医者来说，古代名方中体现的，大家都知道的，大家经常在用的，这就是传统，这就是习惯。这种传统性或者说是习惯性的配伍示例，是约定俗成的、公认的"对药"，也可以说是经典的"对药"。就像配伍没有什么神秘的，没有什么了不起的，谈不上规律，只是一种主观愿望而经常无法确切知道是否达到目的一样，"对药"同样没有什么神秘，也没有什么了不起……

我曾经还买过一本《实用中医对药方》，田代华先生主编，人民卫生出版社 2000 年出版。此书从 300 余种中医药文献中收录有方名的对药方共 2170 首。所谓对药方，就是两味药的方子，这既是方剂，也是"对药"。这样，这本书收录的"对药"，就多达 2170 种。相比之下，施今墨对药，祝谌予先生整理了 100 余对，吕景山先生最初整理了 277 对，《施今墨对药》出第四版时增补到 370 余对，而这应该已经有点超出了普通医生的认识范围，否则也无须写书了。于此可知，《实用中医对药方》里"对药"数量多得惊人，远超出普通医生的认识范围。事实上，我们确实对其中不少方剂是完全陌生的，也就是说，这些"对药"确实是历史上存在过的"对药"，但是知者甚少，不妨称之为非经典的"对药"。

还有一种是硬凑出来的"对药"。这些年很多人为了写论文而写论文。而国家级的、省级的、市级的名老中医每隔若干年就要评选一次，一些临床其实并不强的老中医也被选上了，他们和他们的弟子们为了完成论文的任务，总得写写吧，其中就有"对药"的论文，甚至"角药"也出来了（声明：我对事不对人的，请勿对号入座！）。我看，若干年后"正方形药""五边形药"也会涌现出来。

当然，我不敢说所有的论文皆如此，总会有真才实学的老中医把自己的独到经验奉献出来的，但是若以"对药"经验的名义出之，我觉得不如直接说是用药经验（或者是一种配伍方式的具体示例）较当。也就是说，说某药治疗某病效果好，或某药加某药治疗某病效果好，这种老中医经验可能是靠谱的，至于是不是真的靠谱，要拿到临床上去试验。单说某药与某药是"对药"，这听上去就未必靠谱，当然也许这里面包裹的临床经验是真的，这也是有可能的。

说到这里，诸位应该明白了吧，什么算"对药"，什么不算"对药"？狭义地说，"对药"是有限的，其实就是经典的"对药"。广义地说，"对药"还包括非经典的那些，有古代的，也有现代的，本质上是一种用药经验，或者是一种配伍方式的具体示例。再扩大了说，什么都可以是"对药"，只要你愿意，但这还有什么意思呢？！

所以，应该怎样看待"对药"呢？

初学者，应该认真学习经典"对药"，这部分内容应该进入中药学与方剂学的教材。但要知道这不是什么了不起的东西。进阶越高，应该越不在意它。

非经典的"对药"，应该把它们看成一种临床经验，不满足教材的人，应该会去浏览、学习、验证它是不是真有临床价值。

硬凑出来的"对药"，当然是垃圾无疑。

至于搞科研、做实验的朋友，如果明白了以上的道理，自然就晓得了应该去做什么样的实验，而不应该去做什么样的实验（所以很多有关"对药"的实验论文也属垃圾）。

行文至此，本可以结束了。但有必要提一笔，我早已对"对药"不感兴趣了，今日又何以作此文呢？原来是因为最近读到了赵恩俭先生的医话《简单配伍》。他说：

中医药书所载本草为单味药，方剂为复方，临证之际初学每感化裁为难，然而世业之医本有简单配伍之法，俗或称为"对药"（因常为两种药），以备临证之时化裁使用，内容多为浅近，入门后则无须于此，故高明者不屑道，亦不写入书中，而俚俗之世医往往矜为秘传，不肯示人。简单配伍对于初学入门确有裨益，古人亦间有及此者，如《伤寒》《金匮》诸方下有加减法者，虽未必出自仲景，其来亦远矣，即如经方中甘草干姜、芍药甘草、甘草桔梗、三黄等方；后世方左金、失笑、金铃子诸方，实亦简单配伍……但临诊之际并非绝对用此配伍不可（如列出头晕菊花桑叶，但菊花川芎、天麻桑叶亦无不可），再者入门之后则并此弃之，亦在法中，斯则得鱼忘筌矣。（《诊余集：赵恩俭医学论文集（第一辑）》，李特整理，天津市南开医院 1978 内部刊行）

赵先生这本书，我上大学时在图书馆里翻阅过，20 年后已完全记不得当时是否认真读过这篇文章了。可能当年没能体会出它的好，后来境界提高了，现在能认识到他的见识高了。只是《简单配伍》写得有点简单，而且用"简单"二字似乎不妥，本来想简单写几句附和赵先生一下，没想到啰啰嗦嗦地写出了一篇较长的文章来。

2019 年 8 月 9 日至 12 日

六君子力挽狂澜

哮喘急性发作，属临床急症、重症，病情严重者甚至危及生命。六君子汤，虽是一张学中医者都知道的名方，但往往被认为是一张平平淡淡的方、普普通通的方，认为它是一张调理方、善后方。万万没想到，适当加味后竟然也能力挽狂澜，救治哮喘急性发作。

请看广东省名老中医彭玉林（1916—1989）主任医师的医案。

患者林某，23 岁。

1963 年 5 月 11 日入院。

病史：10 年前患麻疹后，经常气喘，活动时显著，喘时喉中有声，每于天气寒冷时发作，时发时止，曾经中西医治疗。本月 4日下午劳动后，自觉体倦神疲，晚上开始气喘，这是 10 年来第一次在夏天发作。今日来我院诊断为哮喘收入院。症见呼吸急促不能平卧，喉中痰鸣，咳嗽痰多而白，或如泡沫，难于咯出，口干不欲饮，食后胃脘胀满不舒，二便正常，四肢稍冷。形体较瘦，神倦面色黄，张口抬肩，不能平卧。舌苔白腻，脉浮虚而数。

辨证：病者患麻疹后，肺气虚弱，寒饮内伏，气虚则寒邪更易袭肺，故每于天气寒冷时哮喘发作，日久不愈，肺气愈虚。近因劳倦过度，诱发旧病。阳气不足故四肢稍冷；气不布津故口干，内有痰饮故不欲饮；心气亦虚，鼓动无力，故脉虚而数。脉浮非表，为气虚浮越于外所致。治宜益气健脾化痰，方选六君子汤加味。

陈皮5g，法夏15g，党参30g，白术15g，茯苓30g，炙草10g，沉香10g（后下）。3剂。

5月14日二诊：药后诸症悉除。住院4天，痊愈出院。

此案妙在出奇制胜。第一，辨证精准，不拘常法。一般认为哮喘急性发作期属实，多用宣肺化痰、平喘止咳法，彭老不墨守成规，而是根据实际情况辨证论治，辨证准确是此案取得成效的关键。第二，处方看似平淡，实则有力。本例选用六君子汤治疗，妙在加一味沉香，且重用10g。沉香能暖肾纳气，又能温脾行气而散郁滞，所以配伍六君子汤，一方面对整张处方而言可谓画龙点睛，补火而生土；另一方面又可加强陈皮、半夏等的辛散理气化痰功效；再一方面，沉香本身有强大的纳气作用，用于本案哮喘患者，标本兼治。所以，本案用药看似简单，却取得捷效，自有其原因在。

2018年4月23日

解毒活血汤是瘟疫良方

解毒活血汤原是清代王清任治疗霍乱而拟定的经验方。此方由连翘、葛根、柴胡、当归、生地黄、赤芍、桃仁、红花、枳壳、甘草等组成。

据王清任的记叙："我朝道光元年，岁次辛巳，瘟毒流行，病吐泻转筋者数省，京都尤甚，伤人太过，贫不能葬埋者，国家发帑施棺，月余之间，费数十万金。"初得病者，王清任立解毒活血汤取效，如患者汗多，肢冷，眼塌，则不能再用此方，而当用急救回阳汤以夺命。

王清任女婿这一系的第四代后人李晓峰先生于1931年陕西霍乱流行期间，运用解毒活血汤与急救回阳汤活人甚多。（《医林改错临证录》，李继先著，陕西科学技术出版社1990年出版）

宁波名医范文甫先生在1926年霍乱流行时，亦用解毒活血汤屡获奇效。（《范文甫专辑》，浙江省中医药研究所、浙江省宁波市中医学会编，人民卫生出版社1986年出版）

霍乱是《中华人民共和国传染病防治法》规定的甲类传染病。甲类传染病一共只有两种，另一种是鼠疫。最近读《岭南瘟疫史》，没想到岭南医家用解毒活血汤治疗鼠疫也取得很好效果。

据该书记载，"清末岭南受鼠疫之祸甚剧，岭南在鼠疫防治方面做出的贡献也最大"。我国第一部鼠疫专著《鼠疫汇编》（1891

年）是广东吴川县人吴宣崇（存甫）草创、石城人罗汝兰（芝园）增修撰写的。据罗汝兰说，他"初闻此，遍览方书，无对症者"。后来读到《医林改错》有关道光元年京师时疫的文字后恍然大悟，鼠疫的表现正是热毒成瘀的明证。此后用解毒活血汤取得很好效果。

鼠疫的病死率很高，现代医学认为，在自然情况下，腺鼠疫的死亡率为 30% ～ 70%。罗汝兰用解毒活血汤治疗，患者的死亡率降至 10%。

在罗汝兰之后，肇庆人黎佩兰也在经历数次鼠疫并学用罗氏经验后，撰写《时症良方释疑》。黎氏在鼠疫群医束手情况下，"将《汇编》悉心研究，笃信无疑，凡亲好患是症者，踵门求商，悉本原方，如法调治，应手而效"。

当然，罗氏、黎氏用解毒活血汤治疗鼠疫都是重剂，一天服多次，也有一定的加减，这是他们在实践中的新发展。（《岭南瘟疫史》，赖文、李永宸著，广东人民出版社 2004 年出版）

除上述两种甲类传染病外，解毒活血汤还是治疗乙类传染病中麻疹的良方。

范文甫先生当年即用此方治疗麻疹及天花。同为宁波籍的沪上儿科泰斗董廷瑶先生在 1958 年及以后用解毒活血汤救治麻疹甚多，但不知是不是受到范氏的影响。

据董氏介绍，1958 年的麻疹，"其流行之广，遍及全国，为历年来所罕有，因治不更法，病死率相当严重；是年自农历十一月起麻疹逐渐流行，而气候亦更严寒，十二月连日大雪，麻疹发多不透，每见患儿疹点暗淡、面色青黯。很快疹没而体温则更高，而合并肺炎，且转脑炎，造成死亡。在治疗上初以一般常法，进行处理，高热神昏时，膏、黄、犀、羚、紫雪、神犀辄无功效，往往治多不及，病死率达到百分之十几，这真令人胆寒。后来……运用王清任氏之解毒活血汤，得到了显著效果……病死率降到了零，迨麻疹工作结束后，前后平均病死率为3%，是全市最低单位"（《幼科刍言》，董廷瑶著，上海科学技术出版社1983年出版）。

看来，解毒活血汤能治疗多种瘟疫，真不简单，值得深入研究。

2020年2月3日初稿，2月21日改定

附记：

写《儿科泰斗董廷瑶在1958年——"名医打架"续篇》一文时曾提到董廷瑶先生何以会想到用解毒活血汤治疗麻疹，《范文甫专辑》在大学时翻阅过，但一时间没记起范氏对解毒活血汤的运用来。本文提出一种设想，因两位名医为同乡，范氏又为前辈，那他的经验是不是会影响到董氏，这有待更多的资料验证。

从白虎加参芪汤说到"打通"

以前我多次跟学生讲，你看补脾胃泻阴火升阳汤中有石膏，虽李东垣声明只用少许，且"长夏微用，过时去之，从权"，但毕竟是用了石膏，这时它是不是与白虎加人参汤有几分重叠呢？

方与方的重叠不是孤例，还如小柴胡汤与补中益气汤，补中益气汤与人参败毒散等也是其例。除了重叠，还有方与方之间的交集，这又是一个话题。而这两个专题，不单单是方剂学的课题，如果研究起来，其实还会带动证候学的探索。

本篇读书笔记无意系统地讨论这两个大题目，仅仅只就近日读到的已故河南省名老中医仝示雨先生的一则医案稍做解读与发挥。

王某，男，45岁。

患者持续高烧月余，住安阳市某医院，西医诊为流感，曾打针服药，时轻时重，近日大汗淋漓，高烧不退，喜冷、厌食，烦躁不安。患者颜面潮红，额汗涔涔，周身汗臭味浓，黏汗沾手。脉洪数，舌苔薄黄。诊为阳明实热。索前处方，见用白虎加人参汤，知前医用药对证，但为何病情不见减轻？想是药力未到，且久病阳虚，体表不固，故于前方加黄芪，以助气固表。

方用：人参 6g（另煎，兑），黄芪 30g，生石膏 30g，知母 9g，粳米 30g（包煎），甘草 3g

服上药一剂汗解，再服思食。诊其脉静身凉，即处方以调理胃肠为主，以善其后，并嘱其注意饮食调养。

原按：白虎加参芪汤实属创用。因其表虚较重，汗出不止，故于白虎加人参汤内再加黄芪固表实卫。（《悬壶集》，仝示雨著，河南科学技术出版社1982出版）

按：原按写的简单，仝氏自诩"创用"，应该不无几分道理，就我有限的阅读所及，确实没有见到白虎加人参汤再加黄芪这样的用法。任何一位医家治好了前医治不好的疑难杂症，且有些创意，因而有点自得，这太正常不过了。但是仔细想想，石膏与人参、黄芪同用，补脾胃泻阴火升阳汤不也是这样的格局吗？只是药味较多，比较复杂，而且石膏只是从权而用而已。那这首白虎加参芪汤与补脾胃泻阴火升阳汤到底有何异同呢？

我们不妨先来看看本案的辨证与选方用药思路。患者高烧不退，颜面潮红，额汗涔涔，周身汗臭味浓，黏汗沾手，脉洪数，舌苔薄黄。仝氏明确说这是阳明实热。他说前医用白虎加人参汤也是对证的，但为何病情不见减轻呢？他认为是"药力未到，且久病阳虚，体表不固，故于前方加黄芪，以助气固表"。所以，其思路的落脚点首先在阳明实热上，但因为患者还有虚的一面，故认可白虎加人参汤的治疗，又因前医已用此方而不效，所以把另一个落脚点落在了补气固表上，最终形成白虎加参芪汤这样一张新方。

而补脾胃泻阴火升阳汤呢？顾名思义，此方针对的是脾胃不足、清阳不升、阴火上冲的病证，因而要补脾胃、泻阴火、升阳气。它的第一个落脚点当然是脾胃不足，第二个、第三个落脚点则是清阳不升与阴火上冲。

对比上述两张方剂，不难发现它们所治疗的对象都是复杂的证候，而不是单一的证候。而这两种证候是有类似之处的，只不过形成的原因不同，形成之后的重心也不同。白虎加参芪汤证的重心在阳明实热，补脾胃泻阴火升阳汤证的重心在脾胃不足，因此具体的选药与剂量就会有所不同。而类似处则在都要补泻兼施，都要用到参芪、石膏之类的药物。

这样一琢磨，我们自能体会到张仲景、李东垣，乃至仝示雨先生内在的联系。或问：体会到了这一点有何好处呢？答曰：理法方药打通了，随心所欲不逾矩啊！

2020 年 2 月 20 日

附记：

请读者参阅本书"临证"篇《补脾胃泻阴火升阳气，母婴同治皆获效——产后乏力自汗及婴儿面部红疹医案》一文。

2020 年 3 月 14 日

桑菊饮不可轻视

桑菊饮出自清代吴瑭的《温病条辨》。此方原是吴瑭根据叶天士《临证指南医案》"咳嗽门"与"风温门"的四则医案，并按自己的理解而制订的，他评议本方是"辛凉轻剂"。且看他是怎样说的：

太阴风温，但咳，身不甚热，微渴者，辛凉轻剂桑菊饮主之。咳，热伤肺络也；身不甚热，病不重也；渴而微，热不甚也。恐病轻药重，故另立轻剂方。

辛凉轻剂桑菊饮方：杏仁二钱，连翘一钱五分，薄荷八分，桑叶二钱五分，菊花一钱，苦梗二钱，甘草八分，苇根二钱。水二杯，煮取一杯，日二服。二三日不解，气粗似喘，燥在气分者，加石膏、知母；舌绛暮热，甚燥，邪初入营，加元参二钱，犀角一钱；在血分者，去薄荷、苇根，加麦冬、细生地、玉竹、丹皮各二钱；肺热甚，加黄芩；渴者加花粉。

方论：此辛甘化风、辛凉微苦之方也。盖肺为清虚之脏，微苦则降，辛凉则平，立此方所以避辛温也……此方独取桑叶、菊花者，桑得箕星之精，箕好风，风气通于肝，故桑叶善平肝风；春乃肝令而主风，木旺金衰之候，故抑其有余；桑叶芳香有细毛，横纹最多，故亦走肺络而宣肺气。菊花晚成，芳香味甘，能补金水二

脏，故用之以补其不足。(《温病条辨·上焦篇》)

吴氏又说：

感燥而咳者，桑菊饮主之。亦救肺卫之轻剂也。(《温病条辨·上焦篇》)

吴氏一再强调，桑菊饮乃"轻剂"，针对的是"病不重"者，因为"恐病轻药重"，所以才另立本方。

这"辛凉轻剂"四字，为现代中医院校教材所承袭，恐怕已是一种"标签"，而成为很多人对它的印象。我也是如此，一直以来把桑菊饮当成一首可有可无之方，不甚重视。

但最近读《罗道揆治疗急危难症临床实录》，却发现桑菊饮原来能治疗一些较重的外感热病。

如一小儿，患病毒性感冒，肛温39℃，罗氏用桑菊饮合人参白虎汤加减，2剂热退。

又一小儿，患流感高热5天，肛温39.5℃，用桑菊饮加北沙参，2剂热降至38℃，又服2剂而愈。

又一小儿，患病毒性肺炎，热虽不甚高，肛温37.8℃，但干咳气喘，呼吸不利，声息低微，神倦嗜卧，罗氏用桑菊饮加红参，服1剂即热退气平。

一仅3个月大的婴儿，因肺炎住院一周，病情危重，曾呼吸暂停3次，都是用人工呼吸抢救而复生，用桑菊饮加红参、白前等2剂而神清热退。

罗氏用桑菊饮治肺炎的经验，使我想起蒲辅周先生曾以此方治一婴儿的腺病毒肺炎。摘录如下：

蒙某，女，8个月。

腺病毒肺炎，高烧7天，现体温39.8℃，咳喘，周身发有皮疹，惊惕，口腔溃烂，唇干裂，腹微胀满，大便稀，日行5次。脉浮数有力，舌红少津无苔。属风热闭肺。治宜宣肺祛风，辛凉透表法。

处方：桑叶一钱，菊花一钱，杏仁一钱，薄荷（后下）七分，桔梗七分，芦根三钱，甘草八分，连翘一钱，僵蚕一钱半，蝉蜕（全）七个，葛根一钱，黄芩七分，葱白（后下）二寸。一剂。一剂二煎，共取120mL，分多次温服。

4月11日复诊：中西药结合治疗，热势稍减，体温39℃，昨夜有抽搐预兆，用镇静剂。脉同前，舌红苔微黄少津。面红，腹微满，四肢不凉。原方去葛根，加淡豆豉三钱。再服一剂，煎服法同前。

4月12日三诊：身热已退，咳嗽痰减，皮疹渐退，思睡，不爱睁眼，大便稀好转，次数亦减少，腹已不胀满。脉浮数，舌红苔薄白，舌唇仍溃烂。原方去葱、豉，加炙枇杷叶一钱，前胡七分。煎服法同前，连服二剂而渐愈。

以上罗道揆先生、蒲辅周先生的医案一共5则，大多数都是高热，病情都较严重，特别是一位3个月的小婴儿，病情危重，却都用所谓的"辛凉轻剂"而获效，桑菊饮岂可小觑。

现在回过头来，重新审视桑菊饮之加减法，觉得似乎有点莫名其妙了。

既云桑菊饮是"辛凉轻剂"，是"救肺卫之轻剂"，但加减法却说"二三日不解，气粗似喘，燥在气分者"，如何如何；"舌绛暮热，甚燥，邪初入营"，如何如何；"在血分者"，如何如何；"肺热甚"，如何如何。试问假定桑菊饮只是轻浅之剂，它担得起这些个重任吗？尽管有一些加减，毕竟仍是以它为主体啊！难怪曩年读书，有谓吴鞠通编写《温病条辨》时年纪尚轻，临床经验不足，多摘录叶天士医案中处方以为方剂。这样看来，吴氏闭门造车还是很有可能的。至少，桑菊饮"辛凉轻剂"之说不可凭。

2020 年 2 月 24 日改定

人参败毒散辨析三题

人参败毒散方出《太平惠民和剂局方》，原主治伤寒时气等病证。其用药大体来看，可区分为两组。一是羌活、独活、柴胡、前胡、芎䓖、枳壳、桔梗、甘草、茯苓、生姜、薄荷共十一味药，祛风寒湿毒为主，兼能畅利血气；二是人参一味，匡扶正气，祛邪外出。人参败毒散方虽为临床常用古方，但笔者认为，后人包括时下《方剂学》《中医内科学》及《中医各家学说》教材、中医药学专著对本方的解读存在误区，故撰文与同道讨论。

一、使用人参辨析

人参败毒散何以用人参？后世医家谓乃因本方主治外感风寒湿邪而正气不足，即人参为正气不足而设。故若无正气不足之表现，则不可用人参，否则有闭门留寇之虞。笔者以为非是，原因有三：首先，《局方》原主治"伤寒时气，头痛项强，壮热恶寒，身体烦疼，及寒壅咳嗽，鼻塞声重，风痰头痛，呕哕寒热"，本无正气不足之表现，不可妄用以方测证之法，因用人参便谓有不足之证；其次，"正气存内，邪不可干"，本方所疗之疾虽无不足之见症，但体内当有不足之病理，故有气虚表现者用人参自不待言，而无气虚表现者亦可用人参，如用人参败毒散、黄芪桂枝汤治疗风寒感冒，疗效颇佳；第三，正邪的关系是辩证的，扶正不仅不会干扰祛邪，甚至可促进祛邪。因为随着人体正气提高，人体抵御外邪的能力必然增强。所谓闭门留寇，臆想之辞耳。又方名曰"人参败毒散"，"人参"与"败毒"连用，足见制方者心中人参非但不留寇，其作用恰是祛邪。总之，笔者以为用好本方，首先要重视人参的作用，打消闭门留寇的顾虑。

二、所败之"毒"辨析

再说方名中的"毒"字，不少中医学者说此"毒"字，不当作"热毒"解，而应视为"邪气"。遵循以方测证的思路，似可得出此结论，但事实恐非如此。看后世医家对本方的运用，的确有用于治疗热毒之证者。如《证治准绳·幼科》载用本方治小儿风热瘙痒、顽核毒疮。笔者以为，风寒湿邪引起的病证，本方固然可用，湿热、热毒引起的病证或许也可用，当然若适当加减，就更不在话下了。如《名医类案》载：橘泉翁治一人，病头面项喉俱肿大、恶寒，医疑有异疮。翁曰：非也。此所谓时毒似伤寒者，丹溪曰：五日不治，杀人。急和败毒散加连翘、牛蒡子、大黄下之，三日愈。

三、"逆流挽舟"辨析

人参败毒散在《中医内科学》教材中主要见于两处，一是感冒，二是痢疾。后者多注明是治疗痢疾初起伴风寒表证，并说这是喻嘉言所倡导的"逆流挽舟"法。其实，人参败毒散治痢疾并不以疾病初起伴风寒表证为应用指征，而喻嘉言的"逆流挽舟"也并非解表之意。

1. 喻嘉言"逆流挽舟"原意求真

喻氏在《医门法律·痢疾门》中指出，治疗痢疾"必从外而出之"，须用汗法"先解其外，后调其内""首用辛凉以解其表，次用苦寒以清其里，一二剂愈矣"。而"逆流挽舟"法针对的是痢疾"失于表者"，这类病证"外邪但从里出，不死不休，故虽百日之远，仍用逆流挽舟之法，引其邪而出之于外，则死证可活，危证可安"。

"逆流挽舟"法，虽然使邪从表出，但并非通常意义的解表法，虽然服用本方后会使患者汗出，但也"全非发汗之意"。如他所说：患者"津液未伤者，汗出无妨；津液既伤，皮间微微得润，其下陷之气已举矣。夫岂太阳外感风寒，可正发汗之比乎？又岂太阳阳明合病下利，可用葛根之比乎"？

不仅如此，喻嘉言还明确指出"逆流挽舟"法"究竟亦是和法"（笔者对和法之说，一直存疑，但此处暂且不论）。这与其治痢疾重视少阳有关。他说，痢疾始则"少阳生发之气不伸，继焉少阳生发之气转陷，故泛而求之三阳，不若颛而求之少阳"，并且"痢疾之表，亦当从于少阳"。所以治痢疾"当从少阳半表之法，缓缓逆挽其下陷之清气，俾身中行春夏之令，不至于收降耳"。由此可知，"逆流挽舟"实是举下陷之清气，使邪从少阳半表而出。

再看喻嘉言对《金匮要略》"下痢脉反弦，发热身汗者自愈"一语的评论。他说："夫久痢之脉，深入阴分，沉涩微弱矣。忽然而转弦脉，浑是少阳生发之气，非用逆挽之法，何以得此。久利邪入于阴，身必不热，间有阴虚之热，则热而不休。今因逆挽之势，逼其临时燥热，顷之邪从表出，热自无矣。久痢阳气下陷，皮肤干涩，断然无汗。今以逆挽之法，卫外之阳领邪气同还于表，而身有汗，是以腹中安静，而其病自愈也。"这段话表明"逆流挽舟"是举陷法，针对久痢，能使卫外之阳携邪气同还于表，故服药后会汗出。

还可看喻嘉言对人参败毒散的注解："此方全不因病痢而出，

但昌所为逆挽之法，推重此方，盖借人参之大力，而后能逆挽之耳。"说明"逆流挽舟"的关键在于大补正气。

最后看《寓意草》载喻嘉言治周信川一案。患者秋月病痢久不愈，至冬月成休息痢，一日夜十余行，面目浮肿，肌肤晦黑，脉沉数有力，喻氏认为属"阳邪陷入于阴"。故令患者热服人参败毒散汤药，同时厚被围座椅上，置火其下，更以布卷置椅褥上，垫定肛门，并努力忍便，使病者觉皮间有津津微汗。如此约二时之久，病者忍不可忍，始令连被卧于床上。是晚，只下痢二次。后用补中益气汤，不旬日痊愈。喻嘉言说："盖内陷之邪，欲提之转从表出，不以急流挽舟之法施之，其趋下之势，何所底哉？"此案与《医门法律·痢疾门》的论述完全合拍。而从人参败毒散转用补中益气汤，可以看出两方补气升阳举陷的思路是前后一致的，唯前者通过内服外治促使汗出，使邪从少阳表出。

综合喻嘉言所论及其医案可知，"逆流挽舟"法针对的绝不是初起伴风寒表证的痢疾，而是失于表的久痢。"逆挽"的其实是下陷的清气，是少阳生发之气，通过举陷，逼其汗出，使卫外之阳领邪气同还于表。喻嘉言只强调有赖于人参之大力补气升阳，未提及其他药物，但根据前述"逆流挽舟"之意，可以认为柴胡、桔梗升阳举陷，羌活、独活达表祛邪，也是喻氏所认识到的。至于羌活、独活、柴胡内服，以及外治，能起到发汗作用，喻嘉言并不承认，但事实上可能也起到一定作用。

总之，喻嘉言倡导的以人参败毒散为主方的"逆流挽舟"法，本质上其实是补气升阳举陷法，再加上达表祛邪法，以及他并不承认的发汗法。之所以用"逆挽"，是强调补气升阳举陷的重要性，而不可用苦寒攻邪之法。

2. 人参败毒散治痢源流与方义求真

必须说明的是，将人参败毒散用治痢疾，并非喻嘉言首创。《幼科证治大全》所引的《澹寮集验方》，是元代方书，已用人参败毒散治疗小儿噤口痢了。而更早的宋代方书《传信适用方》就记载"治噤口痢败毒散，入仓米五六十粒同煎，一服取效"，这就是《医方类聚》卷一四一引《澹寮集验方》的仓廪汤。《普济方》二一三卷的仓廪散是此方的异名方。《万病回春》卷三的仓廪散是人参败毒散加黄连、陈仓米，也治疗痢疾。这些方剂都在喻嘉言之前就存在了。而早于喻嘉言的明代名医龚廷贤治一人患赤白痢，遍身瘙痒，心中烦躁，以人参败毒散加防风、荆芥、黄连，去人参，实际上是荆防败毒散加黄连，二服即愈。

人参败毒散治痢疾的机制究竟何在呢？分析其方药组成，羌活、独活、川芎、桔梗、茯苓等药祛风胜湿、升阳举陷，川芎、桔梗、枳壳调气活血，人参补气扶正。若是荆防败毒散，则去人参，而加荆芥、防风，祛风胜湿、升阳举陷之力更胜。李东垣《脾胃论》之升阳除湿汤用羌活、防活等祛风胜湿，猪苓、泽泻渗湿，升麻、柴胡升阳，能治脾胃虚弱、不思饮食、肠鸣腹痛、泄泻无度、小便黄、四肢困弱，与荆防败毒散组方相似。当代名医丁光迪先生效法东垣，用升阳法治疗泄泻、久痢亦每收佳效。川芎、桔梗、枳壳调气活血，与《素问病机气宜保命集》治痢疾"调气则后重自除，行血则便脓自愈"的思想合辙。综上所述，人参败毒散之所以能治痢疾，是因为其组方含祛风胜湿、升阳举陷、调气活血三大功效，至于补气扶正，当视病情而定。由此推而广之，人参败毒散不仅能治痢疾，还能治慢性腹泻、带下、崩漏、眩晕等病证。

现在再回过头去看喻嘉言的论述与医案，会发现喻氏对人参败毒散在痢疾中的应用是片面的，只是强调了补气升阳这一面，发汗是他否认的（或许实际是存在这一作用的），达表则需重新思考，到底是达表，还是实际起到祛风胜湿的作用。通过查考其他方书与医案，再仔细分析人参败毒散的组成，我们方认识到祛风胜湿、升阳举陷、调气活血、补气扶正四方面作用，才是此方治痢疾的真正机理。正不虚时，可用人参败毒散或荆防败毒散；正虚时，即喻氏的语境下，则要强调人参的作用。这样，我们就能把人参败毒散用得比喻嘉言更广、更好。

后之学者未深究喻嘉言原文，只凭人参败毒散是解表剂，即将此方在痢疾中应用的范围缩小到初起伴风寒表证，再贴上个"逆流挽舟"的标签，可谓"复杂问题简单化"的"范例"，也是众多似是而非问题中的一例，但愿这样的"简单化"少些吧！

附记：

此文曾发表在《上海中医药杂志》2010年第5期上。今天重读此文的感想是，中医里似是而非的东西太多，稍微动动脑筋，便能发现问题，这就需要进一步思索、探研。一个一个小问题若都得到解决，整个中医的眉目就越来越清晰了。

2018 年 12 月 10 日

张公让治肺炎方的来历

张公让（1904—1981），广东梅县人。他 1924 年负笈北京协和医学院，一年后却因染肺病咯血而休学回乡养病，病愈后于 1926年复转学广州中山大学医学院，1931 年毕业获医学学士学位。张氏系中医世家，他养病期间即用中医自疗，毕业后又随父学医数年，故通中西医学。1935 年后，他先后在广州、梅县行医。抗战期间，西药来源困难，张氏以中草药为主研制各种成药，疗效甚好，使许多伤寒、痢疾、霍乱、脑膜炎患者获救。李宗仁代行总统职务期间，他曾任总统府特约医师、国史馆医事顾问等职。1949 年 7 月，张氏举家迁往香港九龙，曾任中国新医药研究院院长，1981 年在香港病逝。

按：张氏生平主要见诸《梅县客家杰出人物》与《化孙之光（梅县、梅江区篇）第 1 集》两书。但两书的记载有些差异，因缺乏原始资料，我无从细考，故只能暂以前一书为主做一缩写叙述如上。

从张氏经历看，他是西医科班出身，但因生于中医世家，且患肺病咯血而受益于中医，所以对中医不排斥，而能以科学的态度看待，并学习中医、实践中医。但从我能看到他的少量文章看，他对中医似还有点"隔"。这且不管他，本文想介绍的是他的经验方肺炎清解汤的来历。

这里有一个故事。

1936 年，张氏在广州行医，一次出诊一富贵人家。病者 40
岁，患重症肺炎，高热 40℃，脉浮数、重按无力，两肺满布大小
水泡音，呼之不应，似入昏迷状态。曾请全市有名的中西医 10 余
人诊治，但所有处方，病家皆不敢用，"盖身贵疑医，不知信任哪
一个好"。张氏那时才 20 多岁，不在名医之列，但由于他兼懂中
医，病家是颇信仰中医的，所以便入选了。张氏检查患者后，检视
所有过去中西医的处方和治疗法，西医的都差不多，中医有 10 多
张方子，病家皆疑不取用，张氏想："我如果再开一张，病家也未
必敢用。于是我不开方，仅取其中一张副方，煎给患者使用。该
副方是一位中医师开正方后，开给患者当茶饮的。其方为冬瓜皮
一斤，竹茹一两，我恐其力弱加竹黄六钱。我何以应用该方呢？
盖该方甚和平，且为病家所熟知，服之无碍，必能被采用也。"诊
后，病家不复来请，张氏度其死矣。不料半月后，路遇病者家人，
问之，云即以该副方加鸭脚皮、鬼羽箭二药（按：张氏说这两味是
"广州人常用之祛风除邪土药"，我对岭南草药不熟悉，不知道"鬼
羽箭"是不是"鬼箭羽"之误？）治愈。如此严重之肺炎，竟以这
平淡之药治愈，引起张氏莫大关注，以后即以此数药为基础，拟订
成"肺炎清解汤"，治愈很多肺炎患者。他认为，"在盘尼西林未发
现以前，肺炎良方应以此为第一"。

张氏拟订的"肺炎清解汤"组成为：芦根二两，薏仁一两，冬
瓜仁八钱，竹黄精（按：查《中药别名手册》，竹黄精是天竺黄的
别名）四钱，川贝母三钱，桑白皮三钱。热高，加地龙三钱，前胡
三钱；咳多湿重，加北杏仁四钱，车前子三钱；痰多，加蒌皮四钱
或五钱；有时他还喜欢加用菊花三钱，甘草二钱。

此方适应证为：大叶性肺炎、小叶性肺炎、气管枝炎（按：张
氏文章写于 20 世纪 50 年代，气管枝炎，是不是就是现在的支气管
炎？）而有高热者。据云，治大叶性肺炎，二三剂可以治愈。

上述内容见《中医杂志》1959 年第 9 号。我感兴趣的是：

张氏是西医科班出身，对金某做了检查，确认他患严重肺炎，且以为他会死亡，却获痊愈。这张处方，原本只是某中医的副方，主方没有吃，吃的是副方，重病却被治好了。这张方看起来平平淡淡，但是必有其研究的价值。

张氏虽然说此后非常关注此方的价值，但是他后来拟定的"肺炎清解汤"与此方还是有一定距离的，这是为何？文章没有交代。是原来的方更好，还是张氏后来的方更优，还是疗效差不多？因为他没有交代，我们后来人只好再进行试验。

患者实际服用的方子，与"肺炎清解汤"组成上有一定距离，前者重用冬瓜皮、竹茹、竹黄，清热化痰；后者重用芦根、薏苡仁，也用了冬瓜仁、竹黄精，均能清热化痰。故可以倒推，肺炎的关键是痰热壅盛，治疗则需重用清热化痰。冬瓜皮、冬瓜仁、芦根、薏苡仁、竹黄（按：竹黄、天竺黄是两种药，天竺黄有时也被称为竹黄，所以张氏当时用的到底是什么，无法确知。但竹黄与天竺黄都能清热化痰）这些药重用可能具有较好的效果，我觉得临床上应该验证一下，无论是新冠肺炎还是临床上更常见的其他肺炎。

2020 年 2 月 9 日

附记：本文在我的公众号上发表后，马进疆先生告知：他请教了黄仕沛先生等老师与同学，获知鸭脚皮是鸭脚木的别名。它是五加科植物鹅掌柴的根皮、茎皮、根和叶。其根皮、茎皮具有清热解表、祛风除湿、舒筋活络之功效；根具有疏风清热、除湿通络之功效；叶具有祛风化湿、解毒、活血之功效。鬼羽箭是玄参科植物鬼羽箭的干燥全草，具有清热解毒、凉血止血之功效。

一张一夜爆红的武汉"抗疫"民间方

今天一早就收到 3 个朋友转发来的微信文章，题目是："武汉一家人的自救自愈方法！请紧急转发需要的人！"

文章介绍了武汉一家四口人疑似新型冠状病毒肺炎，采用家里老人年轻时从一和尚那里得来的一张民间验方，结果全部痊愈的经历。

这张验方如下：

生木鳖子仁 120g，桃仁 20g，杏仁 20g，白胡椒粉 3g，打粉，用鸡蛋清调匀。如无生木鳖子仁，改用山栀。

上药分成两份，分别敷贴于两脚底涌泉穴。完全平躺 16 小时，其间不能坐，不能站。口含咬破的大蒜一天一夜。

首先得感谢这篇文章的作者，向大家介绍了这家人的四个案例，不管是不是真的新型冠状病毒肺炎（即便不是，也是严重的感冒），对我们都有参考价值。

我这里要告诉大家的是，这张验方其实并不冷门，我印象里很多书都有记载，但组成上可能有点差别。

随便拿起两本书就有。

一本是《中医足心疗法大全》（高树中编著，济南出版社 1994年出版），一本是《中华效方汇海》（王裕颐、张鸿来主编，山西科学技术出版社 1995 年出版）。

《中医足心疗法大全》一书大量摘录了前人的验方，我查了一下，与这张传自和尚的验方相类似的方子有 12 张。这 12 张方子，看其出处，大多数也是汇编性质的书籍，不是原创性的书籍。所以也可能存在互相承袭的可能（注明来源的，不能说是抄袭）。

《中华效方汇海》里则有一张方子是与此方雷同的，但跟《中医足心疗法大全》中的一则是同一首方。

我没有再一一查考，看看最早的来源。我想说的是，这其实是一张不冷门的方子。而且，我曾经也用过，但没有用木鳖子仁，因为此药有毒，很难买到，我用山栀替换了它，白胡椒粉也没有用，曾治疗小儿肺部感染之后的哮喘，感觉效果并不明显。

今天既然看到这篇文章，我想跟大家再做一些讨论。

我曾用了无效，但例数太少，而且我也没有用白胡椒粉，所以不能遽然断言它无效。大家还可以再试验。另外，文章说要平躺 16 小时，不能坐不能站，不知道到底有没有关系。是的确必须遵守的，还是最早的传方人为了引起大家重视而故弄玄虚？这也要试验。

这张验方其实不仅仅是用外敷，还要含咬破的大蒜一天一夜。这一做法到底是辅助的，还是其实这才是最要紧的，是真正起作用的？这也需要试验。特别是我曾经单用外敷而感觉效果不佳（尽管药物上少用了白胡椒粉），更有这样的怀疑。因为大蒜治感冒与咳嗽的验方也有很多。

最后顺便介绍一下木鳖子仁这味药。此药有毒性，我们平时很少应用，但辽宁丹东有位老中医叫吴兆舜（1896—1978），他却有用木鳖子仁内服治哮喘的经验。

其经验方叫木蜂汤。组成：木鳖子仁 10g，露蜂房 30g，苏子 25g，前胡 25g，桃仁 15g，白果 15g，山核桃仁 20g。吴氏说：

哮喘病是常见顽症，鲜有高效方。笔者在防治慢性气管炎工作中，用此方治疗过敏性哮喘病，根治率占 11%。若用此方 6 剂无效即停投药。用药一般不应超过 15 剂，多用则出现恶心、吐黏涎等木鳖子仁所致副作用。查有关文献载，木鳖子仁鲜有入汤剂使用。《本草纲目》提及用木鳖子仁再食肉饮酒易致死，经多次实验未发现此情况。验方中多为外用及制成烟卷吸入。临床中木鳖子仁使用剂量在 15g 以下无明显副作用。

录之供同道参考。

2020 年 2 月 12 日

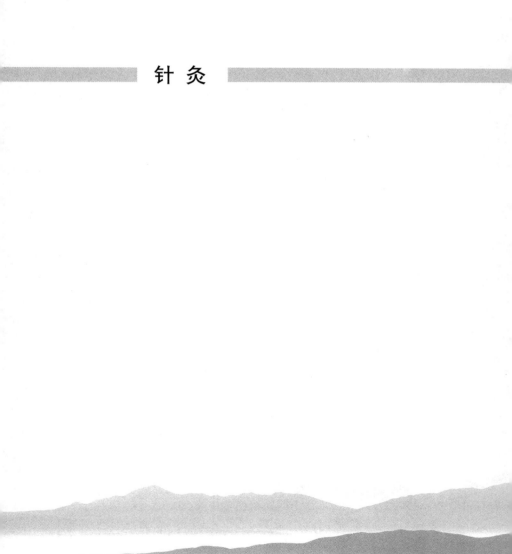

针 灸

五柱灸

《虞孝贞针灸集验》（人民卫生出版社 2016 年出版）里有一篇医话，讲述"中脘穴止咳"的故事。

虞氏之友人秦某，患感冒咳嗽，服药近 1 个月而不止。虞老视其舌苔厚腻，咳声嘶哑不扬，咳而不爽，认为是痰湿阻肺。但针天突、丰隆、尺泽等无效，后加用中脘穴，即感气往下行，喉间舒服不欲咳矣。后连针 3 次，均以中脘穴为主，缠绵月余之顽咳终愈。

不过，虞老旋即指出，这次仅为偶然，以后秦某再感冒咳嗽，要求如前法针中脘，效果不如前。虞老推测，可能是辨证不够确切之故。

那么，中脘究竟应该用于哪种证型的咳嗽呢？虞老没有继续讲下去，而是说起了掌故。

她说："针灸前辈黄学龙老医师治疗哮喘有五柱灸之法，所谓五柱灸，即选 5 个穴位做艾炷灸治疗，其中一穴即为中脘，因其有宽中下气作用，故能止咳。"

其实五柱灸并不源于黄学龙先生，而渊系日本近代针灸大家泽田健先生。据代田文志《针灸临床治疗学》（学苑出版社 2011 年出版）记载："所谓五柱，即是任脉之巨阙、中脘、下脘与胃经之梁门五穴，泽田健先生对其命名。这五柱之穴治胃疾见效自不待言，在镇静喘息方面亦有著效。当喘息发作时，灸上十壮或二十壮马上使病情缓解，实在是奇妙之穴。而且此穴不仅镇静其发作，作为根治穴亦极有效。"

彭静山先生《针灸秘验》（辽宁科学技术出版社1985年出版）中亦提及五柱灸，这里也有一个有趣的故事。

1971年7月初，有一位孙姓女患，因胃痛前来门诊针灸。当针中脘时，发现腹部有5处灸痕。便问患者，是否患过喘疾。患者感到惊讶与窘态。随后叙述经过：5年前曾患哮喘，病有10余年，经常发作，不能平卧，行动十分困难，屡治无效。后来经王姓中医师为之灸治，在腹部灼艾几处，7天后起疱化脓，为此与之纠纷，一气之下停灸。事过两月余，喘病渐渐痊愈，至今一直未见发作。自愧无知，贸然失礼，曾来多次赔礼道歉，而王医师已调走了。事后，彭老找到王俊生医师核对此事，果真。共为五柱灸治哮喘有良效而欣喜。

按：这件事在时间上的表述，让人有点费解。仔细想一下，应该是患者有哮喘病史10余年，5年前请王俊生医师诊治，发生了"医疗纠纷"，但2个多月后，哮喘逐渐痊愈，5年后在门诊中遇到了彭静山先生。彭老准备针刺治疗时，发现了患者腹部的灸痕，因此引出了这则故事。

以上是我所知道的五柱灸。此法源自日本泽田健、代田文志师徒，后者所著《针灸临床治疗学》有案例可参考，但用穴较多；而我国辽宁王俊生医师的案例，单用五柱灸即有奇效。至于虞孝贞教授谓："针灸前辈黄学龙老医师治疗哮喘有五柱灸之法"，恐怕并不如此。而虞氏用中脘治咳之验与不验，虽未能把其中精义阐释清楚，但提供了真实的案例。中脘治咳的机理，包含着中脘的五柱灸治喘的机理，值得我们进一步探究。

2018年10月10日

马少群先生用穴经验串珠

马少群先生（1903—1992），几十年间专心用温灸义务治病，不收分文，积累了丰富的配穴治疗经验。其多年经验总结为《马氏温灸法》一书。此书上篇为总论，下篇为82种疾病的灸法与验案。下篇之灸法为马氏独创的循环温灸法，颇具特色，自然值得重视。而上篇有很大篇幅是常用穴的"主治汇要"，间或附以他个人的经验。这些个人经验也很宝贵，现摘录并汇为一编，以免明珠散失。

1. 肺经

中府：治肺结核等各种肺病，亦用于下肢水肿。

太渊：治目翳，白睛充血。

2. 大肠经

天鼎：治舌麻痹。

3. 胃经

大迎：也用治疟腮。

下关：灸上牙痛亦效。

膺窗：治各种乳腺病，包括乳腺癌。

乳根：各种乳腺病，包括乳腺癌。

不容：治各种胃病，包括胃癌。

天枢：急性肠炎及痢疾，配下脘、气海，往往一灸便愈，亦治肾炎。

大巨：治失眠，睡前灸此穴，配太溪。

气冲：下痢里急。

足三里：不少的古医籍均载，小儿不能灸足三里，认为灸之可妨碍小儿生长及引起目疾等。如《图翼》云："一云小儿禁灸三里，三十外方可灸，不尔反生疾。"实则像小儿脾胃不和、泻利、呕吐、痰喘等证，在灸其他穴时配足三里是常可取效的。只是应当注意，小儿不宜像成人一样以足三里作为常规保健穴使用，以免撤热于下，妨碍小儿生长。

4. 脾经

腹结：阑尾炎。

大横：治大便不通，只灸左侧大横，并配双侧承山穴，一般晚间灸，次日晨便下。

大包：治脾约证，配商丘。

5. 心经

神门：甲状腺肿。

6. 小肠经

支正：眼睑麦粒肿。

7. 膀胱经

风门：配阳陵泉治四时感冒，初觉有异便急灸之，往往立愈；能退感冒等引起的高热，少数患者于灸后热不退，可止灸，并无不良。

肺俞：治肺结核等各种肺病及瘙痒、疮等各种皮肤病，常配尺泽。

肝俞：痛疮、梅尼埃综合征。

胆俞：胆囊炎、胆石症。

胃俞：治各种胃肠病，如溃疡病、胃癌等。

三焦俞：可治消化不良所致的慢性荨麻疹。

大肠俞：肾炎、阑尾炎。

志室：肾炎。

申脉：高血压、半身不遂、关节炎；癫痫病不论昼发、夜发均宜灸。

束骨：小便淋沥。

8. 肾经

照海：高血压、半身不遂、关节炎、便秘、小便不利、水肿、癫痫昼发及夜发均可用。

9. 心包经

天池：治各种乳腺病，包括乳癌。

大陵：治风疹、疥癣等各种皮肤病。

10. 胆经

风池：偏头面痛兼齿痛，用于降高血压之高压较好，治严重的眩晕宜配悬钟。

京门：肾炎。

肩井：配灸足三里能使腹中逆气下行并使大便通畅。

环跳：高血压。

风市：高血压、半身不遂。

阳陵泉：感冒、高血压。

悬钟：高血压及各种属于上热下寒、上实下虚病证。

11. 肝经

章门：章门所治甚广，因脾虚、脾气呆滞所致诸症皆宜灸之，无论气痞、癥瘕、肝积肥气及各种肝胆病证皆宜灸之。

期门：期门所治甚广，如肝气盛、肝炎、肝硬化、肾炎、肋膜炎、脾肿大、伤寒不解、热入血室及喘息等证。大凡各种腑有瘀滞，治需调肝者，皆宜灸此穴配太冲。

12. 任脉

天突：食管肿瘤、舌麻痹。

曲骨：治妇科各种病，如子宫下垂、子宫肿瘤等，亦治尿频。

中极：治疗卵巢肿瘤、睾丸炎、肾炎。

阴交：盗汗。

神阙：使脑出血昏迷及脑血栓昏迷患者复苏，须长时间灸此穴。慢性病，不论何证，多宜灸此；治急症亦效，以其助护元气尔。

中脘：中脘的主治已不胜枚举，要言之，灸中脘有清除胃肠瘀滞，开启、强壮脾胃之效用。胃肠清，则五脏六腑之瘀滞有倾泄之途；脾胃健，则五脏六腑生化有源。因此，中脘实为治疗一般慢性病之必要灸穴，急症亦多用。

巨阙：心积伏梁。

膻中：肺结核，产后乳汁不下及乳疮。

13. 督脉

哑门：温灸哑门治高血压、关节炎、头重、头麻木、半身不遂、失语有效。

风府：可治流感。

百会：慢性病患者的体质多为下寒上热、下虚上实，卒灸百会等头部穴，某些患者可出现头晕、口干、耳鸣等反应，故一般宜先灸身体中下部穴，使邪热下行，然后再灸百会等头部穴则无不良反应，且必觉头脑轻松。

囟会：嗜睡亦效。小儿未满7岁，囟门未合，宜慎灸。

上星：此穴灸后眼视物明亮，为眼病常用灸穴。

命门：小儿急惊风、肾炎、脊髓炎、痔疾。

筋缩：小儿急惊风速灸甚效，配命门、中脘、脐。

灵台：哮喘发作时速灸灵台、身柱、太溪。

14. 经外奇穴

颈四椎旁：常用治目疾。

二白：痔疮。

内踝尖：肿瘤。

2018 年 7 月 2 日

针灸治哮喘笔记五则

针灸治疗哮喘急性发作多能获立竿见影的疗效，坚持治疗一段时间，也有可能取得较好的远期效果。下面5位当代针灸名医的经验各具特色，摘录如下。

邵经明教授治疗哮喘的特点是选穴精炼，方子固定，疗效可重复。具体用穴为：肺俞、大椎、风门，不加其他任何穴位。邵老指出："肺俞是肺脏经气输注的部位，可统治呼吸道的内伤外感诸疾；大椎属督脉与诸阳经之会穴，即可治诸热证、神志疾患，又有宣通肺气平喘之效；风门则有祛邪平喘，预防感冒，减少哮喘反复发作的作用。所以三穴同用，对支气管哮喘发作期可以平喘，缓解期则有调节和改善肺功能的效果。"

从他所举案例看，针后还拔火罐于大椎、身柱之间。医案中的患者初次针后，即感呼吸畅快。连日针刺3次，喘平，哮鸣音消失。后改为隔日针治1次，4个月针治37次，后未作哮喘。此后两年夏季均针灸治疗，远期疗效巩固。（《中国当代针灸名家医案》，王雪苔、刘冠军主编，吉林科学技术出版社1991年出版）

贺普仁教授治疗哮喘的特点是以火针为主，而首选肺俞。他"强调治疗哮喘其本在肺。肺气充盛，气血经络调畅则病可愈。方法以温通法为主。其首选腧穴为肺俞，其次为定喘、大椎、曲垣、秉风等穴。就温通而言，火针治疗具有效力强、生效迅速、用穴少等特点，虚实证均可使用。肺俞为手太阴之背俞穴，为太阴经气输注之处，火针治疗肺俞可使火针的特点与肺俞的特点结合起来而使肺气充盛，气机调畅，郁滞之气血经气通散达到痰消喘定之目的。肺俞是治疗哮喘的首选腧穴。其他腧穴如大椎、定喘等均作为辅助用穴。部分患者惧怕火针，可酌情采用定喘、肺俞、风门、大杼、曲垣等穴，配以列缺进行毫针针刺。待出针后，再予后背上述腧穴进行拔罐疗法。只要坚持治疗，亦可取得较好疗效"。(《针灸三通法临床应用》，贺普仁著，人民卫生出版社2014年出版)

杨兆钢教授擅用芒针，选用天突治疗哮喘是其特色。他常取天突、膻中、气海、肺俞、定喘、肾俞、列缺、太溪、丰隆、足三里。其中"天突弯刺深入胸骨柄后缘，针尖勿偏斜，透至膻中，施以捻转泻法，手法宜轻巧，以免刺伤胸膜及两肺，得气后即出针，有立竿见影之功……大多数患者一次治疗后效果都很明显，特别针刺天突穴后有立竿见影之效。一般治疗1个疗程后就基本能控制症状，再配合一定药物及注意保健能治愈"。(《芒针疗法》，杨兆钢、戴萦萦著，上海科学技术出版社2004年出版)

任守中教授长期从事儿科疾病的针灸治疗，著有《儿科针灸疗法》一书。他认为哮喘"若能持续较长时间针灸治疗，可能得到痊愈、近愈或显著好转的效果"。其针治选穴为：椎旁、大杼、风门、肺俞、合谷、曲池。针治手法：进针后，捻转10～30秒，即行退针。其灸治取穴为：椎旁、大杼、风门、肺俞，每次灸3～4分钟。(《儿科针灸疗法》，任守中著，人民卫生出版社2012年出版)

欧阳群教授的2则哮喘验案各有特色。

一患者，男性，30岁。反复咳嗽气喘1年余，近10日逐渐加重，每晚12时准时发作。

针刺取穴：大椎、心俞、肺俞、肝俞、脾俞、肾俞、足三里、复溜、三阴交。于每晚发作前 20 分钟开始施针，留针 30 分钟。并艾条悬灸膏肓穴，每次 1 小时，每日 1 次。治疗 5 次后，症状逐渐减轻，发作时间缩短并向后延迟。18 天后发作推迟到次日清晨 7 点，咳嗽气喘缓解 70%，持续时间缩短近半。共进行 2 个月的不间断治疗获愈，追踪随访 1 年，疗效巩固。此案在患者发病前，针与灸结合治疗且选用背俞穴是其特点。

另一位患者，男，12 岁。自幼患哮喘已 10 年，近半年加重，呼吸短浅，动辄气喘吁吁，端坐张口稍能缓解。用羊肠线埋线疗法。取穴：定喘、八华、脾俞、肺俞、肾俞、膻中、足三里、丰隆。埋线治疗每月 1 次，3～5 次为一疗程。患者 2 次治疗后哮喘发作明显减少，胸闷、气促缓解，食欲恢复，体重增加 2.5kg。5 次治疗后，症状基本消失，能参加户外体育活动。此案采用埋线治疗的方法，值得临床效法。（《欧阳群针灸临证精要》，欧阳群著，人民军医出版社 2015 年出版）

2018 年 7 月

针治 "流脑"

罗定昌（1917—2006），江西省高安市人，一生在乡野行医，医术高明，深受当地群众爱戴。晚年他整理自己的经验，著成《罗氏医案》一书，打字印刷后在宜春市卫生系统赠送推广。幸有有心人朱文杰先生得到此书，专程去罗老生前居住地拜访其遗孀及街坊邻居，在《罗氏医案》基础上辅以收集到的其他文稿，编成《罗定昌临证经验集》一书。

此书记载的医案多为重症、急症与疑难症。其中诊治流行性脑脊髓膜炎（简称"流脑"）12 例，纯用针刺疗法，取得很好疗效，值得深思与学习。

1959 年农历春节初三，罗氏来到祥符卫生院工作。当时正遇"流脑"高峰期，农历腊月发现 6 例，因治疗不当，只愈 1 人，其他 5 人俱已死亡。罗氏上班时遇到几例严重者，以针药合并疗法取效快速。接着全公社发现 20 余例，领导因"高安全县实行公费医疗，消费很大，西医只能用磺胺剂，专人去南昌买不到药"，又见罗氏针效之速，故动员他专用针疗。罗氏说"针药合并疗法病者不痛苦，单用针疗要针几次，病者比较难受"，但在领导动员下，不得不听命。当时选出 12 例严重患者，罗氏认为此病属刚痉，"气血窒塞不通，如同天雨下降，沟渠满溢，发病之速，窒息而死，所以开奇经疏通八脉，引洪水流于湖泽也"。选取公孙、内关、临泣、外关、申脉、列缺、照海、后溪、命门、风池、风府、人中、承浆、合谷、足三里、阳陵泉等穴，按证按时选择，随机应变，并无定律。

这些患者第一天针疗6次，每次隔4小时；第二天4次，每次隔6小时；第三天针2次，每次隔12小时，休息2天，计5天出院。病轻者，卫生院用磺胺嘧啶，服5天药，计7天出院。一开始病家对医院强烈不满，认为没有药怎能治好病。后观此危重患者5天安全出院，比轻微者还提前2天，群众与干部都很惊奇。

罗氏说："我来院将近20天左右，发现81例脑炎（邢斌按：原文如此，应该是"流脑"），只死亡1例，还是在中途无人抢救死亡的。年前我未来院前6例患者就死5例，由此人民钦叹说我来之太晚。全公社群众的多年宿病俱来找我治疗，使我整天没有休息时间。接着又爆发恶性麻疹，患儿每天100多号，严重住院者几十人，自带床铺被褥者多。我白天门诊从早晨5点到晚7点，不得下班，茶饭、洗脸水都由病家代取。晚上查病房几十人，尤其是恶性麻疹，病家信赖俱要我诊疗。由此持续3个月有余，我日夜不得时间休息，初始脸放红光，持续月余以后精神逐渐下降，日夜失眠，再坚持2个月余，我眼睛已瞳孔散大，视物欠明，日夜烦躁。五月端午节前我回家后，病情进一步恶化，视物失明，瞳仁将要反背。同事谢某、院长孙某来看后，认为我已成废人，无法工作，批我退职。1979年落实政策，将我调剂到蓝坊卫生院上班。"（邢斌按：罗氏自述中没写1959年至1979年情况，可能是在民间行医。）

罗氏谈他在特殊年代治疗"流脑"的经历，表述得不是特别清晰。我推测当地公费医疗的经费有限，当时西医采用磺胺剂，但当地库存不多，去南昌又买不到，故领导要求他纯用针刺治疗。有意思的是，这些纯用针刺的患者效果都很优异。最初是12例，后来估计还有请他治疗的，因为文章说他到院后一共有81例。罗氏治疗选穴的经验，值得我们学习，另外重症患者一天针刺6次，这一点恐怕也是获效的重要原因。不管是医者，还是病家，今后遇到危急难症都可以尝试一天针刺多次这一经验。

罗氏医德高尚，在恶性麻疹流行期间，夜以继日地工作，自己也累垮了。不由想到当前抗击新型冠状病毒肺炎第一线的医生们，冒着生命危险，在异常困难的情况下超负荷工作，真是民族的脊梁！

2020年2月5日

杂　文

如何避免成为乌合之众中的一员

最近新型冠状病毒肺炎流行，不少人做出了各种非理性的举动，如哄抢双黄连口服液，被嘲笑是交了智商税，被讥笑是乌合之众。

没错，是乌合之众，或者说是不理性的人。

那如何才能避免成为乌合之众中的一员呢？

想起了一件过去发生的小事，小得不能再小的小事，不过拿出来说说，倒也蛮能说明问题的。

很多年前，我和家人去一个远房亲戚家做客。闲着没事，客厅里有一份大报，就拿起来翻阅一下。这种大报，前2版都是要闻，我这种不关心时事的人自然不可能认真去看，最多瞄一下标题而已。不一会儿，大报就浏览完了。这时远房亲戚的男主人跟我家人寒暄好了，和我搭讪了几句，也开始翻阅大报，显然前2版的要闻他也不至于感兴趣，很快就翻到后面去了。一会儿报纸便看完了，他又跟我搭讪了。他说：报上说某将如何如何。我说：啊？刚才我看报纸，是说某将不如何如何呀。他说：不可能，我刚看报纸，怎么可能错。我说：我也刚看完呀！要不把报纸再看一下。他便拿起报纸，再看了一下头版的那篇报道的标题，确实是某将不如何如何。他说：喔，你看得认真，我只是随便扫视一下，所以看错了。我心想，这种新闻谁会认真看啊，我也是随便瞥一眼而已。

为什么会想起这件事来？

我在想，这位亲戚如果读到了关于双黄连口服液能抑制新型冠状病毒的报道，是不是也会马上哄抢双黄连呢？等到被嘲笑收割了智商税后，是不是又会马上谩骂上海药物所呢？

我估计他会。

他阅读的能力很差。同样一篇报道的标题，他浏览一下，获得的信息是错的。

他自以为是。当他被我指出错误之后，还是很自信，认为没错。他为什么不想想，我和他谁更可能错。我发现越是差劲的人，越是自以为是。如果我是他，我不会先说：不可能，我刚看完，怎么可能错，再去复核信息。而是先存疑（尽管不相信），先不争论，先去复核信息，看看自己究竟看错没有。

他缺乏反省的精神。当他发现错误之后，不是找自己的原因，而是找理由找借口，面子比什么都重要。他那番话的潜台词就是，你对是因为你看得仔细，我随便翻一下，当然难免会错了，那有啥关系呀。所以，他看不到自己的问题，他的阅读能力永远不会提高，以后还得犯错。

这样的人看到双黄连的新闻，肯定稍微扫视一下，就得出结论了，双黄连能够治新型冠状病毒肺炎，得赶紧买，这是因为他的阅读能力低下，只能得出错误的结论。然后就去抢购了。被嘲讽之后，他不会觉得自己错了，他会找理由找借口，会去骂上海药物所。

所以，如何避免成为乌合之众中的一员。我认为：

第一，提高阅读能力。当然信息的来源不一定是书面的，还有听来的。所以，还应该有理解能力，最好是提升自己的智力。

第二，智力、阅读能力、理解能力一下子提不高，那最少要谦虚一点，要有点自知之明。看文章，或听到什么信息，不要迅速扫视，而是要认真读几遍，认真想几遍，这样犯错误的可能性就会降低。

第三，犯错了，要反省，不要去找别人的原因，要找自己的原因，这样你下次才能进步，才会越来越好。

唉，其实我无意于冒犯乌合之众，我说的都是真心话，为了你的进步，不要成为乌合之众的一员，你听得进去吗？

2020 年 2 月 2 日

附记：

最近一段时间因为疫情的关系，微信看得多。这不，看到了这样的例证。

例 1

"凤凰网"公众号 2 月 15 日刊发文章《美媒追问湖北为何换帅 中国大使这样回应》，内容是崔天凯大使接受美国全国公共广播电台（NPR）早间新闻记者英斯基普采访的全文。

文章下面有一条留言是这么写的：

英国这位记者（邢斌按：原文如此），你应该扯下你虚伪的面具。中国在全力应对疫情，而你问的问题的所有目的就是为了证明中国政府撒了谎、犯了错。事实上，你根本不关心中国人，你关心的仅仅只是如何通过辩论来证明你的正确。对不起，你的"正确"在中国人眼里完全不值一提，相反，我们看到的却是你丑恶的嘴脸。

编者回复道：

是美国媒体哦～

是不是很搞笑？明明是美国媒体，无非是因为记者的名字里有个"英"，留言者以为是英国记者。这脑子真是……

例2

"吴鹏飞观点"公众号3月11日发表《解放日报还原李跃华正面形象，看病从来不收低保户的钱》，文章下面有一条留言说：

通过《解放军报》的报道，感觉李医生安全了！这下放心了，无忧矣，大家都可以睡个好觉啦。您辛苦了！还有其他支持李医生的人都辛苦了，从今以后我不用再熬夜等消息了。

明明是《解放日报》，咋变成了《解放军报》？这脑子……一声叹息啊。

这两篇文章阅读量都很大，但是读文章的人不会都去留言，留言的人毕竟少。这两位网友热心留言，字数还都不少，那总该是认真地读了原文吧？何以这般张冠李戴啊？

素质如此，又非常热心，一个义正词严，一个充满爱心，如果有人煽动，不成为乌合之众中的积极分子才怪呢！

2020年3月12日

教师节到了，我要批评老师

前几天，一位朋友批评我对患者不够好。

乍一听，我有点抵触。因为看起来，我对患者已经很亲切，很关心，也很认真地仔细询问病情，不少初诊患者的病卡上写得满满的，而大多数患者对我也很满意，医患之间关系很融洽。但仔细想想，我觉得他讲得有道理。比如在看门诊四五个小时后，还有患者在滔滔不绝地诉说病情时，我内心是不是有点不耐烦了？又比如有些患者想跟我说一些事，但当着很多人面不好意思说时，我也就轻轻放过，不再问他。其实可以对患者更好一点，我可以让跟诊的学生离开一会儿，让患者畅所欲言。当然，这样的时候、这样的事不多。但确实，朋友的提醒让我反思自己，有没有做到医疗要从帮助患者出发。这样的批评，对我是有益的，是对我的更高要求。

自我批评之后，我想批评一下老师。

是的，教师节马上要到了。在这样的感恩老师的大环境里，我却要批评老师，是不是很不识相？

但我想还是有必要的。我们做医生的，应该一切从患者出发，尽可能地去帮助患者，减轻甚至消除病痛。做老师的，应该一切从学生出发，尽可能地去帮助学生，让他们成长得更好。

日复一日、年复一年地工作，有时候我们会忘记自己所从事职业的基本原则，所以需要有人善意的提醒。作为老师，你有没有忘记这个基本原则，是不是一切从学生出发，尽可能地帮助他们，让他们成长得更好？我觉得，有必要提醒一下老师，请老师们反思。

举一个最简单的例子。

小孩子的书包沉重。不少老师既是老师，也是家长，你们孩子的书包应该一样很沉重吧？！你们不心疼吗？为什么不想想办法让孩子的书包轻一点？比如，不要用包书纸，不要用各种夹子。再比如，课本瘦身。也许普通的老师没法让课本瘦身，但是我们不是有很多校长是人大代表、政协委员吗？为什么不想想办法？

门诊的时候，有的家长吐槽老师，我的学生也有做家长的，也吐槽老师。如果把他们的亲身经历写出来，会有不少故事可写。我想这很正常，就像肯定有不少人吐槽医生一样。这里面，既有医生中的败类惹的祸，也有体制机制导致的问题。教师这个职业一样的，或者说，各行各业都一样的。机制体制的问题，我们小人物无可奈何。但每个人都应该反躬自问，我对得起这份职业吗？有没有按照职业的基本原则（或者说职业道德）来做？对得起我所服务的人吗？对得起这份工资吗？

我与老师们乃至各行各业的人共勉！

2019 年 9 月 6 日

我也曾是老师

前几天写了一篇文章，叫"教师节到了，我要批评老师"，搞得似乎我不是老师似的。其实当年我也是正儿八经的老师，在上海中医药大学的课堂上讲"中医各家学说"，虽然后来辞职了，但我的学生们大概依然是把我当老师的。

明天就是教师节了，我想说说我是如何当老师的。

我一直觉得，教育不是灌输，中小学尚且不能如此，何况大学。我读大学时，经常逃课，说穿了就是讨厌老师的照本宣科，我自己做老师了，岂能再这样？再说了，站在讲台上，照本宣科，人云亦云，我的嘴巴里讲的都是课本上的话，而讲不出自己的话，这多难受啊！

所以，我要独立地读各家的原著，以心印心，在临床上体会各家的学说，这样我就有我自己的思考和自己的经验可讲，而不会人云亦云，把教参上或知网上的东西复述给学生。

但如果仅仅只是把自己的东西讲给学生听，同样也是灌输，只不过是高水平的灌输而已。而要不灌输，就要设计教学。

所谓设计教学，就是要把老师一个人讲的课堂，设计为师生讨论的课堂。这样我就要设计很多讨论题与问答题。在我的课堂上，最常见的是医案的讨论。请注意，这些医案往往不是我从哪里下载来的医案，而是我在临床上运用各家学说的医案，比如今天讲缪希雍，那就讨论我运用缪希雍学说而取效的医案。这些医案是鲜活的。

还很常见的是对医家的评论和对教材的评论。医家是我们学习的对象，但他未必是完美的，假定我发现了他的谬误，那我会想办法设计一个讨论题来引导大家发现他的问题。教材也有不少问题，我授课常常不按教材，相反我还会引导大家质疑教材。

教学的设计是很重要的，否则我一个人挥斥方遒，指点江山，把自己有效的案例说几个，再把医家的不足和教材的谬误批评一通，学生会听得很过瘾，但是热闹过后，他们除了佩服老师和记住几个结论外，还能有什么？

所以，一定要将教学过程设计好，引导学生去思考，去发现，去质疑，师生一起来讨论，我相信学生的精神气质、眼光与能力一定会有所改变。

正因为是这样的教学，师生的关系一定更融洽。因为每一堂课，我都会请很多位学生上台发表自己的看法，他们的名字自然而然我就记住了。大学课堂上，能把全班学生的名字都记住的老师，恐怕是很鲜见的吧，我就是一个。（当然，要说明一下，所谓全班学生是指经常来上课的学生，因为第一堂课上我就声明，我不会点名的。）我相信学生们能感受到老师的好意。

时光飞逝，走出体制已经 8 年了。我的学生们，现在应该大多数在各地医院，希望你们用心工作！

2019 年 9 月 9 日

我不信王献之是如此握笔的

最近我在纠正两个女儿的写字方法。声明一下，她们写的是铅笔字，虽然不是毛笔字，但道理是一样的。

我是这样教导她们的。拿笔要松一点，写字要轻一点。这当然是针对她们拿笔很用力。她们握笔很紧，写字很用力，字迹很深，"力透纸背"。这样写字，不仅字不潇洒，而且长此以往手要写出毛病来，人也要写出毛病来。因为手会僵硬，肩颈也会僵硬，整个人的精神状态也会紧张而不放松。相反，拿笔松一点，字写得不要那么用力，自然就会写得轻松自然，挥洒自如。人舒服，字也潇洒。

由此，我想起了那则关于王献之（子敬）的故事。人尽皆知，王献之小时候有一次写字，王羲之（右军）偷偷站在后面，突然拔他手中的笔而拔不出来，因而高兴地赞扬子敬，认为他日后必有大名。

小时候听这个故事我毫无感觉，今天想起它来，却深不以为然。

这则故事出自《晋书》第80卷，王羲之的列传里附有子敬的事迹。原文是这样的：

"（王献之）工草隶，善丹青。七八岁时学书，羲之密从后掣其笔不得，叹曰：此儿后当复有大名。"

我不相信这是真的。

　　首先，从理论上说。儒家文化强调中庸之道，过犹不及。握笔如果紧到别人掣而不得的程度，显然违背了中庸之道。道家文化强调道法自然，握笔那么紧还能自然吗？所以，无论如何右军不可能这样教儿子握笔。我相信，正确的握笔方法一定是松紧适度的。而从整个书写过程来讲，则应该是时紧时松，也就是该紧的时候紧，该松的时候松，松紧得宜。而这个松或紧，又一定是适度的。

　　其次，从实践上说。你试试握紧笔写字看，手指、手掌、手腕、手臂、肩颈和整个人的精神状态是一种什么感觉？舒适吗？自然吗？右军如果这样教儿子，能写得好字吗？不要说子敬了，右军自己能写得好字吗？《晋书》说论者称右军的笔势，"飘若浮云，矫若惊龙"。那么潇洒的作品，一定是与之相称的握笔方法才能写得出来的！

　　总之，我认为这则王献之的小故事是假的。

　　进而我想引申一下，小孩子的写字方式要松紧适度，小孩子的教育方式也要松紧适度。

　　写字太紧，手、手臂、肩颈要出毛病，日积月累，写字内化为一种心理习惯，人会太紧张太执着，身心俱病。教育上太紧，给小孩子的压力太大，他们会喘不过气来，容易得心理疾患。最近几年，门诊上来求治抽动症、焦虑症的患儿越来越多，心里真不是滋味。老师和家长都有义务给孩子松紧适度的教育，请记住"过犹不及"！

2019 年 9 月 16 日

米字格：不探求本质，只满足表面

　　老师教小朋友学写字，用的是米字格的方法。不仔细想，这似乎是天经地义的。但当我晚上陪小朋友写作业，并尝试用米字格的方法教她时，马上发现了问题。

　　问题很大。

　　米字格的思路，是用方格中的四根线，分出八个区域，示范者把字写在这方格内，让每一笔与这四根线、八个区域发生关系，让学生领会这种关系，试着去模仿。

　　这样能写好字吗？能的，依样画葫芦，的确能写好字。

　　但是，这大错特错！

　　为什么？

　　因为米字格讲究的是每一笔与四根线、八个区域的关系，这是本末倒置！

　　表面上是写字，其实是画字。有米字格，你能写好字。一旦离开了米字格呢？没有了这样的参照系，你还能画好字吗？

　　又得从头再来，重新学习怎么写字。

　　实际上，写字要从内部求，而不是从外部去找捷径。写字，应该讲究的是每一笔与其他笔画的关系，这才是本质的东西。

　　所以，会写字的人，往往第一笔落笔之后，其他笔虽然还没有写，但是整个字、甚至整幅字的样子已经可以预期了。当然我现在说的是楷书或行楷，不包括草书，而且说的是铅笔字、钢笔字。

因此，我这样教女儿：写第一笔最关键，它的位置、大小（如果是毛笔字，那还包括了轻重、粗细等）、方向，决定了第二笔怎么写。第二笔又决定了第三笔……最后一笔最为关键，决定了整个字的平衡。这样写字，是动脑筋在写，而不是画字。时间长了，会很自然地写好字。

学任何东西，都要学本质的东西。教，也一样。

按米字格写字，看起来也能写好字，但最终会起到反作用：不探求本质，只满足表面！

2019 年 10 月 7 日

往死里读

门诊的时候，看到形形色色的人与事，可以说是一个了解当前社会的小窗口。今天记录一则见闻，可以从教育的一点现状悟到为啥现在小孩子的心理疾病那么多。

有一位妈妈带着两个小朋友来看病。老大在看病时，老二在一旁拿着语文书背课文。可不是嘛，接下来的一周就要期末考试了。

等到老二看病时，我拿起他的语文教科书随意翻看一下。妈妈说，他们老师要求每篇课文都要背。我一听，吓一跳。什么？每篇课文？那么多文章，五年级了，文章都不是很短，有的是说明文，有的是记叙文，又不是名篇佳作，有必要背吗？即便篇篇是名篇佳作，文章那么多，篇幅那么长，背诵得花多少时间啊？值得吗？这得浪费小朋友多少时间啊？妈妈说，还是老教师呢！整本书都得背，真是往死里读！

我只能报以苦笑！

说穿了，老师不就是为了他（或她）自己的利益，让孩子死读书吗？这不是育人，这是害人！

这样读书，小朋友能开心吗？还有时间看课外书吗？还有时间游戏玩耍吗？身体能好吗？难怪现在小朋友的抽动症、焦虑症越来越多！

2020 年 1 月 6 日

临 证

高热七日，温药建功
——麻黄附子细辛汤合补中益气汤治疗小儿高热医案

这是 2012 年我在上海应象中医学堂讲课时的一例验案。

患者妈妈是应象中医课程的学员、我的学生。小朋友发高烧，前前后后 7 天了，服过中药，静滴西药，反反复复，高热不退。根据辨证，给与温热药物，即麻黄附子细辛汤合补中益气汤。因为药煎得太多了，结果小朋友只吃了少量汤剂，没想到 1 小时后精神就好转了，第二天明显好转，最高不超过 38℃，第三天热退，一共服了 1 剂半药。

因为妈妈是应象学员，所以病情记录很详细，我门诊当时书写的病史当然简略得多，现为了整理医案，把她写的病情记录补充进来，所以一天一天的情况清清楚楚，可供大家参考。

X 某，女，6 岁。

2012 年 2 月 29 日初诊。

代诉：发热一周。

病史：2 月 22 日早起即精神不振，测体温 38℃，怕冷，手臂酸，小便清长，偶咳。妈妈认为是麻黄汤证，自服麻黄汤（每味药各 9g）稍有出汗，但热度反而升至 39℃，不敢再服。睡觉后，过了 2 小时温度又降为 38℃，但精神仍不好。

第二天仍乏力怕冷，且喉咙一下子哑了，但不痛。妈妈又给予麻黄汤服用，中午热度升至 39℃，舌红有芒刺，唇干色紫。赶紧就近看了中医，处方如下：柴胡20g，藿香20g，干姜6g，细辛3g，生麻黄6g，桂枝6g，杏仁15g，薄荷3g，黄芩20g，葶苈子6g，六神曲10g，生草6g，另有两味药字迹不能辨识。下午到晚上服药3次，人更难受，且热度升至40℃。

第三天早起体温即40℃，再服昨日汤方仍不见效，下午体温仍40℃。服了20g石膏汤液，体温降到39℃，但人仍乏力想睡。傍晚看西医，化验血常规正常。医生检查喉咙，判断为喉炎。静脉点滴喜炎平（主要成分是穿心莲内酯总酯磺化物），之后精神好很多，回家后水泻，很臭（之前已3天没大便）。

第四天继续吊针，体温基本在38℃，人仍很困乏。

第五天傍晚体温降至正常，便没有去吊针。妈妈给开了汤药：连翘、金银花、桔梗、玄参、牛蒡子，服药后肚子不舒服，咳了一夜。

第六天早上体温又升至40℃。看西医，诊断为支气管炎，给与头孢与激素治疗。

第七天，继续用头孢，激素减量。人很疲乏，老想睡觉。

今天早上体温正常，不咳，西医停止吊针，给与头孢口服。人仍很疲乏。下午体温又升至39℃。刻下，畏寒乏力嗜卧，胃纳欠佳，大便4天不解。舌质偏淡胖，苔薄白，唇略紫，脉右细偏数而无力、左偏滑数而无力。

处方：生麻黄6g，附子6g，细辛3g，党参15g，升麻9g，柴胡9g，生甘草6g，黄芪30g，当归9g，白术9g，陈皮6g，4剂。

效果：到家后体温超过39℃，因汤药还未煎好，就先吃了退烧药。因为煮药时水放太多了，只喝了总量的1/4，1小时后大便，不稀不干，较臭，自觉精神好很多。

第二天一早起来，精神便有很大改善，胃口也好很多。中午有些累，睡午觉后体温略上来，但不超过38℃。这天把余下的四分之三药喝完。

第三天早上体温正常，下午37.2℃，但有精神自己玩耍，晚上热退净。总共服了1剂半药。

按语：

患儿高热已7日，来门诊之前叠经误治，已虚弱不堪。畏寒、乏力、嗜卧，此即《伤寒论》少阴病所谓"但欲寐"也，故予麻黄附子细辛汤治疗。时方补中益气汤之处方结构实际上与麻黄附子细辛汤极为相似，一面扶正，一面发散，两方合用，则温补达邪之力尤著。患儿仅服少量药物，一小时后大便即通（此前已4日未大便），精神转佳。至此病入坦途，第三天热退清。所以，尽管患儿高热39℃，但不为"体温高"三字所惑，根据辨证，施以温药，方证合拍，其效立见。

点睛：麻黄附子细辛汤·补中益气汤·但欲寐

发热仅一日，为何就用补中益气汤

——补中益气汤参大青龙汤方义治疗感冒发热医案

学过点中医的人都知道，中医里有"甘温除大热"之说，也知道补中益气汤是这一理论的代表方剂。初入中医之门时，老师们为了宣传中医学讲究"辨证法"，讲究辨证论治，不拘一格，灵活变化，往往会举这样的医案：某些顽固的、发热久久不退的患者，服清热解毒的方剂无效，却服补中益气汤而愈。我想，这样的观念可能是深入人心了。然而，这只是皮相之见。这里展示的医案，患者发热仅仅一天，而且热也不甚高，属于感冒发热，并非疑难杂症，不是久治不愈的发热，我用的却是补中益气汤加味。这是什么道理？侍诊的学生不解其故。下面我们来读一读医案，并做一分析。

S某，女，26岁。

2014年5月30日初诊。

主诉：发热1日。

病史：前天吹空调着凉，以致咽喉不适，流清涕，并伴纳呆。昨天晨起有黄痰，下午头重，头项强硬，清涕不止，困乏无力。午夜前后，肤热，发热加重，腰背酸疼，后喝水一杯，随后睡梦中有过一次汗出，热势稍退。今天上午8点，测得体温37.9℃，10点半升至38.2℃。刻下发热不恶寒，无汗，头重头痛，头项强硬，腰背酸疼，精神不振。素体虚弱，心悸时作。舌胖，边有齿印，脉弱。

处方：党参30g，生芪30g，升麻9g，柴胡15g，当归9g，白术9g，甘草9g，陈皮9g，葛根30g，羌活9g，独活9g，石膏90g，连翘30g，2剂。并嘱每剂煎煮3次，现在虽已是下午，至晚上睡前需服完三煎。明天三煎则可分早、中、晚服完。

效果：患者当晚7点多，体温为38℃，继而服下头煎、二煎、三煎，至10点身安热退。第二天，将石膏量减至30g，体温亦正常，唯稍有鼻塞、黄痰。

按语：

患者感受风寒，入里化热，呈现一派表寒里热之象，本当选用大青龙汤之属。处方时，已写下麻黄一味，但旋即划去，因思患者素体虚弱，心悸时作，其脉无力，故麻黄于病合宜，于体未安。遂改疏补中益气汤原方，扶正达邪，并加羌活、独活解表，石膏、连翘清里，葛根一味既解表又清里。侍诊学生见方困惑，问曰：古人云，甘温除大热，但一般多用于高热、久热不退，患者初病感冒，即用此方，不解其故。答曰：此非气虚发热，不能看见补中益气汤便以为是甘温除大热，这是惯性思维，或曰惰性思维。恰恰相反，患者所罹患的不过是普通感冒而已！

点睛：补中益气汤·大青龙汤

古今合方如搭积木

——小儿高热医案

《半日临证半日读书》有篇医话——《经方合方有如搭积木》。文章说："经方合方就像是搭积木。患者具有几方面的证候，就把几个经方（当然也可用时方、验方、单方）搭在一起。仲景已有先例，但未必面面俱到。我们不妨效法仲景，在仔细辨证的基础上，就像玩搭积木游戏那样，合用经方（或时方、验方、单方，其理一也）。"

合方，无论经方自身之间，还是时方自身之间，又或是经方与时方之间，都是很多的。研究合方，有助于体悟复杂证候。下面的案例，是白虎加人参汤、甘露消毒丹与麻黄汤三块积木的叠加。

C 某，女，6 岁。

2018 年 12 月 1 日初诊。

妈妈代诉：发热 1 天。

病史：昨天开始发热，体温最高 40° C。其症身热恶寒，头疼乏力，手脚冰冷，恶心，无咽痛、鼻涕、咳嗽。今天上午自用外治法后曾有出汗，汗后体温稍降，但旋即上升。今天自觉身热，不恶寒，头疼乏力，纳呆。昨日大便正常，今天未大便。刻下体温 39° C。面红唇焦，舌红，苔薄白稍黄腻，脉滑数。

处方：生石膏 60g，知母 9g，南沙参 9g，北沙参 9g，白豆蔻 3g（后下），藿香 9g，茵陈 9g，滑石 9g，连翘 9g，黄芩 9g，射干 9g，薄荷 3g（后下），石菖蒲 9g，浙贝母 9g，炙麻黄 3g，3 剂。

同时针刺合谷、百会、足三里等穴，面红唇焦之象缓解，自我感觉较前舒适，再予大椎放血。

患者就诊时是下午4点多，针灸、放血完已5点多，回家之后人感觉较为舒适。第二天（星期天）早上醒来，体温38℃左右，到下午体温基本正常，晚上体温稍有升高，服药后热度即降。星期一热退清，上学去了。

按语：

这是一位很勇敢的小朋友，她妈妈之前多次带她来就诊，我用毫针给她治疗，她很淡定，一点都不哭。此次来诊，是因为高热一天。她精神萎靡，面红唇焦，倚靠着妈妈，人很不舒服。看完病之后，即给与针刺，接着放血，体温虽未马上下降，但神色明显改变了，精神状态不一样了。同时服用中药，第二天热度即明显下降，第三天完全退清而上学去了。

患儿发热第一天，风寒束表，故身热恶寒、头疼乏力、手脚冰冷；恶心是湿邪已入里之象。第二天，症见身热不恶寒、头疼乏力、面红唇焦、大便未解、舌红而脉滑数，说明邪气化热入里，但表邪仍在；纳呆且苔薄白稍黄腻，表明湿热之邪阻内。

故用白虎加人参汤，以南北沙参易人参，清里热，扶正气；甘露消毒丹清热除湿；因表邪较轻，麻黄汤仅用麻黄一味（小剂量）为代表，使邪从表去。复杂证候，故用3首方剂古今接轨，有的用全方，有的仅取主药，并选取适当的剂量，配伍应用。

同时采用针刺、放血疗法综合治疗，故奏效甚佳，很快取得显著疗效。

点睛：合方·复杂证候·白虎加人参汤·甘露消毒丹·麻黄汤

炙甘草汤原来还能这么用

——久咳与半夜醒来浑身僵硬医案

一张《伤寒论》中治疗"心动悸，脉结代"的经典名方，被我用来治疗久咳且半夜醒来浑身僵硬，心头紧，头皮紧，这是怎么回事？

H某，男，40岁。

2017年11月30日初诊。

主诉：咳嗽2个月。

病史：感冒后咳嗽，久治不愈。现症：胸口到咽喉痒而咳，痰少色白，睡觉时易惊醒，往往睡1～2小时即醒，醒来时浑身僵硬，感觉心头紧、头皮紧。平时动则汗出，头项不适，左手酸麻。夏天怕热，冬天手足冷。舌胖大，边有齿印，脉沉紧。

处方：炙甘草30g，党参30g，麦冬15g，生地黄50g，阿胶12g，麻仁6g，桂枝15g，生姜15g，大枣50g，黄酒半碗，7剂。

2018年3月15日告知，服上方二三剂后咳嗽即除，半夜醒来浑身僵硬、心头紧、头皮紧等症亦大减。

按语：

这位患者来自浙江，因为咳嗽，看了多位医师，均无效验，而且伴见半夜易醒，醒来时浑身僵硬，心头紧，头皮紧。查其舌胖大而有齿印，脉象沉紧。此属气血两虚，外感风寒。因正虚而外邪久久不去，故咽胸痒而咳不止；血虚而易醒，醒来心头发紧；风寒束表则浑身僵硬、头皮紧。平日自汗，说明气虚久矣。

气血两虚，外感风寒，该用何方？

可能有点出人意料，我想到的是炙甘草汤。

这是古方新用的方法之一种。因为任何一味中药往往都有多重功效，它在某方的原主治中可能是起到某一种作用，但若发散一下，我们重新思考，采用它的其他功效，则整个方剂的主治就会发生变化，这样我们就能拓展古方的应用。

比如炙甘草汤有很好的补益作用，特别是治疗心悸的妙方。如果来了一位气血两虚、阴阳俱损的患者，方中的桂枝温通血脉、温振心阳，合生姜又能温补脾胃，以扶助气血生化之源。但桂枝、生姜是否还有其他作用呢？当然！桂枝、生姜还能表散风寒。

所以，炙甘草汤用在本案患者身上，就同样很妥贴。我们把方中的桂枝、生姜就要做这样的理解：一方面外散风寒，另一方面内补脾胃，扶正而祛邪，可谓一箭双雕！

3 个多月后，患者告诉我：服药二三剂，咳嗽即愈，半夜醒来浑身僵硬、心头紧、头皮紧等症亦大减。他说，效果真好，只是因为在外地，不能及时来沪就诊，并翻出之前所服中药处方：多是杏仁、苏子、贝母、紫菀、冬花之类治咳方，难怪无效。

点睛：炙甘草汤·古方新用

猪苓汤与黄连阿胶汤为何经常合用

——慢性腹泻医案

熟悉我的人都知道，我提出了"水壅津亏证"论，临床用五苓散有不少心得，有不少拓展。但同样是所谓的"利水剂"，我对猪苓汤却用得不多。当然，也不单单是我用猪苓汤不多，古往今来的医家用猪苓汤的，假定与五苓散相比较的话，都不能说多。譬如杨百茀、李培生两教授主编的《实用经方集成》，五苓散一节引用文献 29 条，猪苓汤一节引用文献仅 7 条，于此可见一斑。五苓散与猪苓汤其实为对待之方，何以五苓散用得多而猪苓汤用得少？可能是由于阴虚而水热互结者相对而言比较少吧。

但近年来，我逐渐掌握了猪苓汤的运用，用得越来越多了，而且我发现猪苓汤与黄连阿胶汤经常会合并使用。这是什么机理？我将通过下面这则医案的分析，来讨论这一问题。

J 某，男，19 岁。

2017 年 3 月 23 日初诊。

主诉：慢性腹泻 3 年余。

病史：近 3 年来大便溏薄，日行五六次，严重时日行十余次，呈水样便。中西医久治无明显效果，唯一曾经得效的是，原本大便粘马桶，服五苓散后已不粘马桶。目前大便一日五六次，溏薄，排便无力，需半小时才能努出。乏力，动则汗出，易发口腔溃疡，寐差易醒，夜尿一次，口不干，饮水少，容易烦躁。8 岁时患 1 型糖尿病，当时乏力甚，亦走南闯北到各地去请中医治疗，乏力稍有好转而延至今日。面色不华，舌胖质偏红有点刺，脉弦。

处方：黄连6g，黄芩6g，白芍6g，阿胶6g（烊化），猪苓12g，茯苓12g，泽泻9g，滑石12g，太子参15g，7剂。

2017年3月30日二诊：服药1剂，大便即较前成形，一天1次，精力与睡眠好转。但近3天大便又稍差，一天3次，昨天与今天胃脘不适，胀满，恶心。舌偏红有点刺，脉弦。

处方：守上方。改黄连9g；加北沙参5g，麦冬5g，枸杞5g，佛手5g，香橼5g，7剂。

2017年4月6日三诊：大便一日二三次，成形。寐安，胃脘不适减轻，乏力略有好转，仍有烦躁。脸色好转，舌偏紫、有点刺，脉弦。

处方：守二诊方。去佛手、香橼、枸杞；加薤白9g，柴胡9g，枳壳6g，甘草6g，7剂。

2017年5月11日四诊：药后大便日行两次而成形，精力转好。停药1个月，最近3天大便又开始变烂，日行三四次，大便前有腹痛。舌尖红有点刺，苔薄白腻，右脉偏弦，左脉偏弱。

处方：守三诊方。去薤白、柴胡、枳壳、甘草、麦冬；加防风9g，白术9g，陈皮6g，7剂。

2017年8月31日五诊：药后大便正常，一天1～2次，成形。精力充沛，原先肛门、肘部有皮疹，服药后也已痊愈。但近几天来又有大便一天两三次、溏薄，乏力。近来反复口腔溃疡。舌胖有齿印、紫、点刺，苔根薄白腻，脉沉弦。

处方：黄连6g，黄芩6g，阿胶6g（烊化），白芍6g，猪苓12g，茯苓12g，滑石12g，泽泻9g，南沙参9g，北沙参9g，7剂。

经治疗后患者大便一天一二次，基本正常。此后，偶再因腹泻而就诊，诊治后很快恢复正常。此外，还曾先后因胸闷心悸、感冒发热而就诊，治疗后均获得痊愈。随访到 2019 年 1 月，患者的腹泻病证基本解决。

按语：

患者年龄不大，但是病程很长。8 岁即患 1 型糖尿病，神疲乏力，在全国范围内延请名医诊治但效果不佳，近 3 年又深以慢性泄泻为苦。仔细分析病情，揆度病机，不难发现，患者先天肾气不足，肾水虚而心火旺，故小小年纪即乏力夜尿、易发口腔溃疡而寐差易醒、容易烦躁。心火旺而肝火亦炽，肝木盛则克土，土虚湿热内阻，故大便无力而溏薄黏腻，所以用五苓散有一定效果，但因未能与病机完全合拍，故仅取得一部分成效。因此，我的治疗思路是养肾阴，清心火，健脾胃，利湿热。方用黄连阿胶汤合猪苓汤加太子参。

宋本《伤寒论》303 条云："少阴病，得之二三日以上，心中烦，不得卧，黄连阿胶汤主之。"故黄连阿胶汤是泻南补北的主方。而 319 条云："少阴病，下利六七日，咳而呕渴，心烦不得眠，猪苓汤主之。"故猪苓汤能治疗湿热弥漫，阴分亏虚诸症。两方合用，再加太子参益气健脾，则肾阴、脾气得补，心火得降，湿热得清。之所以未用鸡子黄，是因为临床上发现在黄连阿胶汤中似乎用与不用鸡子黄并没有多大差别，故有时也就不用它了。

服药后大便较前明显改观。二诊加用一贯煎的加减方，目的是养肝阴。三诊时考虑患者舌象偏紫，脉弦，所以拟加强气机的调整，合用四逆散加薤白。三诊方颇合病机，故取效亦佳。患者停药 1 个月后，大便情况又有反复，因其痛泻的表现较明显，故合用了四逆散与痛泻要方；此后 3 个多月，大便都较好。后虽偶有反复，但因其基本病机同前，故仍用初诊方稍事加减而得效。

这是我第一次将猪苓汤与黄连阿胶汤合用的案例，此后多次将两方合用。既然多次合用，此中必有机理存焉。其原理也就是本案患者的基本病机：肾水虚而心火旺，心火旺而肝火炽，肝木盛则克土，土虚而湿热内阻。患者的病情虽不完全一样，但致病的理论一致，我们选方用药自然也就如出一辙了，其效果应该也是经得起重复的。

点睛：猪苓汤·黄连阿胶汤·合方

用时间轴动态分析方法来审视问题

——猪苓汤合黄连阿胶汤治疗一例奇特的咳嗽医案

这里要介绍的案例，是一位奇奇怪怪的咳嗽患者。不是这位患者怪（患者是一位严谨的大学教授），而是他的咳嗽症状很古怪，我第一次遇到这样的病情。思考了很久，用时间轴动态分析方法来审视之，终于恍然大悟，断为猪苓汤证合黄连阿胶汤证，结果取得了很好的效果。

B某，男，39岁。

2018年4月8日初诊。

主诉：咳嗽3天。

病史：1周前曾有感冒，自服人参败毒散后好转。3天前吃了蛋糕，当晚开始咳嗽。主要症状是：晚上躺下去后咽喉有胶水样痰，遂引起咳嗽，痰色透明或白。白天尚可，咳嗽很少，午睡也没有这个感觉。近一月半夜两三点左右要醒2小时。前几天晚上盖被厚了就热，薄了就冷。但这几天没有此症，唯晚上自觉较热，特别是手心热。这两天还时时想小便，夜尿达四五次，口中黏腻，不想喝水，大便溏薄，唇麻。昨晚出现过胸闷。舌偏红、有点刺，脉沉弦。

处方：猪苓20g，茯苓20g，泽泻12g，滑石20g，阿胶6g，黄连6g，黄芩9g，白芍9g，7剂。

服药当天即见效，第二天晚上痰与咳嗽消失，睡眠安，3天后诸症消失，唯口干。

按语：

所谓时间轴动态分析方法，适用于那些复杂案例。因为症状纷繁，一时间我们可能有点摸不着头脑。这时我们在问诊时，一定要有动态发展的理念，患者的症状不是同一天发生的，一定是在一个时间段内次第发生的，所以务必要问清各种症状产生的时间先后，然后按顺序罗列、分析。这样，就有可能理清思路，把病证发生、发展的来龙去脉搞清楚。

这位患者虽然主诉是咳嗽，仅仅3天而已。但是用时间轴动态分析方法审视，其实有这样三个时间节点，即1个月前、1周前、3天前。我们用中医理论做分析如下：

近1个月前，患者出现心肾不交，故半夜要醒2小时；1周前，感冒服人参败毒散更伤阴分；3天前，吃了蛋糕，湿热内阻。阴虚则火旺，故晚上手心发热，舌红有点刺。湿热下注则时时想小便，夜尿多达四五次；湿热中阻则口腻不想喝水，大便溏薄；湿热上扰则喉咙有胶水样痰以致咳嗽。总之，其病机是肾阴虚而心火旺，湿热为患。经方当中，猪苓汤与黄连阿胶汤合方正针对此病机。《伤寒论》的条文，可参考宋本319条："少阴病，下利六七日，咳而呕渴，心烦不得眠，猪苓汤主之。"宋本303条："少阴病，得之二三日以上，心中烦，不得卧，黄连阿胶汤主之。"条文中一些症状与本案患者符合，病机相符，故用猪苓汤合黄连阿胶汤育肾阴，清心火，利湿热，方证合拍，而效如桴鼓。

点睛：时间轴动态分析方法·猪苓汤·黄连阿胶汤

从那时起摸一摸患者的
手成为我临证的一个常规动作

——淋证医案

这位患者，我记忆犹新。因为我从他身上领悟到很多：其一，手足心出汗是因为肝郁；其二，治疗腹泻的痛泻要方可以治疗气淋。

L某，男，24岁。

2012年1月17日初诊。

主诉：尿频尿急1年余。

病史：近1年多来尿频尿急，白天小便7～8次，夜尿2～3次，伴小腹酸胀，如大量运动则上症减轻。自诉性生活过多，怀疑此为诱因。无腰酸，不怕冷。纳可，眠安，大便正常。容易担心，多思虑，容易出手汗脚汗，手足冷。面色晦滞，有黑眼圈，手心有较多静脉显露。舌淡红，脉沉弦涩。

处方：柴胡9g，赤芍9g，枳壳9g，甘草6g，桃仁9g，红花9g，当归9g，川芎9g，生地黄9g，桔梗6g，牛膝9g，瞿麦30g，萹蓄30g，金樱子60g，蚕茧12g，淮小麦100g，大枣6枚。7剂。

1月31日二诊：症如前。舌淡红，脉沉弦涩。

处方：白术12g，白芍20g，陈皮12g，防风12g。7剂。

2月7日三诊：上症有所减轻，面色好转。舌淡红，脉沉弦涩。

处方：守1月31日方，加鸡内金30g。7剂。

2月14日四诊：尿频尿急大减，面色好转。舌淡红，脉沉弦。

处方：守1月31日方，7剂。

按语：

印象中，2011年以来我遇到多个容易手心出汗的年轻患者。这些患者，有的是主动诉说的，有的则并未当回事，所以也没有跟我说，但是看一下他们的手心，或摸一下他们的手心，则不难发现他们的手心是汗津津的。严重的患者，手心满是汗，湿湿的，甚至汗能滴下来。既然已知道他们手心出汗，必然会问他们，脚心是不是会出汗。事实上，多数人会伴有脚心出汗。还有的患者，腋下也会出汗。这些患者，除了手心出汗、脚心出汗、腋下出汗外，几乎都伴有手冷、脚冷。严重者，整个手都冷；轻者，手指冷；更轻者，手指尖冷。他们的手我都摸过，所以知道得比较清楚。门诊时间紧凑，来不及一一脱鞋脱袜去摸脚底，所以脚冷的具体情况我不太清楚，估计情况类似。

这位患者，便是手足心出汗而冷。而且，他情绪紧张，很容易操心、担心，思来想去，纠结焦虑，门诊时我能明显感觉到他的这一情绪特征。不少患者因为自己的手足冷，而误以为阳虚，其实综合上述症状，这应该是四逆散证的"四逆"，而绝不是四逆汤证的"四逆"！这是人们可能会有的误判之一，特别是患者，一知半解，最易如此认为。而医者最容易的误判则是把手足心出汗认为是由于心气不足引起的，古往今来的医家多数作如是观。显然我对此是不以为然的，这无疑是肝郁引起的。因此，上述症状主以四逆散。又因为患者面色晦滞，手心有较多静脉显露，脉象沉弦涩，运动后症减，这是瘀之象，主以桃红四物汤。最后，结合患者性生活过度，有黑眼圈，而采用补肾缩尿之药。所以，初诊以血府逐瘀汤加味来治疗。

然服药7剂，未见明显效果。再思之，患者尿频尿急，小腹酸胀，假定我们把小便的症状改为大便的症状，那就是：小腹痛，大便急迫。这不是痛泻吗？患者的症状虽在小便而不在大便，但其机理则一，都是肝郁！所以，二诊时我突然领悟到，这位患者证属气淋，与痛泻同理，故可用痛泻要方一试。药后症状果有好转，面色也渐转华。进一步治疗后，病证明显减轻。

虽在这位患者之前，我就遇到多位手足心出汗的病家，但尚未将这一症状归咎为肝郁。是因为这位患者症状典型、充分，而使我领悟到手足心出汗与肝郁之间的联系。从此之后，我看病时，几乎每一位患者的手心我都要摸一下。结果发现，手心出汗的患者非常之多，远远超过我们的想象。而且大多数都手足逆冷、情绪紧张。更要命的是，他们大多数是青年人，甚至是少年与小孩。这又让我有了这样的假说：

我们20世纪90年代初考上大学的人，尽管学业也重，也有竞争压力，但是与八五后、九零后相比，远不如他们。就拿我来说，我觉得高中之前读书都蛮轻松的，课余时间蛮多的。有压力的时间最多3年，而高一高二其实也还是有一些轻松的时间的。八五后的学业压力恐怕要大多了，更小的小朋友可能读幼儿园就开始竞争了，小学开始可能就要熬夜了。所以，2011年的时候，这批患者登场了。尽管他们年纪轻轻，甚至年纪小小的，但经过几年，或十几年这样的紧张与压力状态，他们作为患者，开始出现于各位医生的门诊了！

当然七零后、六零后也有不少肝郁者，这可能是职场的压力与紧张，还有整个社会弥漫的急功近利、浮躁焦虑之风引起的吧？！老一辈人，当然也有肝郁的，或经历了既往太多的不幸运，或罹患了令人痛苦的疾病。肝为万病之贼，信然！

总之，从那时开始摸一摸手成为我临证的一个常规动作。

在这位患者身上，我还有神来之笔，那就是用治疗大便异常的方剂——痛泻要方来治疗小便异常。当然，其实这也没啥稀奇，不过是异病同治嘛，只是印象里前人似乎没有这样的用法。此后，痛泻要方也是我常用之方。

话又要说回来，这位患者初诊用血府逐瘀汤加味，应该也是对的，只是加味太多。假定删繁就简，只用血府逐瘀汤原方，我估计也可取效。

点睛：痛泻要方·气淋·肝为万病之贼·手足逆冷·手足心出汗

地冬治喘，一箭双雕

——慢性阻塞性肺气肿医案

《半日临证半日读书》上篇介绍了我的自拟方玄参润痰汤，此方是我在学习印会河先生、张文选先生、潘华信先生诸位前辈经验的基础上，参考喻嘉言的清燥救肺汤而创制的一首新方，方由天冬、麦冬、生地黄、熟地黄等组成，治疗燥痰咳嗽疗效甚佳。该书下篇有《治痰定喘话熟地》一文，详述熟地黄治咳喘的古今经验，并提出此药的用药指征有三：一是肾不纳气之喘，只要符合肾不纳气，那不管是寒痰、热痰、燥痰、湿痰，均可用之；二是痰黏难咯，此时用熟地黄不是为了补肾，而是把它作为一味化痰药来用；三是咸痰。

这里要介绍一则医案，病家为高年"慢阻肺"患者，用大剂人参、西洋参、天冬、麦冬、熟地黄等治疗，表面看是峻补肺肾，实则不仅仅如此。地冬不仅补益，而且是重要的化痰药，所以谓之一箭双雕。

Y某，男，79岁。

2010年5月10日初诊。

主诉：气喘近2年。

病史：2008年年中出现气喘，西医肺功能检查提示肺通气功能重度减退、换气功能重度减退、气道阻力增高。去年出现过阵发性房颤。刻下：患者气喘，走路时明显，伴呼吸困难、胸闷心悸。

平时痰多、色白、黏，不易咯出，咯不出痰时感胸口堵塞，咯出乃舒。神疲乏力，脾气急躁，手足逆冷，头晕目糊，小便频数、夜尿二三次，口干喜温饮。偶有头痛，大便、胃口、睡眠正常。有高血压病史。1994年因肾癌已手术切除左肾。舌偏紫、有裂纹，苔薄略黄、少苔少津；脉弦涩。

处方：生晒参6g，西洋参6g，党参30g，麦冬15g，五味子15g，白芍15g，天冬15g，玄参30g，鳖甲9g，龟板9g，7剂。

5月17日二诊：药后气喘略减，睡眠比之前更好，痰较易咯出。舌偏紫、有裂纹，苔薄少津，脉弦涩。另外，患者刚服生晒参、西洋参后会头晕，遂减量，各服3g，之后未头晕。

处方：守初诊方。改党参60g，加熟地黄15g，14剂。另，方中生晒参、西洋参剂量根据实际情况调整，如果不头晕，剂量可逐渐增加。

5月31日三诊：气喘、心慌、胸闷均大减，精神已振，痰易咯出，头晕减轻，夜尿减少为一二次。近2周服生晒参、西洋参未头晕。舌偏紫，有裂纹，脉弦。

处方：守方。改五味子30g，熟地黄20g；方中生晒参、西洋参剂量各6g，7剂。

6月21日四诊：上次处方服完后，又配了2周药。目前气喘减轻，痰量明显减少，口干大减，但大便欠畅。舌偏红、有裂纹，脉细。

处方：生晒参5g，西洋参7g，熟地黄15g，山茱萸15g，山药15g，鳖甲9g，龟板9g，党参30g，砂仁3g（后下），炒谷芽30g，炒麦芽30g，蛤蚧粉2g（吞服），石斛30g，14剂。

8月2日五诊：气喘已明显减轻，患者自诉就诊前走路打飘，双腿无力，现在行走如常。但纳略减，口略干。前天Holter检查完全正常。舌偏红，有裂纹，脉细。

处方：守 6 月 21 日方。改熟地黄 24g；加天花粉 15g，生山楂 15g，鸡内金 9g，7 剂。

8 月 23 日六诊：走路已不喘，胸闷心悸基本消失。但有时仍有痰难咯，偶有头晕，夜尿最近仍二三次，口干。舌偏紫、稍红、少津，脉弦。

处方：生晒参 3g，西洋参 8g，熟地黄 15g，山茱萸 15g，山药 15g，鳖甲 9g，龟板 9g，南沙参 30g，北沙参 30g，砂仁 3g（后下），炒谷芽 30g，炒麦芽 30g，蛤蚧粉 2g（吞服），石斛 30g，天麻 30g，白蒺藜 30g，女贞子 15g，7 剂。

9 月 27 日七诊：诸症均安，唯口干，曾有过一次胸闷，自行缓解。舌偏紫、有裂纹、少津，脉弦。

处方：守 8 月 23 日方。去砂仁，改熟地黄 30g；加三七粉 2g（吞服），天花粉 30g，14 剂。

患者之后断续服药至 2011 年 5 月，其间曾出现过头晕、怕热等症，调整药物后都得到缓解。其气喘痰黏、胸闷心悸等主要症状基本消失，未再反复。

按语：

本案患者高年气喘，肺肾俱虚，气阴两亏，故初诊采用大剂生脉饮合玄参润痰汤加减治疗，服药后即见效果。二诊加入熟地黄，此玄参润痰汤本有之药，加入后又有两仪膏之义。药后症状逐渐减轻，痰量大减。四诊改用两仪膏、参蛤散合六味地黄汤义，用其三补而不用三泻，因患者津液不足故也，用药后症状进一步减轻。

此案值得注意者有三：①诚如本文题目所云：地冬治喘，一箭双雕。地冬辈治疗此等喘证，一者补益，二者化痰，不可因其痰多而畏用之。畏用者，不明痰之有燥者也。②治疗喘证，人参、西洋参、熟地黄、五味子、党参等药物应采用较大剂量方效。③要注意及时根据患者的病情变化而调整用药及药物剂量。如初诊用人参、西洋参，各用 6g；四诊时气虚有所好转，而阴虚更明显，则人参剂量减少而西洋参剂量增加；六诊时更是如此，剂量又进一步调整，务使药证丝丝入扣，此医者用心之所在也。

点睛：燥痰·玄参润痰汤·熟地·生脉饮·两仪膏·峻剂

那么小的剂量能治病吗

——睡眠时冷热失调状态医案 3 则

十几年前，我用附子的常用量是 6 ～ 30g，最多则一二百克。但近几年我用附子常常只用 3 ～ 6g，甚至在乌梅丸中针对某些特定的情况，只用 0.5 ～ 3g。而且不仅附子只用 0.5 ～ 3g，其他药物如细辛、肉桂、花椒、干姜、黄连等也用极小量。那么小的剂量能起作用吗？事实证明，效果颇佳。

下面 3 则医案，用的都是乌梅丸，治疗的都是一种特殊的睡眠时冷热失调状态：入睡时在冷热方面是某一种状态，到半夜则转化为另一种状态。这种病证，我以往在各种中医书籍或医学期刊中没有见到过，我却已遇到过多例。现在提出来，供同道们参考。

案 1

Z 某，男，37 岁。

2017 年 11 月 7 日初诊。

主诉：失眠 3 年。

病史：失眠，入睡难，睡眠浅，刚睡的时候人怕热，出汗，慢慢就怕冷，到早上更冷，白天也怕冷。平素神疲乏力，易怒，口臭，口黏，嗳气，纳可，容易咳嗽，有手汗。大便多数正常，但容易着凉拉肚子。面色不华，舌胖紫、边有齿印，苔黄白腻、裂纹，脉弦滑。

处方：柴胡 9g，黄芩 9g，姜半夏 9g，党参 30g，甘草 6g，生姜 9g，茯苓 20g，猪苓 20g，泽泻 12g，白术 20g，肉桂 3g（后下），细辛 3g，黄连 3g，花椒 2g，干姜 2g，乌梅 6g，黄柏 9g，当归 6g，附子 3g，生晒参粉 6g（吞），10 剂。

2017 年 11 月 21 日二诊：睡眠好转，原先先热后冷的症状明显好转，出汗已除。舌脉如前。

处方：守初诊方。去附子；改姜半夏 20g，黄连 2g；加石菖蒲 30g，10 剂。

2017 年 12 月 3 日三诊：睡眠进一步好转，先热后冷的症状已除。口臭除，早上有黄痰。面色已华，舌脉如前。

处方：守初诊方。去花椒、附子；改姜半夏 20g，黄连 2g，黄柏 6g，当归 3g；加石菖蒲 30g，冬瓜子 30g，生薏苡仁 30g，7 剂。

2017 年 12 月 10 日四诊：睡眠与精力明显好转，手汗除，早上之痰减少，但膝盖容易凉。舌苔转为薄白腻，脉弦滑。

处方：守初诊方。去花椒、当归、附子；改姜半夏 25g，黄连 2g，黄柏 6g；加石菖蒲 30g，冬瓜子 30g，生薏苡仁 30g，苍术 20g，骨碎补 15g，补骨脂 15g，7 剂。

2018 年 1 月 21 日五诊：最近工作太忙，出差极多，未能按时复诊，劳累操心又引起失眠，但睡觉时先热后冷之症未作。舌胖紫、边有齿印，苔薄白腻、有裂纹，脉弦滑。

处方：守初诊方。去细辛、黄连、干姜、花椒、黄柏、当归、附子，改姜半夏 25g；加石菖蒲 30g，苍术 20g，柏子仁 40g，酸枣仁 50g，杜仲 30g，续断 30g，14 剂。

按语：

这位患者在身体冷热方面是这样一种情况：白天是怕冷的，入睡时是怕热的，甚至要出汗，睡着了慢慢怕冷了，越往早上越冷。其他方面，他还有失眠、乏力、易怒、口臭、容易腹泻等症状，舌胖紫、边有齿印，苔黄白腻、有裂纹，脉弦滑。所以病机较复杂，辨为肝郁脾虚、水湿内停、阴阳失调，选用小柴胡汤、乌梅丸、五苓散加减。方中并没有用什么安神药物及其他对症药物，但因药中病机，故初诊即效。然患者正在创业，工作很忙，过于操心，加之频繁出差，2017 年年底停药后，失眠慢慢又起，但其睡觉时先热后冷之症未作。其处方中针对睡觉时先热后冷状态的，主要是乌梅丸。方中附子等多数药物只用 2～3g，效果却很好。

案 2

W 某，男，45 岁。

2018 年 2 月 25 日初诊。

主诉：晚上睡觉时冷热失调 1 周。

病史：最近 1 个多月来工作忙，压力大，比较疲劳。近 1 周晚上，刚睡时觉得冷热正好，但半夜 2 点左右冷醒，加盖毯子后又渐渐感觉燥热，但无汗出。大便、胃纳尚可。舌紫，苔薄白，边有齿印，脉弦。

处方：乌梅 6g，细辛 0.5g，肉桂 0.5g（后下），黄连 1g，黄柏 1g，当归 3g，党参 12g，川椒 0.5g，干姜 0.5g，附子 0.5g，生晒参粉 6g（吞服），7 剂。

2018 年 3 月 11 日告知：服药 3 剂上症消失，精力好转。

按语：

本案症情相对简单，患者的冷热失调主要表现是：刚睡时觉得冷热正好，但半夜 2 点左右冷醒，加盖毯子后又渐渐感觉燥热，但无汗出。用乌梅丸原方轻剂，附子、干姜、川椒、细辛、肉桂各仅用 0.5g，黄连、黄柏各仅用 1g，服药 3 剂睡觉时寒热失调之症即除。谁说那么小的剂量不能治病？

案 3

孙某，女，48 岁。

2018 年 3 月 29 日初诊。

主诉：冷热失调多年。

病史：多年来经常睡到半夜觉得热而醒来，想出汗但无汗，但入睡时感觉温度是正常的，春秋季明显。近来月经紊乱，白天烘热汗出，一日 5 ～ 6 次，但又怕冷，易受凉。纳可，便调。舌苔薄腻带黄，脉细弱。

处方：乌梅 1.5g，细辛 0.5g，肉桂 0.5g，黄连 0.5g，黄柏1.5g，当归 1g，党参 4.5g，川椒 0.5g，干姜 0.5g，制附子 0.5，8 剂。

4 月 12 日二诊：服上药二三天后，半夜冷热不调之症消失，白天烘热汗出亦除。补诉：本来眼睛干涩，服上药后干涩明显减轻。舌苔薄腻，脉细弱。

处方：守初诊方。加柴胡 2g，赤芍 2g，枳壳 2g，甘草 2g，7 剂。

按语：

这则医案最让人眼前一亮的还是剂量！整个处方 10 味药，其中超过一半的药物只用 0.5g，剂量加在一起也只有 11.5g，但疗效却相当好！

患者冷热失调，主要表现在入睡时正常，睡到半夜则热醒，但没有盗汗，已有多年。近来则有更年期症状，白天觉得怕冷，却又烘热汗出。故用乌梅丸燮理阴阳，方证合拍，效如桴鼓。

　　临床用药剂量的多寡，应根据患者实际情况，当多则多，当少则少，不可胶柱鼓瑟。如前所述，我用附子，最多曾用过一二百克，但少则仅用 0.5g；用黄芪多则 240g；用制半夏多则 120g；用苍术多则 60g；用麻黄多则 30g；用桂枝多则 30g；用鸡血藤多则 90g；用茯苓多则 100g；用葛根多则 120g。拙著《半日临证半日读书》有一篇《小方大方不可拘泥》，用实例讨论了小剂量小方用药与大剂量大方用药，读者也可参阅之。

　　点睛：乌梅丸·小剂量用药

补脾胃泻阴火升阳气，母婴同治皆获效

——产后乏力自汗及婴儿面部红疹医案

《半日临证半日读书》上篇"与病谋"介绍了补脾胃泻阴火升阳汤治疗眩晕的医案，下篇"与心谋"有《补中益气汤立方原意》专文，探讨了阴火形成机制及治疗的方法。

本文的患者，可以说是一位，也可以说有两位。说是一位，那就是陈女士，我的同事、好友的太太。说有两位，那是因为她生下来没多久的女儿因饮其乳汁而产生了脸上发红疹、时时吵闹、眠差等症状，也抱来询问该怎么办。孩子其实本没有病，但吃了生病妈妈的奶，所以病了。反过来，妈妈服汤药，孩子吃妈妈含药物成分的奶，母愈儿亦愈。

C 某，女，35 岁。

2011 年 11 月 2 日初诊。

主诉：乏力怕热自汗近 1 月。

病史：今年 6 月中旬生产之后，哺育小孩，休息少，近 1 个月来，人感到很疲乏，且怕热、手足心热、自汗、易怒、易饿，有时口干。大便正常。饿的时候舌质偏淡，饱食后则舌红。饮其乳汁的小儿脸上发出红疹，时时吵闹，眠差。患者过去并不怕热，相反一直怕冷。1 个月前，曾有一次受凉引起腹泻、腰凉。面色不华，舌红，脉细虚弦。

处方：人参粉 8g（早上空腹吞服），石膏 30g，知母 9g，粳米 1 把, 甘草 6g, 党参 30g, 生黄芪 30g, 苍术 6g, 羌活 3g, 川连 3g, 黄柏 9g, 生地黄 12g, 当归 3g, 升麻 6g, 柴胡 6g, 陈皮 4.5g, 7 剂。

2011 年 11 月 9 日二诊: 就诊当晚服了头煎, 第二天小孩红疹就退去, 吵闹、眠差之症皆除。患者本人精神已振, 怕热、自汗、易怒、易饿、手足心热均大减。面色好转, 脉虚弦, 舌淡红。补诉, 人一直很容易紧张。

处方: 守原方。加枣仁 30g, 淮小麦 100g, 红枣 6 个, 7 剂。

2011 年 11 月 16 日三诊: 药后诸症已除, 但是停药一二天后上症又略起。脉虚, 舌淡红。

处方: 守二诊方。去苍术; 加白术 9g, 熟地黄 9g, 7 剂。

服至 2011 年 11 月 23 日, 诸症皆愈。

按语:

患者长期怕冷, 近 1 个月来却出现怕热、手足心热等症, 当如何理解? 不妨找找原因。第一, 患者数月前生产, 产后照料小孩, 休息少, 很疲劳。第二, 1 个月前曾有一次受凉引起腹泻、腰凉。由这两点, 脾胃虚衰可知。脾胃虚衰, 则阴火上冲, 故怕热、手足心热、易怒、易饿。处方采用李东垣的补脾胃泻阴火升阳汤, 用之即效。而且, 患者 4 个多月大的女儿本来脸上发红疹、时时吵闹、眠差等症状, 也霍然而愈。

再讨论一个问题。明眼人会发现, 笔者虽自陈所用的是补脾胃泻阴火升阳汤, 但开首五味药却是白虎加人参汤, 何以如此? 若读过李东垣原著即知答案。

首先, 补脾胃泻阴火升阳汤方中本就有石膏, 只不过石膏两字下有小注云:"少许, 长夏微用, 过时去之, 从权。"

又，此方方后有加减法云："如见肾火旺及督、任、冲三脉盛，则用黄柏、知母酒洗讫，火炒制加之。若分量则临病斟酌，不可久服，恐助阴气而为害也。"于此可知，用补脾胃泻阴火升阳汤时，可加知母。

再看《脾胃论·脾胃盛衰论》，东垣云："盖心主火，小肠主热，火热来乘土位，乃湿热相合，故烦躁闷乱也。四肢者，脾胃也。火乘之，故四肢发热也。"又云："心火亢盛，乘于脾胃之位，亦至而不至，是为不及也。"后列药物如下：

黄连君　黄柏臣　生地黄臣　芍药佐　石膏佐　知母佐　黄芩佐　甘草使

这里把石膏、知母并列在一起，列在黄连、黄柏等之后，作为佐药使用。

综合以上原文，可知东垣用清热药泻阴火首选黄连，石膏、知母也是常用的，当然这些清热药的使用应当审慎，不可过用，不可久用，但若说只能在长夏用，则又不免拘泥了。

补脾胃泻阴火升阳汤方中本有人参、甘草、石膏，又可加用知母，白虎加人参汤也就呼之欲出了！

点睛：阴火理论·补脾胃泻阴火升阳汤·白虎加人参汤

无一味敛汗药，却治盗汗如神

——血府逐瘀汤治疗盗汗医案

"气虚自汗""阴虚盗汗"，这是业中医者耳熟能详的两句话。没错，确有一些患者符合这样的说法，但若因此而奉为"医家宝鉴"，则毋宁说这是中医里的陈词滥调，不可太把它当回事！临床上非气虚而导致的自汗、非阴虚而导致的盗汗，多矣！当精细地辨证，准确地用药，自能左右逢源，药到病除！

这里要介绍的是，我用血府逐瘀汤治疗盗汗的案例。此方无一味敛汗药，一般人心目中也没有把它作为治盗汗的方剂。没想到的是，用之得当竟有捷效！

H 某，女，42 岁。

2019 年 3 月 21 日初诊。

主诉：盗汗 20 天。

病史：20 天前开始半夜 2 点左右盗汗而醒，每晚均发生 1 次，醒来擦一下身体之后能较快再入睡。平素怕冷，脚冷，手足心出汗，经常腰痛。月经量少，周期 30 天，经期 7 天，色鲜红。精力、脾气、胃纳、大便、饮水情况正常。面部有黄褐斑，舌胖、边有齿印、质紫，脉弦偏滑偏数。

处方：柴胡 9g，赤芍 9g，枳壳 9g，甘草 6g，桃仁 9g，红花 9g，当归 9g，川芎 9g，生地黄 9g，桔梗 6g，牛膝 9g，7 剂。

效果：服上药 4 天盗汗除，面部黄褐斑减淡。

3 周后随访：盗汗消失，未复发。

按语：

血府逐瘀汤是清代名医王清任所创的名方，我在《半日临证半日读书》里有一篇文章叫《我用血府逐瘀汤》，介绍了我用此方的心路历程和临床心得。

文中提出这样一个观点，即王清任有药证、方证的概念，有方剂辨证思想，《医林改错》里"血府逐瘀汤所治症目"实际上是按照方剂辨证的思想来写的。这一观点实际上是石破天惊的，道出了运用血府逐瘀汤的奥秘。

在文章中，我又结合自身的临床经验，提出了用血府逐瘀汤的指征：

1. 最主要的是心理问题（即王清任所说的瞀闷、急躁，俗言肝气病）和睡眠障碍（即王清任所说的夜睡梦多、不眠、夜不安、小儿夜啼），其次是头痛、胸部不适（胸痛、胸不任物、胸任重物、心跳心忙）。

2. 王清任的其他经验也需要参考，如天亮出汗、食自胸右下、心里热、呃逆、饮水即呛、干呕、晚发一阵热等。

3. 患者的面色是很重要的体征，特别是女性。患者多面色不华，且多有黄褐斑。

4. 脉并不重要，未必有典型的涩脉，更不用说是结、代脉或无脉了，常见的倒是弦脉、沉脉。舌也不甚重要，见舌紫、有瘀点瘀斑，当然把握更大，但舌色淡红，也并不降低用血府逐瘀汤的把握。

5. 女性与月经有关的一些症状，如月经后期甚至闭经、月经色暗、有血块、痛经、经前乳房胀痛等，虽并非必须具备，但若有的话，运用血府逐瘀汤的把握更大。

本案的这位患者，我是根据盗汗、明显的黄褐斑、舌紫、脉弦这四点而断为血府逐瘀汤证的，采用原方果然 4 剂而愈。

最后让我们复习一下王清任"血府逐瘀汤所治之症目"中关于"天亮出汗"的原文吧！

"醒后出汗，名曰自汗。因出汗醒，名曰盗汗，盗散人之气血，此是千古不易之定论。竟有用补气、固表、滋阴、降火，服之不效，而反加重者，不知血瘀亦令人自汗、盗汗，用血府逐瘀汤，一两付而汗止。"

点睛：血府逐瘀汤·王清任药证方证思想

变法治愈补肾不效的尿床

——小儿遗尿便秘医案

暑期，一位妈妈带着小朋友找我看鼻炎，说是两年前曾经找我看过病，当时孩子长期的便秘被我治好了，到现在都好。时隔两年，小朋友的模样变化了，我的确不记得了。好在过去的病历还在，翻看着当年的病史记录，我想起了当时的场景。而更让我意外惊喜的是，彼时小朋友天天尿床，吃了中药也好了。最有意思的是，不是吃补肾汤药痊愈的，而是被血府逐瘀汤治好的。

W 某，男，4 岁。

2016 年 8 月 4 日初诊。

主诉：便秘 1 年余。

病史：大便四五天一次，干结，要用开塞露。睡眠差，难入睡，经常翻身，盗汗，白天出汗也多，手心易汗出，易怒，口干喜饮，天天尿床，经常发口腔溃疡，易鼻痒、咽痛、咳嗽，胃纳可。有黑眼圈。舌红苔薄，脉数。

处方：生地黄 9g，熟地黄 9g，山萸肉 9g，山药 9g，茯苓 9g，牡丹皮 9g，泽泻 6g，知母 6g，黄柏 6g，柴胡 6g，栀子 6g，蝉蜕 9g，僵蚕 9g，7 剂。

另，外用金果榄粉涂口腔溃疡患处。

2016 年 8 月 11 日二诊：口腔溃疡除，余同前。舌淡红，脉细。

处方：守上方。加生龙骨 30g，生牡蛎 30g，淮小麦 30g，7 剂。

2016 年 8 月 18 日三诊：病如前，舌偏紫，苔薄白腻，脉弦。

处方：柴胡 6g，赤芍 12g，枳壳 6g，甘草 3g，当归 15g，生地黄 15g，川芎 6g，牛膝 6g，桔梗 6g，桃仁 9g，红花 6g，蒲公英 30g，决明子 30g，芒硝 2g（冲服），山栀 9g，7 剂。

2016 年 8 月 25 日四诊：大便已通畅，余同前，舌脉如前。

处方：守 8 月 18 日方。加淮小麦 30g，僵蚕 9g，蝉蜕 9g，14 剂。

2016 年 9 月 8 日五诊：大便一天 1 ~ 3 次，通畅，故芒硝最近已不再使用。尿床已一周未作，睡眠好转。舌淡红，脉细。

处方：守 8 月 25 日方，去决明子、芒硝，14 剂。

2016 年 9 月 22 日六诊：大便一天 1 ~ 3 次，尿床未作，睡眠良好，舌脉同前。

处方：守 9 月 8 日方。改当归 9g，赤芍 9g；加太子参 9g，14 剂。

按语：

此案之初，我循常法予知柏地黄汤治疗，并无效验。思之再三，患儿眠差、盗汗、易怒是血府逐瘀汤证，乃改用此方治疗，果获良效。这是法外之法，不可等闲视之。

此案可以给我们两点教训。第一，我们的思维容易被常法束缚。遗尿、盗汗、自汗、口干、黑眼圈、易怒、便秘、脉数，很容易想到肾阴亏虚。常法固然很多时候是能获效的，但若无效则要打破常规，另辟蹊径。第二，方剂辨证未必简单。初学者容易觉得方剂辨证简单，因为其实在他们心目中，方剂辨证就是对症治疗，实则并不那么简单。方剂辨证要求我们善于抓住那些最要紧的脉症，而这绝对需要临床经验的积累。

点睛：血府逐瘀汤·打破常规·方剂辨证

阳虚、汗闭、湿热、血瘀的复方治疗

——顽固性湿疹医案

2014 年以来，我常用乌梅丸治疗顽固性湿疹，包括特应性皮炎，有不少患者取得了良好的效果，本案便是其例。而本案更特殊的地方在于患者更为复杂，多病因交织，所以用方用药也从多方面去着手。

S 某，女，33 岁。

2019 年 4 月 10 日初诊。

主诉：四肢发皮疹瘙痒 4 月余。

病史：去年 12 月搬新办公室后，开始四肢发红疹、瘙痒、流水，曾看了数位中医，其中有位中医开的中药服后有所好转，但继续服药又加重。刻下四肢均有红疹糜烂，有的地方呈苔藓样改变，有抓痕、血痂，背部也有少量皮损。患者心情不佳，畏寒肢冷，失眠，纳可，大便一天二三次，烂而黏，口不太干，但是喝水较多，即便夏天也出汗较少。面色晦滞，舌紫，舌边有齿印，脉涩。

处方：乌梅 15g，附子 0.5g，细辛 1g，肉桂 1g（后下），黄连 3g，花椒 1g，干姜 1g，黄柏 9g，当归 2g，党参 9g，川芎 9g，生地黄 9g，赤芍 9g，红花 9g，柴胡 9g，枳壳 9g，甘草 3g，桃仁 9g，生麻黄 1g，生槐米 9g，龙胆草 3g，7 剂。

2019 年 4 月 17 日二诊：湿疹明显消退，睡眠已安，不再畏寒，手热起来了，脸色好转。过去夏天也不太出汗，今天大概

27℃的气温则有点出汗了。大便一天二三次而溏薄。舌紫减轻、边有齿印，脉涩。

患者问：之前有位医生开的处方，附子二三十克，也没有效果，您的药量那么小，却极有效，服药一周已经好了一半以上，这是为何？

答曰：首先辨证要准，其次方药与病机当合拍，否则剂量再大也无济于事。

处方：守初诊方。加生栀子 3g，淡竹叶 2g，7 剂。

2019 年 4 月 28 日三诊：湿疹基本都消退了，但是这两天也有新发的一二点。不再畏寒，手热了，睡眠安，大便一天二三次，偏溏。停了 3 天中药，大便变为 1 天 1 次、偏干。脸色好转，舌紫减轻，苔薄白腻，舌边有齿印，脉涩。

处方：守初诊方。去附子、生麻黄；改细辛 0.5g，肉桂 0.5g（后下），花椒 0.5g，干姜 0.5g；加生栀子 3g，淡竹叶 2g，紫草 15g，茯苓 18g，7 剂。

2019 年 5 月 8 日四诊：湿疹基本都消退了，也无新发者。脸色明显好转，大便日行而正常。服药时觉得热，有点出汗。舌紫减轻，苔薄白腻，边有齿印，脉涩。

处方：守初诊方。去附子、生麻黄；改细辛 0.5g，肉桂 0.5g（后下），花椒 0.5g，干姜 0.5g；加生栀子 3g，茯苓 18g，苍术 9g，吴茱萸 0.5g，7 剂。

2019 年 5 月 19 日五诊：湿疹本来都消退了，但 5 月 11 日开始又有新发，但不严重，目前皮损相当于 4 月 17 日的程度。舌紫减轻，苔薄白腻，舌边有齿印，脉涩。

处方：乌梅 15g，肉桂 0.5g（后下），黄连 3g，花椒 0.5g，干姜 0.5g，黄柏 9g，当归 2g，党参 9g，川芎 9g，生地黄 9g，赤芍

9g，红花 9g，柴胡 9g，枳壳 9g，甘草 3g，桃仁 9g，生槐米 9g，龙胆草 3g，生栀子 3g，茯苓 18g，黄芩 3g，姜半夏 5g，7 剂。

2019 年 5 月 28 日六诊：服药后湿疹又明显消退了，但大便偏溏。舌紫减轻，苔薄白腻减轻，舌边有齿印，脉涩。

处方：守 5 月 19 日方。去桃仁、龙胆草；改干姜 1g，当归 4g，党参 15g，黄芩 6g，姜半夏 9g，7 剂。

同年 8 月 6 日电话随访，患者服药后湿疹已痊愈，未再复发。

按语：

这是一个可以给我们不少回味与思索的验案。

第一，治疗湿疹的病案，一般清热利湿的多，很少有用温药的。本例用了附子、细辛、干姜、肉桂、花椒等，并且取得了很好的效果。关键在于辨证，在于详细了解患者的体质，当发现患者有阳虚表现时，当仁不让，据证用药。而不像有的医生教条主义，看湿疹前已经先有了成见，湿疹总归是湿热，清热利湿是治法，所以也不详细询问病情，看看皮损的模样后也就遽尔处方了，这样千篇一律是治不好病的。

那么问题来了，患者之前看的医生，有一位用了很多温药，而且重用附子达二三十克，为何无效呢？正如我对患者的回答那样：首先辨证要准，其次方药与病机当合拍，否则剂量再大也无济于事。这位患者，一方面红疹瘙痒，另一方面则畏寒肢冷，很少出汗，故呈阳虚湿热、玄府不通的复杂局面；再则面色晦滞，心情不佳，看病时说着说着还有点掉眼泪，舌紫脉涩，这均是气滞血瘀的表现。所以我拟定了乌梅丸、麻黄附子细辛汤、血府逐瘀汤三方合一的大复方，药味达 21 味。因为患者病机复杂，所以才有复杂的用药。实际上，阳虚与湿热、阳虚与玄府不通、玄府不通与湿热、玄府不通与血瘀、阳虚与血瘀、血瘀与湿热，互相之间都是有关系的，因此这三张方剂合在一起用会相互促进，相得益彰的。我的经验，剂量不必大，附子等药只用 0.5～1g 即能达到效果。再看前述那位医生，应该肯定他不是马马虎虎看病，没有为湿热二字束缚，且敢于用药，但看他的处方，一派温阳而仅有一味清热药，这似乎又偏颇了。此为值得思索的第二点。

第三，要说明的是患者在 5 月 11 日出现的反复，我推测是因为 5 月 8 日加了 0.5g 的吴茱萸。当时我为何要加吴茱萸？正巧其时有一位慢性荨麻疹的患者，我用温经汤取得了良好的效果。温经汤何以能治荨麻疹？此方原为妇科名方，后世医家有将此方移用于皮肤病的经验，包括湿疹、手掌角化症、荨麻疹等。从整张方子的作用看，当然它能温阳散寒、补益气血，而兼有清热化瘀除痰效果，可能对这一类的皮肤病患者是有效益的。而从具体用药看，方中的吴茱萸，现代研究发现有抗过敏作用，已故上海外科名家夏少农先生温中疏气法治疗荨麻疹有良效，这恐怕也是温经汤能治疗荨麻疹等皮肤病的作用基础之一。所以我想在本案中也加小剂量的吴茱萸试试看，没想到几天后患者的湿疹反而复发了。也就在同一时间，另有一位 7 岁的患儿患特应性皮炎（也叫异位性皮炎、异位性湿疹），经用乌梅丸治疗本已接近痊愈，我因为同样的原因加了 0.5g 吴茱萸，也出现了反复，遂马上停用吴茱萸，继用前方，湿疹又逐日改善乃至痊愈。本案也是，停吴茱萸改用前方而愈。经此两案，我推断吴茱萸不能用于本来适用于乌梅丸治疗的湿疹类型。关于这一点，因为病例数仅两例，故提请同道们在临床中留意、实践。

点睛：湿疹治疗的变法·乌梅丸·血府逐瘀汤·极小剂量附子·麻黄附子细辛汤·吴茱萸

气血水理论的运用

——奔豚气、肿胀、腹痛、高血压等医案 4 则

气血水理论，若认真写，可以成为一篇大文章。这里简单涂几笔，说说我自己的一点理解。

所谓气血水，是指气、血、水三者相关，互有影响。这一理论渊源于中医的传统，后在日本生根开花，在国内反而讲的人不多。我最早了解这一理论是通过两个途径：一是《日本汉方医学》（潘桂娟、樊正伦编著，中国中医药出版社 1994 年出版）中有不长的介绍；二是《时方的临床应用》（陈宝田编著，广东科学技术出版社 1989 年出版）中有一首小四五汤，此方是陈宝田教授自创方，由小柴胡汤、四物汤、五苓散三方合方而成，主治气郁水停、痰湿血瘀所致诸病。

根据我自己的临床体会，在气血水理论里，气主要指气滞、气虚，血主要指血瘀，水则指水饮。气滞或气虚则血瘀，气滞、血瘀均可导致水饮，在治疗上调气、补气则有利于治疗血瘀与水饮。所以四逆散或痛泻要方与桃红四物汤、五苓散，或血府逐瘀汤与五苓散，或补阳还五汤与五苓散，就会经常合在一起用。下面举几个案例以做说明。

案 1

C 某，女，59 岁。

2012 年 5 月 31 日初诊。

主诉：失眠 4 年。

病史：失眠已 4 年，难入睡，早醒，目前服用安眠药。近 1 年多来，下午至晚上时作奔豚，且时有胃脘不适，嗳气。2011 年 10 月 20 日胃镜：浅表性萎缩性胃炎，伴重度胆汁反流。病理：萎缩（++）。Holter：正常。大便可。面色晦滞，黄褐斑满布，舌紫，脉沉弦。

处方：柴胡 9g，赤芍 9g，枳壳 9g，甘草 3g，桃仁 9g，红花 9g，牛膝 9g，桔梗 9g，当归 9g，川芎 9g，生地黄 12g，桂枝 15g，生姜 3 片，红枣 6 枚，7 剂。

2012 年 6 月 7 日二诊：服中药后，只服 1/8 片安眠药就能安睡，昨天停安眠药亦安睡。最初几天头晕头痛，但奔豚未作，这两天又有。过去不想喝水，现正常。冬天怕冷，去年曾有眩晕发作。面色好转，舌紫，脉沉弦。

处方一：柴胡 9g，赤芍 9g，枳壳 9g，甘草 3g，桃仁 9g，红花 9g，牛膝 9g，桔梗 9g，当归 9g，川芎 9g，生地黄 12g，7 剂。

处方二：桂枝 15g，白术 9g，茯苓 30g，甘草 6g，7 剂。

2012 年 6 月 14 日三诊：不用安眠药，眠尚可。最初 2 天奔豚未作，后 3 天下午服药后腹部鼓起，但奔豚未作。昨天将两方一起煎，感觉很舒服。现在对喝水的感觉是：如果想喝水，则症状消失或轻微；如果不想喝水，则症状较重。面色好转，舌淡紫，脉偏沉弦。

处方：柴胡 9g，赤芍 9g，枳壳 9g，甘草 3g，桃仁 9g，红花 9g，牛膝 9g，桔梗 9g，当归 9g，川芎 9g，生地黄 12g，桂枝 15g，白术 9g，茯苓 30g，桑皮 30g，大腹皮 15g，槟榔 9g，7 剂。

2012 年 6 月 21 日四诊：睡眠尚安。最初几天有时作奔豚，但较轻。前天奔豚窜至胸口，闷胀，之后豁然而解，以后奔豚消失。

舌苔薄腻，脉偏沉弦。

处方：守6月14日方。加肉桂3g，川朴9g，草果仁6g，7剂。

2012年6月28日五诊：这周奔豚未作，矢气频多，乏力。舌苔苔腻，脉偏沉弦。

处方：守6月14日方。加肉桂3g，蛤蚧粉2g（吞服），7剂。

2012年7月5日六诊：奔豚至今未发，矢气已减少至正常，乏力。舌苔薄白，脉偏沉弦。

处方：柴胡9g，赤芍9g，枳壳9g，甘草3g，桃仁9g，红花9g，牛膝9g，桔梗9g，当归9g，川芎9g，生地黄12g，桂枝15g，肉桂3g，白术9g，苍术9g，茯苓30g，桑白皮30g，大腹皮15g，菟丝子15g，7剂。

按语：

奔豚气，其症气上冲如奔豚，是临床较为少见的怪病，相当于现代医学的什么疾病，尚不清楚。《伤寒论》《金匮要略》里就记载了这一病证，并有处方治疗。我从医以来，倒是治疗过多例这样的患者。上面这位患者，是失眠合并奔豚气。

"望而知之谓之神"，这位患者一进来，给人最瞩目的印象就是脸色很差，黄褐斑满布，非常晦暗，一看就知道她气血严重失调。初诊用血府逐瘀汤合桂枝加桂汤，取得良好效果。二诊进一步了解到患者之前不欲饮水，这是水饮的重要指征，故属气血水三者俱病：气滞血瘀，水饮上冲。二诊遂采用血府逐瘀汤与苓桂术甘汤治疗，颇具效验。患者自诉：如果想喝水，则症状消失或轻微；如果不想喝水，则症状较重。这一反馈也说明之前水饮的判断是正确的。临床日久，愈发现气、血、水三者俱病的患者着实不少。

案 2

H 某，女，38 岁。

2016 年 4 月 15 日初诊。

主诉：下肢肿胀疼痛 2 月余。

病史：下肢肿胀疼痛，长时间不动更甚，畏寒肢冷，神疲乏力，性急易怒，大便溏薄，纳可寐安。月经量正常，但色紫，有血块，以前都准时而至，但最近这次愆期四五天于 4 月 6 日来潮，现已干净。白带正常，无脚癣。面色晦滞，长痘痘，唇舌均紫，有舌缨线，脉弦涩。

处方：柴胡 9g，赤芍 9g，枳壳 9g，甘草 3g，生地黄 12g，桃仁 9g，红花 9g，川芎 9g，桔梗 6g，牛膝 9g，猪苓、茯苓各 15g，白术 15g，泽泻 15g，肉桂 6g（后下），党参 30g，7 剂。

2016 年 4 月 22 日二诊：服药 2 剂，下肢肿胀疼痛大减，精力较前充沛，大便较前成形而畅快，心情舒畅。面色好转，舌苔薄白，舌质紫减轻，脉弦涩。

处方：守初诊方，加生黄芪 30g，7 剂。

2016 年 4 月 29 日三诊：上症已除，精力充沛，今天看病前走了 6km 也不觉疲劳，下肢也无不适。大便成形而较细，通畅，矢气较多。面色好转。舌苔薄白，脉弦。

处方：守二诊方，加小茴香 3g，7 剂。

2016 年 5 月 13 日四诊：诸症安，唯大便溏薄。月经 5 月 7 日来潮，色转鲜红，血块明显减少，畅通。舌苔薄白，脉弦。

处方：猪苓 25g，茯苓 25g，白术 25g，泽泻 20g，肉桂 6g（后下），党参 30g，柴胡 9g，赤芍 6g，枳实 9g，乌药 12g，小茴香 3g，黄芪 60g，7 剂。

效果：药后大便色转金黄色，较前明显成形，面色已华，诸症均安。

按语：

下肢肿胀，这在女性较为常见。所谓女子以肝为先天，因为女性情怀抑郁比较多见，所以气郁血瘀水停，按气血水理论施治，常能获得较好效果。本案患者面色晦滞，性急易怒，月经色紫有血块，脉弦涩，神疲乏力，畏寒便溏，故从补气理气、活血逐瘀、温阳化饮论治，用血府逐瘀汤合五苓散加党参，后又加黄芪治疗，取得很好的效果。

案3

M某，女，8岁。

2017年10月19日初诊。

母亲代诉：经常腹痛3年余。

病史：经常腹痛，2～3天就发生1次，或发于脐周，或发于中脘，隐痛。大便一天1次，有时一天2次。大便有时腹痛急迫。挑食，手上蜕皮，有手汗。面色晦滞，黑眼圈、眼袋，唇紫，舌淡胖、稍有点刺、滑，脉弱。

处方：防风9g，白术9g，白芍9g，陈皮9g，柴胡9g，枳壳9g，甘草9g，猪苓12g，茯苓12g，肉桂3g（后下），泽泻9g，7剂。

2017年11月9日二诊：服药后，就第三天有过一次腹痛，之后再未腹痛。大便已正常，痛泻亦再未发生。面色好转。舌淡红，脉弱。

处方：守上方，加淮小麦30g，7剂。

2018年3月25日其母告知，腹痛已愈。

按语：

现在很多小朋友脸色好难看啊！面色晦滞，有的还有眼袋、黑眼圈。如果没有什么明显的不舒服，家长还想不到要带小朋友看中医呢。这位小朋友，就面色晦滞，还有黑眼圈，还有眼袋，而且嘴唇还发紫。她妈妈带她来看病，是因为孩子经常腹痛。

孩子的望诊表现，跟身体有很大关系。从中医角度看，肝木克脾土，因而腹痛且有痛泻。气滞进而血瘀，所以脸色晦滞，嘴唇也紫。脾虚乃至水湿内阻，故有黑眼圈与眼袋，手上蜕皮，舌质水滑，脉弱。总之，是肝脾的问题，也可以说是气、血、水的问题。所以，治疗就要调肝脾，也可说是调气、血、水。故用四逆散、五苓散、痛泻要方合方，奏效甚佳。

案 4

H 某，男，47 岁。

2017 年 11 月 9 日初诊。

主诉：头胀一年余。

病史：头胀，头像被箍着一般，后脑勺特别紧绷着。有高血压病史，最近一段时期虽服降压片，血压仍控制不佳，一般都在 150/100 mmHg 左右。长期患湿疹（主要在阴囊与左腋下），失眠，乏力，便溏，纳可。面色晦暗，唇紫，舌紫胖，边有齿印，有瘀点，苔薄白腻，脉弦涩。

处方：柴胡 9g，赤芍 9g，枳壳 9g，甘草 6g，红花 9g，牛膝 12g，川芎 9g，桔梗 6g，猪苓 20g，茯苓 20g，白术 20g，泽泻 12g，肉桂 3g（后下），党参 30g，黄芪 30g，葛根 30g，天麻 30g，钩藤 30g，白蒺藜 30g，7 剂。

同时委中放血，当即自觉头胀减轻。

2017 年 11 月 16 日二诊：上症均明显减轻，面色大为好转，血压下降，本周多次测血压一般在 140/90mmHg 左右。脉弦。

处方：守上方。加乌梢蛇 20g，地龙 15g，7 剂。

同时委中放血。

2017 年 11 月 30 日三诊：头胀已除，寐安，面色已华。血压稳定在 140/90mmHg 左右。舌紫减轻、瘀点未见，脉弦。

处方：守上方。去乌梢蛇；加半夏 12g，苍术 12g，14 剂。

同时委中放血。

按语：

经云：望而知之谓之神。此男性患者，给人的第一印象是憔悴，面色晦暗，嘴唇发紫，颇显苍老，而其实际年龄只有 47 岁，俱气虚血瘀之象。问之，头胀年余，像被箍着一般，后脑勺特别紧绷着。察其舌紫而有瘀点，脉之弦涩，知其气滞血瘀也。又告知患湿疹多年，乏力便溏，观其舌胖而有齿印，脾虚水湿盛也。合之，为气血水病矣。施以外治之法，委中放血，当即觉头胀减轻。内治则拟方血府逐瘀汤合五苓散，加党参、黄芪、葛根益气升清，天麻、钩藤、蒺藜平肝息风，方与证合，故服药 1 周即奏佳效。复诊时，面色明显改善，精神状态转佳，好像年轻了不少。继续治疗则症状进一步好转。

点睛：气血水理论·血府逐瘀汤·四逆散·五苓散·痛泻要方

小方奇效
——栀子豉汤与升陷汤治验

《半日临证半日读书》里，有这样几篇文章涉及小方：

《经典的活注脚——桂枝甘草汤治疗心悸医案》，介绍了桂枝甘草汤（仅两味药）治疗心悸的验案。

《小方大方不可拘泥——苏叶黄连汤、平陈宁神汤治疗呕吐不寐医案》，介绍了苏叶黄连汤（仅两味药）治疗呕吐的验案。

《方证相对 小方起沉疴——生脉散治疗虚劳自汗医案》，介绍了生脉散（仅三味药）治疗虚劳自汗口干的验案。

《半日遇3位汗症患者 同病异治——汗症医案3则》，介绍了人参白虎汤（仅5味药）治疗自汗的验案。

《口淡》，介绍了苓桂术甘汤（仅4味药）治疗口淡无味的验案。

《麻黄汤治验体会》，介绍了麻黄汤加羌活（仅5味药）治疗感冒发热的验案。

这里介绍小方栀子豉汤（仅两味药）、升陷汤（仅5味药）的治验。

案1

C某，女，50岁。

2013年3月15日诊。

病史：素有胃病史，经服中药已经明显缓解。近期外出旅游，回沪后近 1 周晚上不能平躺，一躺下即感不适，但说不清到底哪里不适，或如何不适。舌紫，脉涩。

处方：淡豆豉 15g，山栀 15g，7 剂。

效果：服药后上症即明显缓解，近 3 天其症已消失。

按语：

《伤寒论》宋本第 76 条云："发汗吐下后，虚烦不得眠；若剧者，必反复颠倒，心中懊憹，栀子豉汤主之。"这位患者晚上的表现与之相符，故处以栀子豉汤原方，服之即效，4 天后痊愈。

案 2

D 某，男，65 岁。

2016 年 9 月 22 日初诊。

主诉：自汗乏力 4 月。

病史：今夏以来自汗至今不减。乏力，白天时时想睡，晚上睡眠不佳，自觉气不够用，要深呼吸，打呵欠只能打半个。性急，纳可，大便一日 1 次、溏薄，夜尿 3 次。舌紫，脉弱。

处方：生黄芪 60g，知母 9g，桔梗 6g，升麻 9g，柴胡 9g，7 剂。

2016 年 9 月 29 日二诊：服药 3 剂，自汗除，精力充沛，白天不想睡了，睡上睡眠正常。夜尿减为 1 ～ 2 次。余如前。舌紫减轻，脉弱。最近咽干有痰。

处方：守 9 月 22 日方。加玄参 15g，丝瓜络 30g，橘络 9g，瓜蒌皮 6g，薤白 9g。14 剂。

2016 年 10 月 13 日三诊：深呼吸明显减少，呵欠不打了，但咽部仍有不适。舌紫减轻，脉弱。

处方：守9月29日方。加枇杷叶15g，郁金9g。14剂。

按语：

升陷汤是民国名医张锡纯自创之方，药仅5味，但用之得当屡见神功。《医学衷中参西录》云："治胸中大气下陷，气短不足以息，或努力呼吸，有似于喘；或气息将停，危在顷刻。其兼症，或往来寒热，或咽干作渴，或满闷怔忡，或神昏健忘，种种病状，诚难悉数。其脉象沉迟微弱，关前尤甚。其剧者，或六脉不全，或叁伍不调。"此方我临证习用之，主要抓住两点，即以气短、时欲深呼吸为主症，并结合患者的其他气虚表现。如本案患者邓某，今夏以来出汗较之往年明显增多，入秋后汗仍不减少，且神疲乏力，白天时时想睡，需深呼吸，按一般的中医理论，可理解为气虚下陷而表卫不固，在张锡纯的思维里，显系大气下陷，故用升陷汤，重用黄芪，仅3剂即获奇效。因患者尚伴肝郁气滞病机，故复诊合调气之品而收功。

点睛：小方·栀子豉汤·升陷汤

屡创佳绩的奇方

——血府逐瘀汤医案 4 则

我用血府逐瘀汤的经验，在《半日临证半日读书》中有详细的介绍。这里要介绍的 4 则医案，又有新的拓展。

案 1

Z 某，女，29 岁。

2017 年 12 月 14 日初诊。

主诉：每天早起狂打喷嚏 1 年余。

病史：每天早起去洗手间就会不停地狂打喷嚏十几个，喷嚏剧烈，全身颤抖无力，需用手扶住梳洗台方能站稳，打喷嚏后右胸第二三肋骨与胸骨柄连接处痛，已一年有余。自我感觉是因为洗手间阴冷导致的，如果开窗也会发生狂打喷嚏的现象，但此症在夏天亦有，或许是早上相对日间温度略低的缘故吧。近两年睡眠不佳，时做噩梦，常梦到有人追赶，逃命。平时口苦，口渴多饮，眼干，不常生气，但易紧张焦虑，手脚不冷，纳佳，喜食辣，喜饮冷，大小便正常。月经多数时候正常，周期 30 天，色鲜红，无血块，末次月经是 11 月 20 日。脸色暗黄，舌偏紫、边有齿印，苔薄白腻，脉虚弦。

处方：柴胡 9g，赤芍 9g，枳壳 9g，甘草 6g，桃仁 9g，红花 9g，当归 9g，生地黄 12g，牛膝 12g，川芎 9g，桔梗 6g，半夏

15g，陈皮 6g，茯苓 30g，黄芪 30g，白术 9g，防风 9g，7 剂。

2017 年 12 月 28 日二诊：服药后打喷嚏次数由每天早上 1 次，减至一周只有两个早上有，并且打喷嚏剧烈程度减轻，无右胸疼痛，口渴缓解。口苦、寐差未减。

处方：守上方，加黄芩 9g，龙胆草 6g，柏子仁 30g，酸枣仁 30g，生牡蛎 30g（先煎），7 剂。

2018 年 1 月 4 日三诊：本周不再打喷嚏，口渴、口苦、寐差均缓解。

处方：守二诊方，7 剂。

2019 年 11 月 22 日随访，上症均除，一直未发，直到最近几天，可能是降温缘故，早上稍有几个喷嚏。

按语：

这位患者每天早上上洗手间就要狂打喷嚏，其奇者在于喷嚏剧烈，全身颤抖无力，没法站立，必须扶住梳洗台才行。所以早上这十几个连续的喷嚏，也蛮"伤筋动骨"的，临床还是比较罕见的。

根据患者多噩梦、易紧张、舌偏紫、面色暗黄，可断为血府逐瘀汤证。且过敏性鼻炎，台湾已故的名老中医马光亚先生认为宜从肝论治，结合本案患者情况，可从之。又因为患者早上上洗手间觉得阴冷，或开窗就打喷嚏，当属卫阳不足，不能固表，所以合用玉屏风散。服药 1 周即获显效，2 周症状消失，服药 3 周近两年未再复发，疗效确切。这一方案可在今后的过敏性鼻炎患者中再做尝试。

案 2

S 某，女，49 岁。

2019 年 4 月 7 日初诊。

主诉：反复胸口疼痛 1 月余。

病史：近 1 个多月来阵发性胸口刺痛，一天多次发作，几秒即缓解。胸部 CT 检查未见异常，心电图检查亦正常。每天经常嗳气已十几年了，有时泛酸、胃胀。乏力，睡眠浅，早醒。大便四五天 1 次，干结。月经周期 24 ~ 26 天，经期 2 天，色深，有血块。1 年前儿子被判刑入狱，故心情不佳。面色晦滞，舌淡红，脉涩。

处方：柴胡 9g，赤芍 9g，枳壳 9g，当归 30g，川芎 9g，生地黄 9g，红花 9g，桃仁 15g，牛膝 9g，桔梗 6g，甘草 6g，7 剂。

2019 年 4 月 14 日二诊：服药 1 剂，胸痛、嗳气、胃胀再未发生，大便已正常，睡眠亦安，面色转华，情绪也好了，但仍有乏力。舌淡红，苔薄白稍黄，脉涩。4 月 10 日检查胃镜示：浅表性胃炎伴糜烂。

处方：守初诊方，加黄连 1g，太子参 9g，10 剂。

2 周后，其亲戚来就诊时告知，患者已回河南老家，胸痛、嗳气之症再未发生。

按语：

患者因为胸痛而来求治，根据其胸痛表现为刺痛、睡眠不佳、心情不舒、面色晦滞、月经色深而有血块、脉涩，断为血府逐瘀汤证。用原方，1 剂即效。最奇者，患者经常嗳气已经十几年了，自从服血府逐瘀汤后，这一症状也消失了。

案 3

H 某，男，30 岁。

2018 年 1 月 21 日初诊。

主诉：咽喉不适 5 年。

病史：5 年来，时有咽喉异物感，经常清嗓子，咽喉不干不痛。纳少，大便、睡眠正常。有颈椎病、腰椎病史。望之喜皱眉头，舌偏红紫、边有齿印，脉沉弦。

处方：柴胡 9g，赤芍 9g，枳壳 9g，甘草 6g，当归 9g，川芎 9g，生地黄 9g，桃仁 9g，红花 9g，桔梗 6g，牛膝 9g，玄参 20g，僵蚕 9g，蝉蜕 9g，麦冬 9g，天冬 9g，7 剂。

2018 年 12 月 18 日，患者友人告知：患者服上药后，咽喉不适明显好转，因在山东，往来不便，又自服 3 周药物。患者友人说他症状好了九成。

按语：

这位患者慢性咽炎病史已 5 年，但是症状还比较单一，不复杂。但有时不复杂，反而比较难把握。我根据他咽喉异物感、经常清嗓子、舌偏红，而用自拟玄参利咽汤；根据望诊所发现的他喜欢皱眉头、舌偏紫，而用血府逐瘀汤。王清任有张会厌逐瘀汤，其组成与血府逐瘀汤相近，故可推知血府逐瘀汤也能治疗咽喉病证。所以此案用血府逐瘀汤与玄参利咽汤合方加减，一诊即效。

案 4

Y 某，女，10 岁。

2016 年 4 月 17 日初诊。

母亲代诉：间断腹痛 2 年余。

病史：近 2 年多来，有时在饭后出现腹部隐痛，能自行缓解，大约每月会发作 1 次，西医检查未见异常。纳呆，大便一天或两天一解，成形，怕热，易紧张，声音哑，睡得晚。最近脸上长出少量细小斑点，舌偏红，脉偏细。

处方：柴胡 3g，赤芍 3g，枳壳 3g，甘草 3g，当归 3g，川芎 3g，生地黄 3g，红花 3g，桃仁 3g，牛膝 3g，桔梗 3g，僵蚕 5g，蝉蜕 5g，玄参 15g，7 剂。

2016 年 5 月 8 日二诊：脸上细小斑点减少，腹痛未作，有时清嗓子，声音稍哑。舌淡红，脉偏细。

处方：守上方。改僵蚕 8g，蝉蜕 8g；加凤凰衣 6g，诃子 6g，14 剂。

效果：2017 年 4 月因其他疾病前来就诊时，其母告知，去年看诊后腹痛已 1 年未作，清嗓子现象亦除。

按语：

慢性不明原因的腹痛一般多从肝脾考虑。这位 10 岁的小朋友患间断性腹痛 2 年了，根据其容易紧张、脸上有细小斑点，而采用血府逐瘀汤治疗，药量很小却效果很好。

以上四案，从症状来说，完全是风马牛不相及，却都用血府逐瘀汤而取得很好的效果，启示我们今后临床要进一步拓展血府逐瘀汤的用途，发挥它应有的疗效。

点睛：血府逐瘀汤·异病同治

中病即止

——热病伤阴后过用养阴医案

临床之中，有时会遇到一些患者跟医生说：我太忙了，平时没工夫看病，能否一下子帮我配两周药，甚至 1 个月的药。

一般情况下，我不倾向于给患者开很长时间的药。为什么呢？这个问题有点复杂，要详细解说的话，还得费点口舌，门诊上可没时间说，下面就来剖析一下：

服药后最常见的情况是，患者的身体发生了好的变化。身体变好了，那是不是要调整处方，或改变剂量，或调整药物，或者转向新的、之前尚未顾及的问题？当然也可能身体没有变好，那是不是要重新思考，改变思路？

另外，也可能与服药并没有关系，患者遇到了一些事情，影响了身体。比如遇到不开心的事，又比如受凉了、感冒了，或饮食不慎或饮食不节，以致身体出现了新的不适或原有的不适加剧了。这时是不是需要改变处方，适应新的情况？

当然，因为患者身体原因，也可能是方药的原因。有时患者身体变化很缓慢，这时一周两周确实也看不出明显变化，因而不需要调整药物，这种情况也的确存在。

所以，遇到患者这样的提问与要求，很难回答，因为很难预见到后面的情况。只能说，治疗的初期看病要勤快一点，取得效果后，后期的变化可能会小一点，可以多开一点药。但是发生了变化，还得及时复诊，请医生根据新的情况诊断、治疗。

下面要举的一个案例，是第一种情况里的极端情况，因为未"中病即止"而引起新的问题。所谓"中病即止"，就是患者的病证得到控制乃至痊愈后，应该停止原先的药物，根据新的情况用药，否则会出现不良反应。比如，原先是寒证，用了热药，寒证消失了，但若热药继续用下去，患者的身体可能会转变为热证。所以，不"中病即止"的后果就是"过犹不及"。这在一些急性病与慢性的寒热错杂的案例里还是能够经常遇到的。这类患者，我建议最好两三天就要复诊1次。当然，这在所有的患者群里还是小概率事件。

本案患者患慢性肾功能不全多年，服中药后病情好转，西医的化验指标逐步趋向正常范围。今年9月感冒之后咳嗽，停服中药，等感冒咳嗽将愈时来复诊。因为"十一"长假的关系，开了两周的中药，没想到过完节患者来复诊时，出现了新的不适。下面是具体的情况。

D某，女，50岁。

2018年9月27日就诊。

主诉：口干、纳呆2周。

病史：2周前感冒咳嗽，现近痊愈，但感乏力、口干、纳呆。舌偏红、胖，舌苔剥，脉细。

处方：南沙参5g，北沙参5g，麦冬5g，生地黄5g，枸杞5g，当归5g，生谷芽15g，生麦芽15g，人参粉6g（早上空腹吞服），14剂。

10月11日二诊：药后纳开，但感舌麻而腻，晨起舌干，口干喜饮。大便不爽，时欲大便，但解不出。舌淡红而胖，舌苔右边剥、左边薄白腻，脉细弦。

处方：猪苓 20g，茯苓 20g，泽泻 12g，滑石 20g，阿胶 9g，7 剂。

10 月 18 日三诊：服上药 3 剂后症状均除。舌淡红而胖，苔薄白，脉细弦。（后略）

按语：

因为是老患者，所以我知道患者原先之舌是淡红而胖，不剥也不腻。9 月 27 日来诊时，舌象偏红，舌苔剥，谅由感受风热外邪而肺胃阴分受损，故口干而纳呆，取养阴轻剂治之。因长假关系，开了 2 周。节后再诊，纳虽开，舌不再红，但出现了舌麻而腻、口干喜饮、大便不爽等症，舌苔右边剥、左边薄白腻，是过用养阴而导致的湿热之象，转方用猪苓汤而获佳效。这则医案，颇能说明"中病即止"的道理。患者初诊虽呈肺胃阴伤征象，但应属一过性的、较轻的，用养阴剂取效后即停服，恐怕就没有之后的湿热表现了。

所以，临床是复杂的，患者的变化也有多种多样的可能，及时复诊，交给医生来判断，相对来说，这是最稳妥的做法。

点睛：中病即止·过犹不及·猪苓汤

望舌，要避坑

望、闻、问、切当中，关于脉诊有一句古话叫：心中了了，指下难明。摸脉的感觉是蛮难言传的，所以难教也难学。但舌诊就不同了，把舌伸出来，看一下，多简单啊！

似乎是很简单，而且应该是很客观的。难不成，我看是红的，你看是绿的？

但事实上，有时候确实存在一个患者的舌象，不同的医生看出来竟然是不一样的情况。

毫无疑问，真相只有一个，假定几个医生看出不同的结果，一定只有一位医生是对的，其他医生看错了。

当然，这种情况应该不是很多。我来举一个例子。

有的患者来看病，我看他舌质是淡红的，但是翻看他过去的病史，前医的多次看病记录都是写舌红。那他舌之颜色到底是红还是淡红呢？

当然是淡红。为什么？因为你得让患者放松地伸舌。

假定有这样一位患者，你对他说：请把舌头伸出来。

他是把舌头伸出来了，但你能知道他是紧张地伸出舌头的。何以知之？因为他的舌头是卷起来的，所以舌尖很尖，舌体很瘦，甚至还明显地颤抖着。这时的舌往往是偏红的，特别在舌尖是很红的。

遇到这样的情况，你必须跟患者说：放松点，重新来，平地伸出来。同时示范给他看，或者自己伸舌给他看一下，或者做手势给他看。

这时他再伸出来，舌头不再用力，不再收缩，是平平的。之前看不到的齿印，现在显露了；刚才看着比较红，现在的颜色就会比之前的淡，舌尖也不再红了。

当然，有的患者伸出舌还是老样子。你还得继续教他，有可能要反复几次。

有可能教了几次他还是没学会放松伸舌头，这该怎么办？

请注意他把舌头缩回去的那一刹那。伸舌时紧张，缩回去就没有那么紧张了，这时或许能看到真相。但你不能提醒他，不能说缩回去时慢点，这又可能适得其反了。你只消说，动作慢点啊，他伸出来时慢点，缩回去时也会稍微慢点，这一刹那，他的舌头就会变平，赶紧看、赶紧记，错过了就看不到真相了。

这种情况，其实我在读大学跟老师抄方时就发现了。某老师诊后说患者舌尖红，其实是患者伸舌不放松，卷着翘着伸出来的假象而已，我暗暗腹诽。所以，我日后门诊时很注意这点。

除此之外，还特别要注意的是看舌时的光线。最好是自然光，天气最好是多云或晴。差一点的，是阴雨天的自然光或室内的白炽光。黄光一定是失真的。所以看病一般都是白天，夜门诊在看舌方面要差一点。

记得 9 年前初到应象中医门诊部看病时，诊室装的是黄灯，我请他们改为白炽光。去年宝中堂峨山路门诊部刚装修好，请我去看病，并希望我提出改进意见。我提出的第一条意见就是灯光太暗，冬天傍晚四五点，天逐渐黑了，灯光若暗，舌质舌苔的颜色就看不清了。两家门诊部都从善如流，很快改正。

今日读清代吴楚《医验录》，发现当时便有名医掉进了看舌不注意光线的坑里。

吴楚曾治一女子，"视其舌，黄苔积厚一分，毫无津液……此伤寒中挟热下痢症也……当遵仲景用葛根芩连汤，以清解为主……服二剂而痢减，第三日因邻家接某名医，乘便迎视之……云舌上是白苔，不必用黄连。服二剂又不复进饮食，下痢又甚，且觉烦闷"，又请吴氏诊治。

吴氏说："如此黄苔满舌，且干燥至极，奈何云是白苔？因问名医来已晚否？是灯下看舌色否？"

患者家人曰：然。

果然给他猜到了，吴氏说："凡物黄色者，灯下视之都成白色，此所以错认黄苔为白苔也。以苔之黄白，辨热之轻重，所关不小，安可草草忽略？"于是仍以黄连为主药疏方，后又经一些波折，患者方愈，此处不赘。

黄灯照射下，黄色之物会视为白色？我颇有点怀疑。但我家里没有黄灯，故无法验证。读者诸君可以做个实验看看。但不管如何，用黄灯来看舌质舌苔，失真是肯定的。

看来不论古今，都有医生在望舌时跌进坑里，于是便想着把避坑的一二点体会分享出来，以免再有人重蹈覆辙。

2020 年 1 月 3 日

附记：

本文在我的公众号发表后，我的学生张艳医师留言说：跟邢老师门诊时，老师对此有过教导，后来临证一直遵循，当然也看到过很多其他医生基本不曾注意过这个坑。

周一辰医师留言说：黄灯下看，是容易显白，且看不太出瑕疵。为啥我知道？因为很多美妆店的试妆镜配的灯都是稍黄的光，试妆美美的，买回家就后悔。

这是为什么

十多年来，遇到过好多次这样的场景，想想也蛮有意思的。

最早的一例是这样的。

一位老太太，畏寒很厉害，看了很多医生没效果，我治疗两周后症状明显缓解了，她蛮高兴地谢谢我。不料几天后她打电话问我：我怎么又怕冷了啊？我都没有信心了。我才刚好了没几天，又不行了。

我稍微想了想，问她：你有没有……你去……然后把结果告诉我。

结果如我所料。

后来遇到多次类似的情况。

另一位老太太，全身多处关节疼痛，治疗后明显缓解了，下次看病时却苦恼地说：邢医生，我关节又痛了。唉，很不舒服啊！

我也是这样问她的：你有没有……你……我们现场看一下。

结果又如我所料。

还遇到过严重自汗盗汗的患者，遇到过头痛的患者……也是如此，治疗后获效，但是后来又说不好了。我问了几个问题，并让他（或她）去测试一下，结果出来一看，果然不出所料。

你能想到这是怎么回事吗？

我把这个问题发布在我的微信公众号之后，很多朋友留言发表了自己的见解。当然，所答基本是错的。为此，我请若干位医生朋友，还有我的学生们试着答答看，基本也是错的。只有我的学生曾薇薇医生答对了。

这里我先说一下大家何以会答错。

这是因为大家被患者的诉说束缚了，跟着患者所说走，都认为是病情反复了，而不能独立思考，想到各种可能性。

第一位患者明明畏寒已经明显缓解了，何故几天后打电话来说，又畏寒了呢？谁说她一定是病证反复了呢？作为医生，要想到哪些情况会畏寒，而且是突然的。那当然就会想到她会不会是感冒发烧了呢？

于是问她，有没有鼻塞流涕啊？有没有咽喉疼痛啊？有没有身体酸痛啊？等等。因为时间隔了太长，她有没有这些症状我已经记不得了。但这不重要，即便她回答这些都没有，也一定请她测一下体温。往往就会真相大白。

结果患者体温37℃出头，37.5℃以下，具体数值我不记得了。

也许有人说37.5℃以下不是发热。这就错了。其实大多数人平时体温都在36℃以上，但在37℃以下。假定一个人平时体温基本在是36.1℃左右，今天他体温是36.9℃，确实是37℃都不到，但他有恶寒、身痛等症状，你说他好的，没病，因为体温不到37℃，这对吗？这也太机械了吧？读书读傻了！不，跟读书没关系，是本来就傻，太死板。

这扯开去了。回过头来，我根据患者突然又恶寒，体温37℃多，判断她是发烧了。一开始她还不信，因为她觉得自己没有明显的感冒症状。但后来热度更高了，感冒症状也出来了，证明我的判断是正确的。

另外3例，也是如此。一位关节痛的，也是感冒发烧了，所以身痛了，其实现在她痛的关节未必是原来的关节，但是患者不是学医的，老年人的文化程度也不高，哪里分得那么清楚。

一位严重自汗盗汗的患者，一位头痛的患者，所谓的"反复"，其实也是感冒发烧了。感冒发烧，有可能会出现自汗盗汗、头痛的症状。

这3例，测一下体温，都真相大白了。

而且我要告诉大家，他们这时候的体温往往都不太高，都在37.5℃以下，所以他们都没有觉察到自己是感冒发烧了。如果热度继续往上走，身上的不适越来越多，他们便能想到是发烧了。

这时医生的判断很重要。

最后还要说一下答题思路。那就是，单一的患者，这么来考你，也许你想不到是感冒发烧，但是4位患者放在一起，应该容易想到了。

哪一种病证，既有恶寒，又可能同时有关节酸痛、自汗盗汗、头痛呢？而且是突然发生的？做一个简单的测试就能证明的。

无疑是发烧，而发烧最常见的原因是感冒，所以我前面都是把"感冒""发烧"连在一起说的。

希望这道题对你的临床思维能有启发！

2019年7月5日、7月12日